HELMUT HARSCH

Hilfe für Alkoholiker und andere Drogenabhängige

Mit einem Vorwort von Lothar Schmidt

KAISER · GRÜNEWALD

DR. MED. INGE LANGE-TRESCHHAUS †
GEWIDMET

6. durchgesehene Auflage 1984

CIP-Kurztitelaufnahme der Deutschen Bibliothek

Harsch, Helmut
Hilfe für Alkoholiker und andere Drogenabhängige

 ISBN 3-459-01580-2
Matthias-Grünewald-Verlag, Mainz. ISBN 3-7867-1147-X

Umschlaggestaltung: Marie-Luise Scheer, Umschlagfoto: GPA/Peter Winkler. Gesamtherstellung: Buch- und Offsetdruckerei Wagner, Nördlingen. Printed in Germany.

INHALT

II. Die 12 Schritte zur Wiederherstellung

III. Hilfsagenturen für Alkoholiker und andere Drogenabhängige

Anhang

VORWORT

In der Bundesrepublik leben nach neuen Schätzungen mindestens 1,2 Millionen behandlungsbedürftige Alkoholkranke. Unter Einbeziehung der regelmäßig mitgeschädigten Partner und Kinder sind in unserem Staat drei bis vier Millionen Menschen durch Alkohol in ihrer Fähigkeit der Lebensbewältigung und Gemeinschaftsbildung schwer gestört.

Obwohl auch in der Bundesrepublik während der letzten zehn Jahre Ergebnisse moderner Alkoholismusforschung zur Revision herkömmlichen Denkens und damit zur Änderung bzw. Bereicherung der Therapie geführt haben, blieben zahlreiche im Ausland erfolgreich arbeitende Therapiemodelle mit variablen und für unsere Erfahrungen kurzen klinischen Aufenthaltszeiten weitgehend unbekannt; sie wurden mit Skepsis betrachtet und ihre Arbeit in Frage gestellt.

Harsch füllt mit seiner Darstellung des Hazelden-Modells eine Informationslücke und gibt Einblick in ein therapeutisches Konzept, das mit einer durchschnittlich sechswöchigen klinischen Behandlungszeit nicht nur durch katamnestische Untersuchungen belegte erstaunliche Resultate aufweist, sondern auch zahlreichen therapeutischen Institutionen im nordamerikanischen Raum wichtige Impulse gab. Es ist weder Absicht des Autors noch im Sinne der Hazelden-Klinik, das »Minnesota-Multidisziplinäre-Therapieprogramm« als einziges Mittel der Wahl darzustellen. Alkoholkranke brauchen ein breites therapeutisches Angebot, das von der ambulanten bis zur langfristigen klinischen Behandlung über drei Monate zu reichen hat. Die Ergebnisse des Hazelden-Modells weisen jedoch auf Schwerpunkte. In der Bundesrepublik und in Westberlin haben einige wenige Fachabteilungen Teile des Hazelden-Konzepts in ihr Therapieprogramm integriert; seit 1974 wurde es von einer Fachklinik nahezu völlig übernommen.

Im Mittelpunkt des Therapieprogramms steht das Genesungsprogramm der Anonymen Alkoholiker, die »12 Schritte«. Mit der amerikanischen Besatzungsmacht kamen die ersten Anonymen Alkoholiker nach Deutschland und gründeten 1953 die erste Gruppe in Deutschland. Seit 1963 breitete sich diese Selbsthilfebewegung sprunghaft aus, so daß z. B. in Bremen während der letzten zehn Jahre 51 Gruppen entstanden.

Das Resümee eigener Erfahrungen, Gedanken aus der von Frank Buchmann gegründeten Oxfordbewegung und Anregungen von C. G. Jung führten 1939 zu den »12 Schritten«, dem offenen Geheimnis der persönlichkeitsformenden Kraft dieser Vereinigung.
Mit Hilfe dieses Lebensprogrammes, das häufig kritisiert und noch häufiger nicht verstanden wurde, leben heute mindestens eine Million Alkoholkranke abstinent und haben einen erstaunlichen Persönlichkeitswandel erfahren.
Der Theologe Harsch zeigt, daß die Angst vor dem Wagnis, auf Ich-Bezogenheit, auf bekannte Sicherungen und Abwehrmechanismen zu verzichten, sich zu einem Problem verdichtet, wenn sich Menschen ihrer vielen Abhängigkeiten bewußt werden und sich aus ihnen lösen wollen. Da es sich hierbei um ein allgemein menschliches Problem handelt, sind die »12 Schritte« nicht nur ein Angebot für Alkohol- und Drogenabhängige.
Der Autor stellt uns mit der Konfrontationstherapie von Glasser und der Transaktionsanalyse nach Berne zwei psychotherapeutische Methoden vor, die in der Bundesrepublik zur Zeit nur wenig bekannt sind. Sie führen den Kranken in oft überraschend kurzer Zeit zu Neuentscheidungen, die durch verhaltenstherapeutische Methoden fixiert werden. Die Transaktionsanalyse, zunächst skeptisch betrachtet, ist für den ausgebildeten Fachmann zu einem wichtigen Instrument in der Alkoholikertherapie geworden.
Der Autor wendet sich mit diesem Buch nicht nur an den spezialisierten Fachmann und interessierten Helfer, sondern vor allem an den Abhängigkeitskranken und seinen Partner. Möge dieses Buch deshalb nicht nur zur Vermittlung von Fachwissen, sondern zahlreichen Lesern zur Selbsterkenntnis und Gesundung dienen.

Dr. med. Lothar Schmidt

Chefarzt der Psycho-somatischen Abteilung des Jüdischen Krankenhauses Berlin sowie des Therapiezentrums »Haus Niedersachsen« in Oerrel; Mitglied des Exekutivausschusses des International Council on Alcohol and Addictions.

ZUR EINFÜHRUNG

Dieses Buch wurde im Blick auf die verschiedenen Gruppen, die mit dem Problem der Drogenabhängigkeit zu tun haben, geschrieben. Es wendet sich an

- die Drogenabhängigen selbst, d. h. vor allem an Alkoholiker, Medikamentenabhängige und solche, die sog. harte Drogen gebrauchen;
- deren Angehörige und Freunde, die, ob sie es wollen oder nicht, mit in dieses Krankheitsgeschehen verwickelt sind und sich häufig als dessen Opfer erleben;
- Arbeitgeber und Arbeitskollegen von Abhängigen;
- die berufsmäßigen Helfer der Drogenabhängigen, wie Drogenberater, Ärzte, Pfarrer, Psychologen, Sozialarbeiter, therapeutische Teams in Drogenkliniken und ambulante Selbsthilfegruppen.

Jede dieser Gruppen hat ihren eigenen Ansatzpunkt zur Beschäftigung mit diesem Thema. Bei der Lektüre empfehle ich, jeweils von dem Punkt des eigenen Interesses auszugehen. Der Drogenabhängige selbst beginnt am besten mit Kap. 6, um sich von dort aus einen Zugang zu den vorausgehenden Kapiteln zu erschließen. Angehörige und Freunde von Drogenabhängigen finden im Kapitel 12 einen Anfang und weitere Hinweise auf Stellen, die sich mit ihrer speziellen Thematik befassen. Dasselbe gilt für Arbeitgeber und Arbeitskollegen mit Kapitel 13. Für die Berufsgruppen der Ärzte und Pfarrer sind eigene Kapitel vorhanden (Kapitel 14 und 15), die sich sinngemäß auch auf andere Berufsgruppen anwenden lassen.

Das Buch ist in drei Teile gegliedert, die seinen drei Hauptanliegen entsprechen:

- Der erste Teil setzt sich vor allem mit der speziellen Problematik des Drogenabhängigen auseinander, daß er keine Einsicht in seinen Zustand besitzt und darum auch Hilfe ablehnt. Es werden konkrete Vorschläge gemacht, wie der Abhängige selbst durch neue Formen gezielter Intervention von außen möglichst frühzeitig zu einer Therapiebereitschaft kommt.
- Im zweiten Teil wird ein Therapieprogramm entfaltet, über das im folgenden noch einiges gesagt wird.
- Im dritten Teil geht es an Hand von Beispielen verschiedener

Personengruppen um die Aktivierung der bisher noch wenig genützten Möglichkeiten einer breiter verankerten Hilfe für Drogenabhängige durch Früherkennung, Kooperation der verschiedenen Hilfsagenturen, Nachbetreuung (nach einer klinischen Therapie), Vorbeugung usw.

Das Therapieprogramm, das diesem Buch zugrunde liegt, wurde in seinen Anfängen in den fünfziger Jahren im US-Staat Minnesota entwickelt und heißt daher *»Minnesota-Multidisziplinäres-Therapieprogramm«* (MMTP). Die Erprobung bestand es in dem Drogentherapiezentrum Hazelden/Minn., im Johnson Institute und St. Mary's Hospital in Minneapolis. Inzwischen hat es Eingang in zahlreiche Einrichtungen der Drogentherapie im gesamten Gebiet der USA und darüber hinaus gefunden.

Die Leute, die das MMTP konzipierten, machten schon vor 20 Jahren ernst mit der Erkenntnis, daß Drogenabhängigkeit vorrangig nicht ein Problem der Droge, sondern des Menschen ist. In der Sicht des MMTP ist der Mensch ein mehrdimensionales Wesen, das Biologisches, Psycho-Soziales und Spirituell-Sinnhaftes in sich vereinigt. Dementsprechend werden auch die Vertreter der verschiedenen mit diesen Bereichen befaßten Disziplinen zur Therapie eingesetzt: Drogenberater (mit ihrem Erfahrungspotential der eigenen Drogenabhängigkeit), Ärzte, Schwestern, Pfarrer und Psychologen. Von daher versteht sich das MMTP als »multidisziplinäres« Programm.

Ein weiteres Merkmal dieses Programms ist seine Orientierung und Strukturierung an den »12 Schritten« der Anonymen Alkoholiker (AA). Diese Schritte zur Wiederherstellung der körperlichen und geistigen Gesundheit sind von Laien für Laien entwickelt worden als eine Beschreibung des Weges zur Nüchternheit, den sie für sich selbst entdeckt haben. Seit den dreißiger Jahren hatten diese Schritte vor allem in den frei organisierten Selbsthilfegruppen der AA Anwendung gefunden. In ihrer Sprache, die auf den unvorbereiteten Hörer zunächst etwas fremdartig und sektenhaft wirkt, tragen sie noch die Spuren dieser Vergangenheit an sich. Die Aufnahme der 12 Schritte in den klinischen Kontext einer auf wenige Wochen konzentrierten Drogentherapie für breite Bevölkerungsgruppen, hat auch sie verändert. Sie wurden in einen umfassenderen anthropologischen Zusammenhang gestellt und dadurch in ihrer inneren Logik und Folgerichtigkeit auf eine sehr bewegende Weise neu erfahrbar gemacht.

Man kann mit Recht die Frage stellen: *Warum wurde gerade dieses Programm aus der reichen Palette vorhandener Therapiemodelle*[1] *ausgewählt?*

(1) Die erste und für mich überzeugendste Antwort auf diese Frage lautet: Weil ich dieses Programm aus eigener intensiver Erfahrung kenne. Im Jahr 1972 kam ich, ohne daß ich diese spezielle Wahl getroffen hätte, im Rahmen einer Fortbildung in »Klinischer Seelsorge« (CPE) zu einem halbjährigen Aufenthalt in das oben genannte Therapiezentrum Hazelden. Obwohl nicht drogenabhängig, mußte ich zunächst in drei Wochen als »Patient« die Therapie durchlaufen, um danach auf der gleichen Station als Pfarrer mit diesem Programm therapeutisch tätig zu werden. Wenn ich mir über meine Erfahrungen Rechenschaft ablege, sind es besonders folgende Punkte, die mir dabei wichtig werden:

– Ein Erlebnis war schon die ganze Atmosphäre des Hauses, wohltuend geprägt durch menschliche Wärme und Zuwendung, mit klarer Bestimmtheit, die keine Manipulation und »süchtiges Verhalten« durchließ. Sie ist mir das Beispiel einer Atmosphäre geblieben, in der Wachstum möglich ist.

– Durch meinen eigenen Veränderungsprozeß wurde mir erfahrbar, was ich zwar vorher schon wußte, aber jetzt erst zu begreifen begann: Drogenabhängigkeit ist nicht etwas Abseitiges oder Außergewöhnliches; es geht bei ihr um menschliche Grundprobleme und Verhaltensweisen, die auch beim Nichtabhängigen vorhanden sind und mit denen er sich auseinanderzusetzen hat.

– Ich merkte, wieviele Vorurteile, Irrtümer, Mißverständnisse und Unwissenheit im Blick auf Drogenabhängigkeit bei mir vorhanden waren, die allgemein verbreitet sind und sich – vor allem für die Abhängigen – destruktiv auswirken.

– Aufgrund dieser neuen Einsichten verstand ich auch eher die Mißerfolge in der psychoanalytischen Therapie von Drogenabhängigen, die ich bis dahin bei mir selbst und anderen beobachten konnte. Ein Patient hat dies einmal von seiner Perspektive her zutreffend formuliert: »Für mich als Mensch war die Erfahrung der Psychoanalyse außerordentlich wichtig, mein Alkoholproblem hat sich dadurch jedoch nicht gebessert.«

– Ein besonderes Erlebnis war die Zusammenarbeit der verschiedenen Fachleute im therapeutischen Team. Was in der normalen Klinik noch Zukunftsvision ist, war hier schon voll realisiert: Auch als Pfarrer war ich gleichberechtigtes Mitglied dieses Teams und hatte wie alle anderen einen klar definierten wichtigen Beitrag zur Wiederherstellung der Patienten zu leisten.

(2) Der zweite Grund für die Wahl dieses Therapieprogrammes liegt darin, daß es bereits erprobt ist. Allein in Hazelden wurden bisher mit dem MMTP ca. 25 000 Drogenabhängige behandelt. Die Erfolgsquote ist dabei unwahrscheinlich hoch. Durch Nachfrage

bei den Patienten und wichtigen Beziehungspersonen wurde festgestellt, daß 60–80% der Patienten zwei Jahre nach Abschluß der Therapie noch nüchtern leben!
Geht man vom Therapieergebnis der »12 Schritte« und der damit arbeitenden Gruppen aus, dann kann man sagen, daß heute mehr als eine Million Abhängige mit diesem Programm ein nüchternes und erfülltes Leben führen.
(3) Das in diesem Buch vorgestellte Therapieprogramm ist nicht an die Klinik gebunden. Es kann, wie die Erfahrung zeigt, mit Erfolg auch in ambulanten Selbsthilfegruppen angewandt werden.
(4) Das MMTP ist mit einem Klinikaufenthalt von ca. sechs Wochen das Beispiel einer *»mittelfristigen Therapie«* von hoher Effektivität. Es unterscheidet sich
– von der Kurztherapie, die ca. zwei Wochen dauert und in der praktisch nur ein Entzug passieren kann;
– von der Langzeittherapie, die sich über einen Zeitraum von vier bis zwölf Monaten und länger erstreckt.
Bis vor kurzem gab es in unserem Land nur diese beiden Formen. Mit der Einführung von Modellen der »mittelfristigen Therapie« ist es zu einem Prozeß der Neuorientierung gekommen, der noch in vollem Gang ist[2]. Mit der Vorstellung des MMTP möchte ich einen Beitrag dazu leisten. Meinem Eindruck nach wird die Entwicklung, wie in anderen Ländern auch, dahin gehen, daß die mittelfristige Therapie zur Standardtherapie wird, während Kurz- und Langzeittherapien mit spezifischen Indikationsbereichen die Ausnahme bilden. Gewichtige Gründe sprechen für die mittelfristige Therapie:

- Der Patient entfremdet sich nicht so sehr von seiner Umgebung wie in der Langzeittherapie.
- Die wirtschaftliche Situation des Patienten wird nicht so belastet; der Arbeitsplatz wird nicht so gefährdet und die Wiedereingliederung erfolgt schneller.
- Die Kosten für die Behandlung des Patienten und den Unterhalt der Familie sind geringer.
- Die Gefahr der Diskriminierung und der Hospitalisierung wird verringert.
- Es können mehr Patienten einer klinischen Behandlung zugeführt werden.
- Rückfälle (wie sie auch bei der Langzeittherapie vorkommen) sind nicht mehr so belastend und können durch eine rasch erfolgende neue Behandlung in ihrer therapeutischen Chance genutzt werden.

(5) Das MMTP bildet auch eine Brücke von der Klinik zur Nach-

betreuung. Jeder Patient, der eine nach dem MMTP arbeitende Klinik verläßt, erhält die Adresse einer AA oder anderen Selbsthilfegruppe. Noch am Abend seines Entlassungstages kann er in einer Gruppe sein, die nach den gleichen Prinzipien arbeitet wie die Gruppe in der Klinik. Diese Orientierung an einem Programm gemeinsamer Lebensprinzipien macht ihn auch unabhängiger von der persönlichen Bindung an einen Therapeuten. Er wird selbständiger und flexibler in seinen Beziehungsmöglichkeiten sein als in einer nur an therapeutischen Beziehungen ausgerichteten Behandlung. Dieser nahtlose Übergang von klinischer Therapie und Nachsorge kann in seiner Auswirkung auf das Ergebnis der Therapie nicht hoch genug veranschlagt werden.

(6) Beim MMTP handelt es sich um ein »spirituelles« Programm, d. h. die Fragen der geistigen und geistlichen Existenz des Menschen wie Sinn, Erfüllung, Begeisterung, Schuld, Vergebung, Vertrauen, Glaube an Gott usw. sind in dieses Programm zur Bearbeitung aufgenommen, da ein enger Zusammenhang zwischen diesen Fragen und der Drogenabhängigkeit gesehen wird. Der Pfarrer ist deshalb als Therapeut voll in dieses Programm integriert. Da das MMTP ebenso außerhalb der Klinik praktiziert werden kann, erhält der Pfarrer dadurch auch Anleitung, wie er innerhalb seiner gemeindlichen Tätigkeit in der Arbeit mit Abhängigen und deren Angehörigen von seinen Möglichkeiten und Methoden Gebrauch machen kann. Freilich ist der Umgang mit diesen Fragen ein sehr viel offenerer und freierer, als er ihn vielleicht bisher praktiziert hat. Das Überraschende dabei ist jedoch, daß in dieser Tätigkeit die Botschaft, die der Pfarrer sonst mit sehr viel Mühe und Aufwand an den Mann zu bringen sucht, eine unmittelbare und bewegende Dynamik bekommt. Letztlich wird der Pfarrer von dieser Arbeit her für seine gesamte Seelsorge und Gemeindearbeit gewinnen.

Freilich ist die Entscheidung für das MMTP auch nicht ohne Probleme. Sie könnte dahin mißverstanden werden, daß einer Selbsthilfegruppe, nämlich den AA, der Vorzug vor anderen Gruppen gegeben werden soll. Das könnte die früher teilweise bestehende Spannung zwischen AA und mehr kirchlich orientierten Gruppen wiederbeleben. Beides ist nicht Absicht dieses Buches. Ich bin vielmehr der Meinung, daß

- die 12 Schritte viel zu gut sind, als daß man sie allein den AA überlassen könnte. Sie sind so weit formuliert, daß ein Atheist und ein Christ sich darin wiederfinden. Auch andere Organisationen könnten deshalb die 12 Schritte als Weg der Wiederherstellung benützen, ohne ihre eigene Identität damit aufzugeben. Wenn sie das nicht tun wollen, haben sie die Möglichkeit, in

Auseinandersetzung mit dem MMTP ihren eigenen Weg der Wiederherstellung zu formulieren.

– es töricht wäre, bei der zunehmenden Zahl der Drogenabhängigen, die von den bestehenden Selbsthilfegruppen nur zu einem kleinen Prozentsatz erfaßt werden, sich in gegenseitiger Rivalität aufzureiben. In diesem Sinne möchte das Buch eine Anregung zu besserem gegenseitigen Verstehen und Kooperieren sein und neue Initiativen und Arbeitsformen anregen.

Am Ende dieser Einführung möchte ich allen herzlich danken, die zur Entstehung dieses Buches mit beigetragen haben:
An erster Stelle nenne ich die Mitarbeiter des Therapiezentrums Hazelden/Minn., in dem ich das MMTP kennenlernte, vor allem den Direktor der Ausbildungsabteilung Rev. Gordon Grimm. Spezielle konzeptionelle Einsichten verdanke ich Rev. Vernon Johnson, dem Begründer des Johnson Institute in Minneapolis.
Mit Trauer und Dankbarkeit denke ich an Frau Dr. med. Lange-Treschhaus, die allzufrüh durch den Tod aus ihrer Arbeit in der Fachklinik Bad Tönisstein gerissen wurde. Sie hat mir durch ihre Einladung zur Mitarbeit die Möglichkeit gegeben, auch mit deutschen Patienten im Rahmen des MMTP zu arbeiten[3]. Ihr ist deshalb dieses Buch in Dankbarkeit gewidmet.
Viel gelernt habe ich von den Drogenabhängigen selbst, mit denen ich in Amerika und Deutschland gearbeitet habe. Die zahlreichen Fallbeispiele geben Zeugnis davon. Ich habe dabei Namen und Charakteristika so verändert, daß jede Ähnlichkeit mit bestimmten Personen nur zufälliger Art ist und keine Rückschlüsse auf die tatsächliche Identität erlaubt.
In der Ausarbeitung des Buches haben mich beraten Herr Dr. med. Lothar Schmidt, Leiter der psychosomatischen Abteilung am Jüdischen Krankenhaus in Berlin, der auch das Vorwort beisteuerte, Herr B. Kilian, Leiter der Abt. Suchtkrankenhilfe im Diakonischen Werk der Ev. Kirche in Hessen und Nassau, und die Drogenberater an der Fachklinik Bad Tönisstein. Die Adressenlisten im Anhang erstellte Frau Ortmann. Anregungen vermittelten auch die theologischen Diskussionen mit meinen Kollegen am Theologischen Seminar Friedberg. Allen genannten und auch den ungenannten Mithelfern sei hiermit herzlich gedankt.

Friedberg/Hessen, Ostern 1976 *Helmut Harsch*

I. Das Verständnis der Drogenabhängigkeit und ihrer Auswirkungen

1 WAS IST ALKOHOLISMUS UND DROGENABHÄNGIGKEIT?

1.1 Zur Klärung der Begriffe

Der früher in diesem Zusammenhang verwendete Begriff der »Sucht« (Trunksucht, Drogensucht) ist unscharf und schillernd. Einerseits hat er die Bedeutung »Krankheit«, wie z. B. in »Gelbsucht« oder »Wassersucht«, andererseits aber den Beigeschmack des »Lasters« wie z. B. in »Eifersucht« und »Habsucht«. Er kennzeichnet dann ein Verhalten, das unkontrolliert und maßlos ist. Letztlich kann jedes menschliche Verhalten süchtig entarten, auch ohne den Einfluß von Drogen.

Da der Begriff »Sucht« so verschwommen ist und man auch Formen von Alkoholismus fand, bei denen noch eine Kontrolle des Trinkverhaltens vorhanden ist, hat die Weltgesundheitsorganisation statt dessen den Begriff »Abhängigkeit« eingeführt. Eine Abhängigkeit liegt dann vor, wenn beim Entzug einer Droge, die über längere Zeit gewohnheitsmäßig eingenommen wurde, Mißbehagen und Beschwerden sich zeigen. Ein weiteres Merkmal ist, wenn diese Anzeichen durch die neuerliche Zufuhr dieser oder einer ähnlich wirkenden Droge wieder zum Abklingen gebracht werden können. Die Formen des Mißbehagens und der Beschwerden, die beim Entzug auftreten, sind je nach der verwendeten Droge unterschiedlich.

Die Weltgesundheitsorganisation hat noch eine weitere neue Begriffsbestimmung vorgenommen, indem sie *»Drogenabhängigkeit«* als übergeordneten Begriff für *alle Formen der Abhängigkeit von chemischen Substanzen* gebraucht, die eine stimmungsverändernde Wirkung haben. Man kann deshalb auch von einer »chemischen Abhängigkeit« sprechen. Die Zahl der in dieser Weise wirksamen Substanzen geht in die Hunderte, und jeden Tag kommen neue durch die Industrie entwickelte Präparate hinzu. Sie lassen sich in vier Hauptgruppen gliedern:

- *Alkohol:* die am weitesten verbreitete Droge; abhängigkeitserzeugend in allen unterschiedlichen Formen und Konzentrationen wie Bier, Most, Wein, Weinbrand, Schnaps etc.
- *Stimmungsverändernde Medikamente:* in unterschiedlichen Formen (Tabletten, Flüssigkeit oder Zäpfchen) und Zusammenset-

zungen. Die wichtigsten Gruppen sind: *barbiturathaltige Schlafmittel*, einige starke *schmerzstillende Mittel*, spezielle *Psychopharmaka* wie *Amphetamine* (Weckamine) und *Tranquilizer* (z. B. Valium und Librium).

- *Drogen im engeren Sinne:* wie Haschisch, Heroin, LSD, Kokain usw.
- Weitere *nicht näher zu klassifizierende Mittel:* sie werden zweckentfremdet verwendet, wie z. B. Dämpfe von technischen Lösungsmitteln, kodeinhaltiger Hustensaft, adrenalinhaltige Nasentropfen und anderes mehr.

Nikotin und Coffein müßten in dieser Liste eigentlich auch erscheinen; die Abhängigkeit von ihnen gilt jedoch als sozial anerkannt, obwohl allgemein bekannt ist, welche destruktiven Wirkungen bei hohen Dosierungen auch von ihnen auf den Organismus ausgehen.

Trotz aller Unterschiede zwischen diesen Substanzen, was ihre Wirkungsweise, Entzugserscheinungen, soziale Anerkennung und Verfügbarkeit angeht, gibt es auch Gemeinsamkeiten in der Form der Abhängigkeit von ihnen, die es nahelegen, von diesem übergeordneten Begriff der »Drogenabhängigkeit« auszugehen. Die Ausgangslage der Drogenabhängigen kann sehr unterschiedlich sein, was ihre Motivation zum Gebrauch, die Wahl bestimmter Drogen und ihre soziale und psychische Verfassung angeht. Wenn jedoch die Abhängigkeit erst einmal in Gang gekommen ist, dann vereinheitlicht sich das Bild sehr rasch zum Profil der »abhängigen Persönlichkeit« und zu einem Krankheitsverlauf, der mit einzelnen kleineren Abweichungen (vor allem was das Tempo der Entwicklung angeht) vorhersagbar und unausweichlich ist. Gestützt wird diese Annahme auch durch das heute oft zu beobachtende *Umsteigen* von einer Droge auf die andere. Viele Jugendliche wenden sich z. B., um dem Heroin zu entkommen, dem Alkohol zu in der falschen Annahme, daß dieser ungefährlicher sei. Eine weitere Rolle spielt dabei, daß Alkohol leichter zu erhalten ist. Es kommt dann auch zur *Kombination* verschiedener Drogen, was das Rauscherlebnis um ein Mehrfaches steigert. »Es ist wie eine Atombombe«, sagte ein Alkoholiker, der von seinem Arzt ein Psychopharmakon verordnet bekam, um vom Alkohol loszukommen, und schließlich dann beides nahm. Entsprechend gesteigert sind die Auswirkungen auf den Körper und das Tempo des Krankheitsverlaufes. Die Kombination von Alkohol und Barbituraten kann in manchen Fällen schon bei kleiner Dosierung zu einem plötzlichen Tod führen.

Eine Bestätigung dieser Gemeinsamkeit der »Drogenabhängigkeit«

zeigt sich auch in der Therapie. Das im zweiten Teil dieses Buches dargestellte Therapieprogramm wurde ursprünglich für Alkoholiker entwickelt. Im Laufe der Entwicklung zeigte sich, daß es auch auf andere Formen der Drogenabhängigkeit mit Erfolg angewandt werden kann. In der Klinik erzeugt das auch Probleme, da im Anfangsstadium der Therapie immer wieder Rivalitätskämpfe zwischen den Vertretern verschiedener Abhängigkeitsformen auftauchen: Medikamentenabhängige glauben, nicht so tief gesunken zu sein wie die Alkoholiker; Alkoholiker sind der Meinung, nicht so verwahrlost zu sein wie die Drogenabhängigen (im engeren Sinne); und diese wiederum halten die beiden anderen Gruppen für borniert und angepaßt. Für diese Abgrenzungsversuche, die u. U. viel Zeit und Kraft kosten, gibt es bei genauerem Zusehen keine Begründung. Der Blick auf die anderen, die noch schlechter sind, ist wohl mehr ein Versuch, sich über das eigene Elend hinwegzutrösten. Mit aller Deutlichkeit muß deshalb festgestellt werden: Keine Droge macht besser oder schlechter als die andere. Die Drogenabhängigkeit ist in jedem Fall ein lebensbedrohlicher Zustand und der Abhängige bedarf der Hilfe, um ihn zu überwinden.

1.2 Zu den Ursachen der Drogenabhängigkeit

Nicht alle Menschen, die Drogen gebrauchen, werden abhängig. Es ist schwer, genaue Angaben über den Anteil der Abhängigen an der Gesamtbevölkerung zu gewinnen. Auch sind die Zahlen in den einzelnen Völkern und Kulturen sehr unterschiedlich. Unser Land liegt etwa im mittleren Bereich mit 1% der Gesamtbevölkerung. Die Zahlen sind jedoch rapide im Steigen begriffen (vor allem im Bereich des Alkoholismus bei Frauen und Jugendlichen). Die rezessionsbedingte Arbeitslosigkeit trägt auch mit dazu bei. Die Schätzungen für unser Land reichen deshalb von 600 000 bis zu 2 Millionen Abhängigen.

Was sind nun die Ursachen dafür, daß der eine drogenabhängig wird, der andere nicht? Eine letztgültige, einheitliche Antwort auf diese Frage gibt es nicht. Drogenabhängigkeit ist ein Geschehen, an dem vielfältige Faktoren beteiligt sind. Im folgenden sind die drei wichtigsten genannt:

(1) die spezifische Wirkung der Droge
(2) die Auswirkungen des sozialen Umfeldes
(3) der einzelne Mensch in seiner körperlichen und seelischen Verfassung.

1.2.1 Die spezifische Wirkung der Drogen

Es gibt Unterschiede in der abhängigkeitserzeugenden Wirkung der Drogen. Bei Heroin zum Beispiel liegt der Wirkungsgrad sehr hoch, d. h. fast jeder, der diese Droge einmal versucht, wird auch von ihr abhängig. Das Experimentieren mit dieser Droge ist deshalb im höchsten Maße gefährlich. Unterschiede bestehen auch im Wirkungsgrad hochprozentiger und weniger starker alkoholischer Getränke. Das Gefährliche der »schwachen« Drogen ist jedoch, daß sie zu Wegbereitern der stärkeren werden oder zu der Selbsttäuschung verleiten, man könne sie in jeder Menge unbedenklich nehmen. Es macht aber letztlich keinen Unterschied, ob man die gleiche Menge reinen Alkohols verdünnt in zehn Flaschen Bier oder konzentriert in einer Flasche Gin zu sich nimmt.

1.2.2 Die Auswirkungen des sozialen Umfeldes

Vom sozialen Umfeld hängen z. B. so grundlegende Fragen ab, ob und *welche Drogen für den einzelnen zugänglich sind.* In den Kulturen der weißen Völker ist Alkohol die sozial anerkannte und darum am meisten verwendete Droge. Durch die Entwicklung der pharmazeutischen Industrie kamen in den letzten Jahren die oben erwähnten Medikamente hinzu, die frei verkäuflich sind oder durch eine großzügige ärztliche Verordnungspraxis einem breiten Publikum zugänglich gemacht werden. Es gibt andererseits z. B. einige indianische Völker, in denen Meskalin (eine dem LSD ähnliche Substanz) zu Zwecken religiöser Meditation und Bewußtseinserweiterung verwendet wird. So hat jede Kultur ihre Drogen. Das gilt auch für die Subkulturen, die sich wesentlich durch ihren Drogengebrauch von der sie umgebenden Kultur abgrenzen.

Enge Beziehungen bestehen zwischen den *Trinksitten* einer Gesellschaft und der Verbreitung des Alkoholismus. Die Trinksitten lassen sich in drei Gruppen unterteilen: 1. Das rituelle Trinken, bei dem das Trinken in eine Zeremonie eingebaut ist, wie z. B. im orthodoxen Judentum. Hier findet man kaum Alkoholiker. 2. Das konviviale Trinken, das Trinken bei den Mahlzeiten, wie es vor allem in den Mittelmeerländern geübt wird. Alkoholexzesse sind in diesen Gesellschaften verpönt. Es gibt dementsprechend wenig Alkoholiker. 3. Das Trinken um des Trinkens willen. Hier wird der Alkohol eingesetzt, um Spannungen und Ängste zu mindern oder weil der Rausch ganz bewußt gesucht wird. In diesen Gesellschaften (wie z. B. in den skandinavischen Ländern, in den USA und in Rußland) herrscht meist eine ambivalente Einstellung gegenüber dem Alkohol: Es gibt als Gegensatz zu den zahlreichen Alkoholikern auch viele, die völlig abstinent leben. In den USA hat diese Gruppe eine Zeit lang sogar versucht, in der Prohibition ihr Lebenskonzept den anderen aufzuzwingen. In diesem Spannungsfeld ist es naturgemäß schwer, einen kontrollierten Umgang mit der Droge Alkohol zu erlernen. – Es gibt dann auch Länder, in denen der Alkoholismus weit verbreitet ist und Alkoholexzesse nicht von der Allgemeinheit abgelehnt werden, wie z. B. in Frankreich. Hier ist der Alkoholkonsum und die Alkoholismusquote besonders hoch. In Deutschland besteht eher ein Mischzustand zwischen den Formen zwei und drei, mit der Tendenz zu drei.

Die Trinksitten unterscheiden sich aber noch weiter nach bestimmten Gruppen, die durch Lebensalter, Beruf und andere Lebensumstände charakterisiert sind. Es gibt Berufe, bei denen es »einfach dazu gehört«, daß man viel trinkt, wie z. B. bei Bauberuflern, Möbelpackern, Brauern, Seeleuten usw. Hoher Alkoholkonsum findet sich auch bei Leuten in führenden Positionen, wo das Trinken mit zu den beruflichen Kontakten gehört. Ähnliches gilt für Selbständige ohne feste Arbeitszeit oder im Außendienst Tätige.

Die Zugehörigkeit zu einer bestimmten *Sozialschicht* ist zumindest in Mitteleuropa für die Entwicklung des Alkoholismus weniger maßgebend als in anderen Ländern. Bei Frauen ist in unserem Land Alkoholismus in höheren Schichten sogar häufiger. Besonders gefährdet sind die sog. »grünen Witwen«, die ihre Langeweile durch Alkohol zu vertreiben suchen. Ähnliches gilt auch für Frauen, die durch Scheidung oder Verwitwung ihre Rollensicherheit und Lebensaufgabe verloren haben.

Ein enger Zusammenhang besteht zwischen Drogenabhängigkeit und der Verfassung der *Familie.* So kommen viele drogenabhängige Jugendliche aus Familien, die von den Jugendlichen selbst als unzureichend erlebt werden. Vor allem gibt es kaum ein befriedigendes Gespräch zwischen Eltern und Kindern. Die Eltern, besonders die Väter, haben bzw. nehmen sich wenig Zeit. Diesen Mangel sucht man dadurch auszugleichen, daß man den Jugendlichen viel Geld zur Verfügung stellt. Ein hoher Prozentsatz der drogenabhängigen Jugendlichen kommt aus unvollständigen bzw. zerrütteten Familien. Sie suchen sich deshalb schon sehr früh andere Gruppen, in denen sie sich wohl fühlen, um ihrer Isolierung zu entrinnen. Für manche Gruppen ist der Drogengebrauch die »Eintrittskarte«, das Zeichen, »in« zu sein. Der Gebrauch harter Drogen bietet in der gegenwärtigen Konsumgesellschaft auch eine letzte Möglichkeit des Protestes, da sonst kaum noch Tabus vorhanden sind, gegen die man protestieren könnte. Der »Drogen-Untergrund« bildete deshalb zeitweise das Sammelbecken für sehr unterschiedliche Protestbewegungen, in dem sich Motive persönlicher Selbstbefreiung und neues politisches Bewußtsein miteinander vermischten.

Die zunehmende Drogenabhängigkeit steht auch in einem direkten Zusammenhang mit der *zunehmenden Freizeit*, die für viele ungewollt durch die Arbeitslosigkeit noch vermehrt wird. Unsere Gesellschaft ist darauf nicht vorbereitet; vor dem Angebot der freien Zeit verfällt sie in eine meist passiv-konsumierende Haltung. Am deutlichsten zeigt sich dies in der neuen Form des Fernseh-Alkoholismus.

Drogenabhängigkeit hat auch einen *religiösen Aspekt.* Zu allen Zeiten wurden Rauschmittel in religiösen Gemeinschaften zu kultischen Zwecken eingesetzt: Im Rausch erlebte man den Ausbruch aus dem Gefängnis des eigenen Ichs und der Alltäglichkeit und erstrebte die kosmische Einheit mit den anderen und der Gottheit. Ziel dieses kultisch gelenkten Erlebens war ein neues, verändertes Bewußtsein, das offen ist für die Wirklichkeit des Lebens, für Bewegung, Freude und Sinn. Die religiöse Leere und Stagnation heute, der Mangel an verbindlichen Werten, die unsere Gesellschaft konstruktiv bewegen, lassen gleichsam auf diese frühe archaische Stufe regredieren, um im Drogenrausch das Fehlende doch noch zu finden. Weil aber entsprechende Inhalte und Lenkung fehlen, kommt aus diesem maßlosen Vorgang nur tiefere Zerstörung. Da der Drogenabhängige sichtbar ein Mensch ist, der in einem Engpaß festsitzt und nach Befreiung und Orientierung verlangt, wird dem religiösen Bereich und seinen befreienden Kräften in der im zweiten Teil dargestellten Therapie besondere Beachtung geschenkt.

1.2.3 Der einzelne Mensch in seiner körperlichen und seelischen Verfassung

Seit langem ist bekannt, daß in bestimmten Familien Süchtige häufiger vorkommen als in anderen. Schwierig ist dabei jedoch, erbbedingte und milieubedingte Faktoren sicher zu trennen. Neuere skandinavische Untersuchungen haben einen *Erbfaktor* zumindest für Teilaspekte des süchtigen Verhaltens erwiesen, wie z. B. für Trinkfrequenz und Alkoholmenge. Keine Erbeinflüsse zeigten sich für den Kontrollverlust und die sozialen Folgen des Alkoholkonsums. Hier scheinen mehr soziale Faktoren eine Rolle zu spielen. Von diesen und anderen Überlegungen aus suchte und sucht man noch immer intensiv nach *organischen Ursachen* der

Abhängigkeit. Eine besondere Bedeutung mißt man dabei biochemischen Prozessen bei, die im Körper des Abhängigen anders ablaufen als beim Nichtabhängigen. Die z. B. bei den Entdeckern der 12 Schritte noch vorhandene Allergie-Theorie hat sich nicht bestätigt. Unterschiede zeigten sich jedoch im Abbau des Alkohols bei Drogenabhängigen. Die Bedeutung dieser Abweichungen für das Verständnis des Alkoholismus ist aber noch unklar. Der entscheidende Durchbruch auf diesem Gebiet steht noch aus.

Interessante Ergebnisse erbrachten Selbstreizversuche bei Tieren: Die Tiere lösen durch einen Hebeldruck mit Hilfe eingesetzter Elektroden einen Reiz im eigenen Gehirn aus. Je nach Plazierung der Elektrode kann dies ein lustvoller oder ein unlustvoller Reiz sein. Bei lustvoller Reizung reizten sich die Tiere, so lange es ihre Kräfte erlaubten, bis zu 7000mal in der Stunde und noch mehr. Sie überspielten dabei auch ihren Nahrungstrieb. Ähnlich wie beim Süchtigen kann auch hier beim Tierversuch durch Selbstreizung eine unangenehme Situation übergangen und sogar eine normale Triebbefriedigung unterlassen werden. Diese Tierversuche lassen sich aber nicht ohne weiteres auf die Situation des Menschen übertragen. Auch bleibt damit unbeantwortet, warum nicht alle Menschen entsprechend den Ergebnissen im Tierversuch, wo sich alle Tiere exzessiv selbst reizten, süchtig werden.

Im Blick auf die *psychische Verfassung* des Abhängigen *vor* dem Ausbruch seiner Krankheit hat man immer wieder versucht, einen »süchtigen Charakter« oder einen bestimmten »Typus des Abhängigen« herauszufinden. Eine neuere Untersuchung von Alkoholikern und Medikamentenabhängigen, die mit einer Vielzahl verschiedener psychologischer Methoden durchgeführt wurde, konnte folgende Wesenszüge herausarbeiten: »unreflektierte, passive Affektlabilität, Aversion gegen emotional ansprechende Situationen, dysphorische Erlebnisinhalte, zentrale orale Fixierungen, kompromißloses Schwanken zwischen ungesteuerter Befriedigung der durchbrechenden Es-Impulse, einseitige Erfüllung der versagenden Über-Ich-Forderungen«[4]. In eine etwas verständlichere Sprache übertragen heißt dies: Der Abhängige hat schon vor Ausbruch seiner Krankheit Schwierigkeiten, mit seinen Gefühlen umzugehen. Er versucht ihnen auszuweichen, ist aber gleichzeitig mit negativen Gefühlen gegen sich selbst und andere angefüllt. Die Spannungen und Gegensätze, mit denen jeder Mensch sich auseinanderzusetzen hat, kann er nicht verarbeiten, er schwankt bald nach der einen, bald nach der anderen Seite. Seine Wünsche müssen rasch erfüllt werden. Sein Spannungsbogen ist gering. Sein Selbstwertgefühl ist erniedrigt, woraus sich wieder ein Rückkopplungsef-

fekt ergibt: Ein erniedrigtes Selbstwertgefühl verringert die Fähigkeit zur Lösung von Konflikten; die Nichtbewältigung von Aufgaben erniedrigt das Selbstwertgefühl noch mehr usw. Diese Spirale zieht sich immer enger. Die Droge ist dann ein Versuch, auszubrechen und größere Freiheit zu gewinnen.
Außer diesen sehr allgemeinen Beschreibungen läßt sich keine präzise »Typologie des Abhängigen« finden. Menschen, die abhängig werden, sind von sehr unterschiedlicher Charakterstruktur und Lebensgeschichte. Man könnte wohl eher davon ausgehen, daß bei jedem Menschen die Möglichkeit einer Abhängigkeitserkrankung gegeben ist. Die Begründung dafür ist darin zu sehen, daß »Ich-Stärke« ja keine feste Größe ist, die einmal gewonnen für das ganze Leben bestehen bleibt. Sie ist stets neu in Krisensituationen zu bewähren, wobei äußere oder innere Faktoren dazu beitragen können, daß diese Fähigkeit, sein Leben in Balance zu halten, plötzlich versagt. Diese realistische Einschätzung der Abhängigkeit scheint mir hilfreicher zu sein für die Einstellung der Gesellschaft den Drogenabhängigen gegenüber, als wenn man sie nur unter psychopathologischen Gesichtspunkten sieht[5].

1.3 Zur Unterscheidung von »physischer« und »psychischer Abhängigkeit«

Grundlegend für das Verständnis der Abhängigkeit ist die Unterscheidung zwischen »physischer« und »psychischer Abhängigkeit«. Dies ist deshalb so wichtig, weil es offenbar nicht genügt, den Entzug der Droge mit seinen physiologischen Begleiterscheinungen zu meistern. Damit ist in den meisten Fällen wenig gewonnen. Die hohe Rückfallquote der bisher in psychiatrischen Kliniken durchgeführten Therapien zeigt dies deutlich. Sie sind im wesentlichen darauf ausgerichtet, die körperlichen Entzugserscheinungen zu beseitigen und gegebenenfalls mit Antabus eine physiologische Barriere gegen Alkohol aufzubauen.

1.3.1 Die physische Abhängigkeit

Sie ist eine Reaktion des Körpers auf den Drogengebrauch. Die chemische Substanz geht eine intensive Verbindung mit den Körperzellen ein. Das Absetzen der Droge erzeugt im Körper einen Krisenzustand (Entzugssyndrom), der sich, je nach der verwendeten Droge, in unterschiedlichen Symptomen äußern kann, z. B. in Übelkeit, Erbrechen, Durchfällen, Schweißausbrüchen, Herzjagen,

Schmerzen und Zittern in den Gliedmaßen, Krampfzuständen, depressiver Verstimmung, Schuldgefühlen, Selbstvorwürfen usw. Diese Entzugserscheinungen können durch die neuerliche Zufuhr der Droge zum Abklingen gebracht werden. Die physische Abhängigkeit kann bei fortdauernder Abstinenz auch nach Abklingen der Entzugserscheinungen noch längere Zeit anhalten. Sie stellt durch ihre Mißempfindungen einen Impuls zum Rückfall dar. Der Abhängige hat sich deshalb auch mit diesem körperlichen Faktum auseinanderzusetzen. Erstaunlich ist aber, welche Regenerationskraft der Körper besitzt, wenn die Droge erst einmal aus dem Körpersystem heraus ist (was einige Zeit dauert) und wenn es noch nicht zu bleibenden Zerstörungen des Organismus gekommen ist.

Beim Alkoholentzug ist zu beachten, daß es in den ersten Tagen und Wochen zu noch heftigeren Entzugserscheinungen kommen kann, die ein eigenes Krankheitsbild darstellen: die Trias von cerebralem Krampfanfall, Halluzinose und Delirium tremens. Ist dieser Prozeß erst einmal im Gang, kann er nicht mehr aufgehalten werden. 15 bis 30% derer, die ins Delir geraten, sterben darin. Die Folgerung daraus ist, überhaupt zu verhindern, daß ein Patient ins Delir gerät. Der Alkoholentzug bedarf deshalb der ärztlichen Kontrolle. Durch die modernen Medikamente stellt er kein Problem mehr dar, vor allem auch wenn verständnisvolle menschliche Begleitung über diesen Krisenzustand hinweghilft.

Andere Substanzen, z. B. manche Medikamente, wenn sie in hohen Dosierungen genommen worden sind, brauchen andere Formen des Entzuges. Hier wird die Droge ausschleichend durch allmähliche Reduzierung der Menge entzogen. Wieder andere Mittel können dagegen sofort total abgesetzt werden, ohne daß Komplikationen auftreten. Es ist deshalb notwendig, daß vor dem Entzug sorgfältig erhoben wird, welche verschiedenen Substanzen wann und in welcher Menge genommen wurden, und daß der Entzug unter ärztlicher Beratung und Begleitung geschieht.

1.3.2 Die psychische Abhängigkeit

Unter psychischer Abhängigkeit versteht man das unwiderstehliche Verlangen nach immer neuer Einnahme der Droge, um Lust zu erzeugen bzw. Mißbehagen zu beseitigen. Trotz der intensiven Wechselwirkung zwischen physischer und psychischer Abhängigkeit gibt es auch Fälle, in denen ein starkes psychisches Verlangen nach der Droge vorhanden ist, ohne daß eine körperliche Abhängigkeit besteht. Die psychische Abhängigkeit beruht auf der Erwartung eines bestimmten Drogeneffektes, den der Abhängige zu erzielen gelernt hat. *Gelernt worden ist, mit Hilfe einer chemischen Substanz gezielt die eigenen Gefühle zu kontrollieren, zu beeinflussen, bzw. zu verändern.* Natürlich ist hier Lernen nicht im Sinne von schulischem Lernen gemeint, sondern im Sinne von »Lernen durch Erfahrung«. Es kommt dadurch zur Ausbildung eines bestimmten Verhaltens (Gewöhnung). Dieser Lernprozeß verläuft in verschiedenen Phasen, über die heute genauere Kenntnisse vorhanden sind als über die Ursachen der Drogenabhängigkeit, wie wir sie oben anzudeuten versucht haben. Die Phasen dieses Lernprozesses wollen wir deshalb im folgenden in einem eigenen Kapitel beschreiben.

2 ENTWICKLUNG UND VERLAUF DER ABHÄNGIGKEIT

Die Entwicklung und der Verlauf der Drogenabhängigkeit sollen im folgenden am Beispiel des Alkoholismus aufgezeigt werden. Die hier genannten Fakten lassen sich aber ohne Schwierigkeit auch auf andere Formen der Drogenabhängigkeit übertragen[6].

2.1 Phase 1: Die Möglichkeit einer Stimmungsveränderung durch Alkohol wird kennengelernt

Was hiermit gemeint ist, verdeutlichen wir uns am besten an einer Skizze:

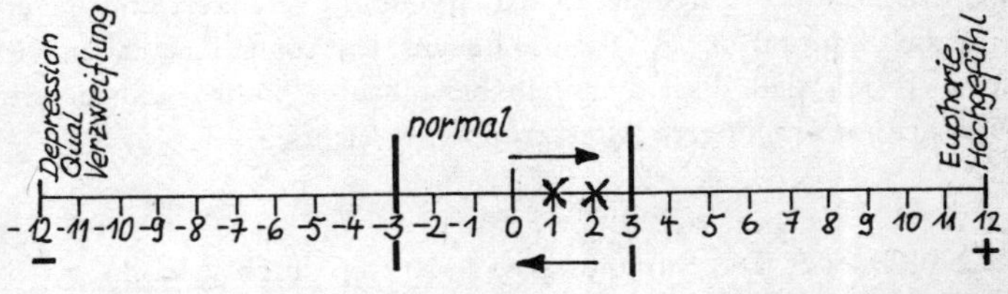

Abb. 1: 1. Phase des Lernvorganges: Die Veränderung der Stimmung zum positiven Pol durch Alkohol wird gelernt.

Die waagrechte Linie in Abb. 1 deutet die Stimmungsebene an. In der Mitte liegt der Bereich, wie wir normalerweise gestimmt sind. Wir pendeln um einen Null-Punkt: Mal fühlen wir uns etwas besser, mal etwas weniger gut. Weiter nach rechts zu liegen die stärker *positiven Gefühle* der Freude, das Gefühl, ok zu sein, bis hin zur äußersten Euphorie, die vielleicht sagt: »Ich bin schon ein toller Kerl!« Nach links zu liegen die *negativen Gefühle* des Bedrücktseins, des Nicht-ok-Seins, der Depression, der Angst, der Qual und Pein, die dazu führen, daß einer sagt: »Mein Leben ist nichts wert, ich will es beenden!«

Die Phase 1 beginnt mit dem ersten Kennenlernen der Droge. Dies geschieht heute im Falle des Alkohols meist schon sehr früh in der Kindheit bzw. in den frühen Entwicklungsjahren. Manche Väter legen z. B. gerade bei der Konfirmation Wert darauf, daß ihre

Söhne, um rechte Männer zu werden, sich an diesem Tag zum ersten Mal betrinken. Im weiteren Verlauf lernt der Jugendliche, darauf zu achten, welcher Zusammenhang zwischen der Menge des genossenen Alkohols und der dadurch erzielten Wirkung besteht. Er merkt, daß er durch Alkohol seine Stimmung zum Positiven verändern kann und daß, nach Abklingen der Wirkung, sein Gefühlspegel wieder auf den Normalzustand zurückkehrt. Dies ist eine durchaus erfreuliche Erfahrung für ihn. Phase 1 bedeutet damit die Einführung in unsere Trinkkultur, wie sie allgemein akzeptiert ist. Der Jugendliche hat, mehr unbewußt als reflektiert, dabei drei wesentliche Dinge gelernt, die wir nochmals zusammenfassen:

(1) daß er durch Alkohol seine Stimmung in Richtung positiver Gefühle verändern kann;
(2) daß er die Stärke der Stimmungsveränderung durch die Menge des zugeführten Alkohols steuern kann;
(3) daß Alkohol stets zuverlässig wirkt.

Durch diesen in der Erfahrung sich vollziehenden Lernvorgang entwickelt sich so etwas wie eine Beziehung des jungen Menschen zum Alkohol, die sich tief in seinem Gefühl verankert und die er mit sich trägt für den Rest seines Lebens. Im Augenblick haben wir den Trend, daß diese Phase in bezug auf Alkohol und andere Drogen immer jüngere Altersgruppen erreicht.

2.2 Phase 2: Die Stimmungsveränderung durch Alkohol wird gezielt gesucht

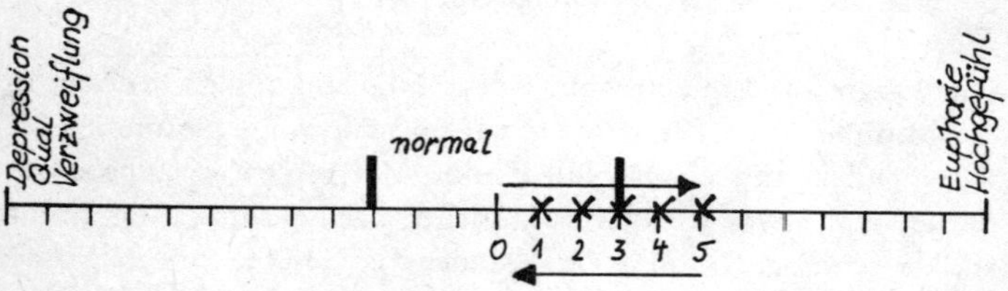

Abb. 2: In Phase 2 wird die Stimmungsveränderung gezielt gesucht, danach kehrt die Stimmungslage auf den Ausgangspunkt zurück.

Wie Abb. 2 zeigt, beginnt diese Phase in dem Augenblick, in dem die Stimmungsveränderung gezielt gesucht wird. Wichtig ist, festzuhalten, daß nach dem Gebrauch der Droge die Stimmungslage zum Ausgangspunkt zurückkehrt. In der Werbung wird sehr stark mit den Mechanismen dieser Phase gearbeitet: Die Werbespots zeigen z. B. einen Menschen, dem alles schief geht und der vor

Ärger die Wände hoch könnte. Ihm wird geraten, gezielt eine bestimmte Zigarette oder einen bestimmten Weinbrand einzusetzen, um die gute Laune wiederzufinden. Oder einem fällt auf, daß er sich schwer tut, bei einer Party aus der Spannung des Alltags auf eine lockere Form des Kontaktes umzuschalten. Er merkt, daß er nach einigen Gläsern Sekt lockerer und gelöster ist und leichter Kontakt findet. Er setzt diese Erkenntnis dann zu Beginn einer Party gezielt ein, um nicht gehemmt in irgendeiner Ecke herumzustehen. An Gelegenheiten fehlt es ja nicht, etwas zu feiern, sei es mit den Kollegen, sei es mit Freunden, sei es mit der eigenen Frau, wenn es z. B. gilt, einen geschäftlichen Erfolg zu begießen.

Es kann dabei auch einmal zuviel des Guten geschehen, und am nächsten Morgen hat man einen Kater mit allen unangenehmen Begleiterscheinungen: Kopfschmerzen, Müdigkeit und Abschlaffung. Ein *physischer* (körperlicher) Preis ist für diesen Spaß zu zahlen, und der in Phase 2 Befindliche ist bereit und in der Lage, diesen Preis zu zahlen. In seinem Kater-Zustand am nächsten Morgen könnte er etwa folgendes Zwiegespräch mit sich selbst führen: »Das war ein toller Spaß gestern abend! Wir hatten auch allen Grund zu feiern! Natürlich würde ich es heute abend nicht wieder tun, aber es war den Spaß wert!« Das Unwohlsein bleibt auf körperliche Empfindungen beschränkt; *psychisch,* d. h. in seinen Gefühlen kehrt er sicher auf den Ausgangspunkt zurück.

Bis zu diesem Punkt, d. h. bis zur Phase 2 ist der Gebrauch des Alkohols kontrolliert und damit nicht als krankhaft zu bezeichnen. Die destruktive Form der Abhängigkeit beginnt erst mit Phase 3.

2.3 Phase 3: Der Übergang zur destruktiven Abhängigkeit

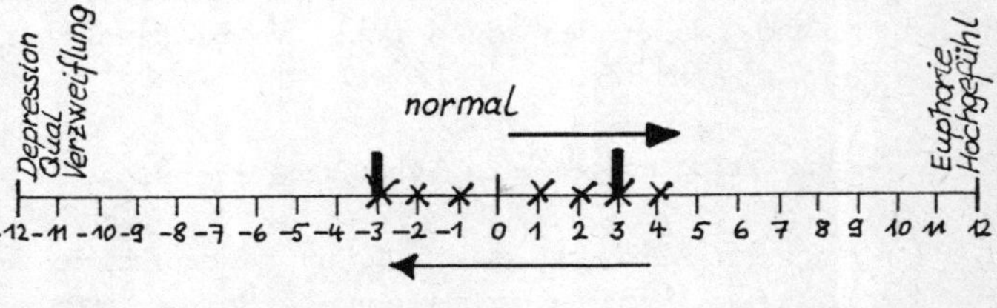

Abb. 3a: In Phase 3 ist ein emotionaler Preis zu bezahlen. Das Stimmungspendel schlägt über den Ausgangspunkt hinaus in den Bereich negativer Gefühle aus.

Der Übergang zu Phase 3, der Phase der Abhängigkeit, ist nicht, wie vielfach angenommen, eine Frage der Quantität, sondern der *Qualität* des Drogengebrauches. Die Beziehung zum Alkohol verändert sich tiefgreifend. Das Betrunkensein hat jetzt eine ganz andere Wirkung auf den Betreffenden als in Phase 2. Das Schwerwiegende an diesem Vorgang ist, *daß der Abhängige selbst nichts von dieser Veränderung merkt.* Er glaubt, es gehe so weiter wie bisher, aber in Wirklichkeit hat er eine unsichtbare Grenze überschritten, hinter die er von sich aus nicht mehr zurückgehen kann. Wie oben bereits angedeutet, läßt sich über das *Warum* dieses Vorgangs kaum etwas sagen. Die Gründe mögen beim einzelnen sehr unterschiedlich sein. Verschieden ist auch das Tempo, mit dem der einzelne die verschiedenen Phasen durchläuft. Über das *Wie* dieser Veränderung läßt sich jedoch Genaueres sagen, nämlich, daß sich dabei ein typisches Verhalten herauskristallisiert. Die Unterschiede in der Ausgangslage mögen sehr groß sein, aber wenn Phase 3 erreicht ist, verschwinden sie immer mehr zugunsten eines *typischen Verlaufes,* den wir im weiteren in seiner emotionalen und verhaltensmäßigen Ausprägung skizzieren wollen.

2.3.1 Emotionale Veränderungen beim Abhängigen

Beginnen wir zunächst mit den emotionalen Veränderungen. Wie Abb. 3a zeigt, ist in dieser Phase für den Versuch, mit Hilfe der Droge zu positiven Gefühlen zu gelangen, ein emotionaler Preis zu bezahlen. Es rühren sich Gefühle des Nicht-ok-Seins, Reue, Scham, Selbstverachtung und Selbstverneinung. In Phase 4 reichen sie dann bis zu Selbsthaß und Selbstzerstörung. Die auftauchenden negativen Gefühle sind wiederum ein Anreiz zu dem neuerlichen Versuch, mit Hilfe der Droge ihnen zu entrinnen und auf die positive Seite zu gelangen. So schreitet die Abhängigkeit in einer Art Schaukeleffekt zu immer größerer Stärke fort, wobei dieses Fortschreiten aus Gründen, die unten noch zu beschreiben sind, vom Betreffenden selbst nicht unterbrochen werden kann, bis er sich letztlich selbst zerstört.

2.3.2 Verhaltensänderungen beim Abhängigen

Der Übergang zur Abhängigkeit ist äußerlich am deutlichsten an einem veränderten Verhalten zu erkennen. Es kommt zu einer langsamen oder schneller verlaufenden Veränderung des gesamten Lebensstiles: *Das Leben wird um die Droge herum organisiert.* Das äußert sich zunächst in einer *gedanklichen Fixierung* an die Droge. Hat man in Phase 2 nur bei den in Aussicht genommenen Gelegenheiten zu feiern an sie gedacht, wird dies nun zum Dauerzustand. In Gedanken versucht sich der Abhängige die erleichtern-

de Wirkung der Droge *vorwegnehmend* auszumalen. Im konkreten Verlauf der Entwicklung der Abhängigkeit sieht das so aus: In Phase 2 hat man sich Regeln zum Umgang mit der Droge aufgestellt, die einem geholfen haben, ohne Gefahr mit diesem starken Stoff umzugehen, z. B. »Kein Alkohol vor 17.00 Uhr!« und hat dies auch an den arbeitsfreien Tagen durchgehalten. Jetzt kann es geschehen, daß man plötzlich im Büro auf die Uhr sieht und merkt, es ist erst 15.00 Uhr. »Noch zwei Stunden bis zu dem ersehnten Zeitpunkt! Ach, wie gut wird mir das tun, von dieser Arbeit abschalten zu können und einen Drink zu haben!« Eines Tages geht es dann so weiter: »Warum soll ich eigentlich nicht jetzt schon etwas trinken, mir etwas gönnen? Das tut doch jeder!« *So werden die selbst aufgestellten Regeln durchbrochen und schließlich ganz aufgegeben.* Die Zeiten zu trinken verlagern sich dann immer weiter nach vorn, zunächst an den arbeitsfreien Tagen, dann an allen, bis mit dem Trinken schon am Morgen begonnen wird.
Die zunehmende Abhängigkeit zeigt sich auch in einer zunehmenden *zeitlichen Fixierung* an die Drogeneinnahme. Der Abhängige kann auf unvorhergesehene Veränderungen, die einen zeitlichen Aufschub mit sich bringen würden, nicht mehr gelassen reagieren.

Dorothea W. hatte übersehen, daß der 6. Januar in ihrem Bereich ein Feiertag ist. Am Abend war deshalb kein Whisky im Hause. Ihr Mann, Peter W., war schon so auf einen Drink zu diesem Zeitpunkt fixiert, daß er nicht zu bewegen war, erst zu Abend zu essen. Es gab eine unerfreuliche Debatte mit Vorwürfen wegen ihrer Vergeßlichkeit, dann fuhr er noch eine halbe Stunde bis zum Bahnhof, um dort am Kiosk seinen gewohnten Drink zu kaufen. Inzwischen war das Abendessen natürlich längst kalt geworden.

Da der Abhängige vage fühlt, daß bei ihm ein Problem vorhanden ist, ist er überhaupt im Blick auf die Droge *gereizt.* Es kann vorkommen, daß er einen anderen aggressiv anfährt, wenn dieser nur das Wort »Alkohol« in den Mund nimmt. Er sucht in Gesprächen dieses Thema auch möglichst zu vermeiden.
Ein weiteres Signal der Abhängigkeit ist die *zunehmende Toleranz* gegenüber der Droge. Man braucht immer mehr Stoff, um dieselbe Wirkung zu erzielen. Im weiteren Verlauf der Krankheit (s. Phase 4) kann sich diese Bewegung umkehren: dann genügen plötzlich schon kleine Mengen, um einen verheerenden Rauschzustand zu erzielen.
In der Phase steigender Toleranz gerät der Abhängige häufiger in Schwierigkeiten, genügend Alkohol zu bekommen. Er möchte auch nicht auffallen. Das Fortschreiten der Abhängigkeit läßt sich deshalb verfolgen an der Zunahme der *Erfindungsgabe:* da sind z. B. die kleinen Drinks schon vorweg in der Küche zum An-

wärmen. Die sozialen Kontakte werden nach dem Angebot an Alkohol eingerichtet: wo es nichts zu trinken gibt, geht man gar nicht mehr hin; wo es wenig gibt, wird schon vorher ein Vorrat eingeflößt.

Ernst K. hatte für Einladungen und Partys eine Palette verschiedener Strategien entwickelt. Bei Cocktailpartys klapperte er laut mit den Eiswürfeln im leeren Glas, so daß der Gastgeber dies nicht überhören konnte und herbeieilte, um ihm rasch neu einzuschenken. Kamen neue Gäste hinzu, ernannte sich Ernst K. selbst zum Mundschenk und servierte ihnen die Drinks. Da man die Gäste nicht allein trinken lassen konnte, mixte er sich gleich einen mit dazu usw. Ein besonderes Problem sind die vielen Flaschen und Büchsen, die beseitigt werden müssen, damit die anderen keinen Verdacht schöpfen. Dachböden, Kellerecken, Schränke sind bald gefüllt; es bleibt dann noch, nachts heimlich die Mülleimer der Nachbarn damit zu füllen, die sich am nächsten Tag über den unbekannten Müllablader beklagen. V. Johnson[7] berichtet von einem besonders einfallsreichen Alkoholiker. Er hatte in Gegenwart seiner Familie und seines Arztes dem Alkohol abgeschworen. Wenige Tage später ging er in den Garten, um dort vor den Augen seiner ihn genau beobachtenden Familie ein Sonnenbad zu nehmen. Er kam nach einiger Zeit betrunkener ins Haus zurück denn je. Die Nachforschungen ergaben: Er hatte in der Nacht zuvor in »weiser Voraussicht« des kommenden alkohollosen Tages eine Flasche Gin im Garten vergraben, geöffnet und mit einem Strohhalm versehen. Jedesmal, wenn er sich auf den Bauch drehte, um seinen Rücken der Sonne auszusetzen, holte er sich einen vollen Zug aus der Flasche!

Ähnlich ist die Situation auch bei Medikamenten- und Drogenabhängigen (im engeren Sinne). Ärzte und Apotheker wissen einiges zu erzählen von den Geschichten, die erfunden werden, um an die begehrte Droge heranzukommen. Nicht selten sind Fälle des bewaffneten Raubüberfalles, um das nötige Geld für den Nachschub zu beschaffen, oder sogar Selbstverstümmelungen, um das begehrte Morphium gespritzt zu bekommen.

Es bedarf keiner weiteren Beispiele, um deutlich zu machen, wieviel Kräfte durch die *gedankliche, zeitliche* und *emotionale* Fixierung auf die Droge aufgesogen werden, so daß keine Kraft mehr für *andere Interessen* übrig bleibt. Vieles was vorher geschah, geschieht nicht mehr. Der Abhängige hat für das, was ihn früher interessierte, kaum noch Zeit und Kraft: zu seinem Verein oder ins Theater zu gehen, ein Buch zu lesen oder ein Hobby zu pflegen. Seine Freundschaften versanden oder richten sich nur auf solche Freunde, mit denen er trinken kann. Er tut sich jetzt auch mit anderen zusammen, die er früher verachtet bzw. gemieden hätte. Sein Anspruchsniveau im sozialen Kontakt sinkt deutlich.

Veränderungen ergeben sich ebenfalls in seinem *sexuellen Interesse*. Im Anfangsstadium kann es zunächst zu einem Ansteigen des sexuellen Verlangens kommen. Der Partner, der die gesamte Veränderung merkt, ist darüber nicht ganz glücklich und verweigert sich, was u. U. zu wahllosen sexuellen Kontakten führt. Im Fortschreiten der Krankheit nimmt das sexuelle Interesse wieder ab, bis es meist völlig erlischt.

Mit den Auswirkungen der Abhängigkeit auf die Familie und den Beruf werden wir uns in jeweils eigenen Abschnitten noch zu beschäftigen haben.

Wenden wir uns nun dem überraschendsten und gefährlichsten Symptom der Drogenabhängigkeit zu, der Tatsache, die immer wieder zu beobachten ist, *daß der Drogenabhängige als der Betroffene von all den schwerwiegenden Veränderungen selbst am wenigsten weiß.* Das ist für den Außenstehenden völlig unfaßlich und führt deshalb vielfach zu schweren Konflikten, Vorwürfen und Mißverständnissen, die die Lage noch weiter verschärfen. Wir haben deshalb diesem Phänomen als einem *Schlüsselproblem* der Drogenabhängigkeit unsere besondere Aufmerksamkeit zu widmen.

2.3.3 Die Abwehr des Abhängigen

Wie kommt es zu dieser mangelhaften Wahrnehmung seiner Situation durch den Drogenabhängigen?

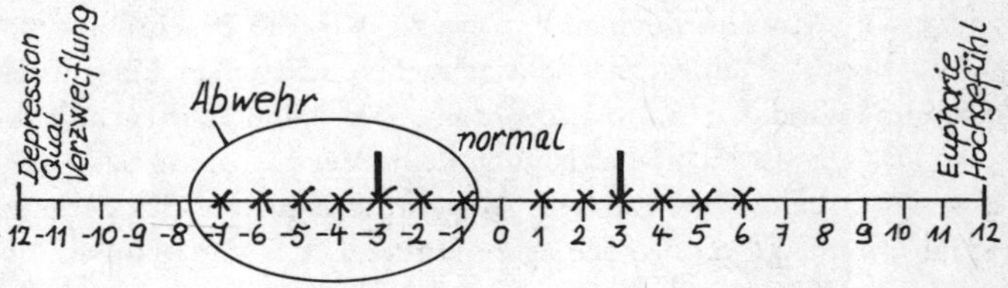

Abb. 3b: Der Drogenabhängige umgibt die negativen Gefühle in sich mit einem dichten Abwehrring. Er hat damit keinen Zugang mehr zu wichtigen Teilen seiner Person und seiner Realität und wird dadurch illusionär, desorientiert und bizarr in seinem Verhalten, gefährlich für sich selbst und seine Umgebung.

Wir haben weiter oben schon beschrieben, wie Abhängigkeit stets verbunden ist mit einem Umschlag auf der Stimmungsebene in den Bereich negativer Gefühle. Der Abhängige wird davon so getroffen, daß er diesen Schmerz gar nicht voll bis in sein Bewußtsein vordringen läßt. Er blockt ihn schon vorher in einem reflexartigen *unbewußten* Vorgang ab, indem er eine Abwehrmauer um die negativen Gefühle herum aufbaut und sie so in sich einschließt (s. Abb. 3b). Dies geschieht, wie nochmals betont werden muß, nicht mit bewußter Absicht, sondern spontan. Mit dem Fortschreiten der Krankheit wird der Druck der eingeschlossenen Gefühle immer stärker und verheerender und dementsprechend die Abwehrmauer immer dichter und höher. Daß die Mauer durchbrechen könnte und das ganze Elend ans Licht käme, wird unbewußt als die große Katastrophe gefürchtet und mit aller Energie verhindert. Der Drogenabhängige wehrt sich deshalb verzweifelt gegen jede Hilfe, denn sie würde seinen wahren Zustand offenbaren. Die Geister, die er rief und von denen er einst Hilfe erwartete, sind nun stärker als er. *Er wird letztlich zum Opfer seiner eigenen Abwehr.*

Was ist nun genauer mit Abwehr gemeint?
Vorgänge der Abwehr im psychischen Sinne gibt es ständig zwischen und in Menschen. Wir gebrauchen sie z. B., um unser eigenes Selbstwertgefühl zu bewahren oder uns vor Schuldgefühlen zu schützen. Schon auf den ersten Seiten der Bibel findet sich ein Abwehrvorgang, wenn Adam zu Gott sagt: »Die Frau, die du mir gegeben hast, gab mir und ich aß!« Er wehrt sich damit gegen die Anerkenntnis seiner eigenen Schuld, die ihm sagt: »Ich war es selbst, der gegen das Verbot gehandelt hat!« – Einen anderen Abwehrmechanismus gebraucht der Angestellte, der sich über seinen Chef geärgert hat, sich dies aber nicht zu zeigen traut: Zu Hause läßt er den Ärger an seiner Frau aus. – Wieder eine andere Form der Abwehr erleben wir, wenn wir die Nachricht vom plötzlichen Tod eines uns nahestehenden Menschen übermittelt bekommen und in den Ruf ausbrechen: »Das kann doch nicht wahr sein! Das gibt es nicht! Ist da auch keine Verwechslung passiert?« usw. Wir arbeiten hier mit dem Abwehrmechanismus der Verleugnung, um uns gegen den Schlag zu schützen, der uns so unvermittelt trifft. Wir versuchen unser inneres Gleichgewicht aufrecht zu erhalten, indem wir uns weigern, die Tatsache zur Kenntnis zu nehmen.

Konfrontiert mit den Tatsachen ist der »normale« Mensch nach mehr oder minder heftigem Widerstand jedoch bereit, die Abwehr aufzugeben und die Realität anzuerkennen: »Ich bin selbst schuld daran, denn *ich* habe es ja getan und nicht der andere!« »Ich war ärgerlich auf meinen Chef und nicht auf meine Frau!« »Der mir nahestehende Mensch ist wirklich tot, und ich muß nun ohne ihn leben!« Diese Möglichkeit, seine eigene Abwehr zu durchbrechen und aufzugeben zu Gunsten der Realität, hat der Drogenabhängige nicht mehr so ohne weiteres. Dazu ist seine Abwehr aus den oben genannten Gründen zu starr.

Sehen wir uns zunächst die *vier häufigsten Abwehrformen* etwas genauer an, mit deren Hilfe der Drogenabhängige seinen Abwehrring aufbaut.

(1) *Rationalisierung*

Der Drogenabhängige sucht nach »vernünftigen« Begründungen, Erklärungen und Entschuldigungen für sein Verhalten. Wir haben einige davon bereits erwähnt: »Das tut doch jeder!« »Warum soll ich mir nicht einmal etwas Entspannung gönnen? Ich habe hart gearbeitet und meine Pflicht getan!« »Bei dem schlechten Gang der Geschäfte heute muß man sich doch etwas aufheitern, um weitermachen zu können!« »Bei einem so zänkischen Weib (so verständnislosen Mann) bleibt mir ja gar nichts anderes übrig, als zu trinken (Tabletten zu nehmen, usw.). Eine Freude muß der Mensch doch haben!« »Daß mir der Wein gestern abend nicht bekommen ist, lag sicher an der Temperatur! Ich werde ihn das nächste Mal etwas anwärmen.« »Ich hätte nicht auf leeren Magen trinken sollen, ich muß das nächste Mal vorher etwas essen!« »Schnaps ist offensichtlich für mich zu stark, ich werde auf Bier übergehen!« »Die ganze Atmosphäre in diesem Haus (in dieser Stadt, in diesem Betrieb) gefällt mir nicht. Wenn ich den Partner (Wohnort, Betrieb) wechsele, geht es mir sicher besser!«

Diese Liste könnte noch endlos fortgesetzt werden. Die Gründe klingen alle mehr oder weniger überzeugend, eine Veränderung zum Besseren bringen sie in keinem Fall. Das Problem besteht eben nicht in der Temperatur der Weinsorte, im leeren Magen, in der Atmosphäre der Familie, des Wohnortes oder des Arbeitsplatzes. Das wird besonders deutlich, wenn man z. B. von harten Sachen auf Bier umsteigt. Man trinkt dann eben wesentlich mehr Bier, um die gleiche Wirkung zu erzielen. Die Menge des konsumierten Alkohols bleibt schließlich die gleiche. Sehr rasch stellen sich auch am neuen Wohnort bzw. Arbeitsplatz und mit dem neuen Partner die alten Probleme wieder ein. Im Zusammenhang mit seinen Rationalisierungen wendet der Drogenabhängige eine ungeheure Energie auf und entwickelt darin eine zunehmende Fertigkeit und Schnelligkeit; die ganze Anstrengung verpufft jedoch wirkungslos, weil die Realität damit eher vernebelt als anerkannt wird.

(2) *Verleugnung*

Die Verleugnung stellt den Kern aller Abwehr des Drogenabhängigen dar. Unbewußt weigert er sich, seine Realität anzuerkennen; schließlich ist er unfähig, seine Realität überhaupt wahrzunehmen. Er kann dann in der Therapiegruppe sitzen und mit dem Brustton der Überzeugung sagen: »Ich habe keine Probleme mit Alkohol!

Zu Hause und in meinem Beruf ist alles in Ordnung. In Gesellschaft trinke ich ein bißchen. Aber mein tatsächliches Problem ist meine Schlaflosigkeit!« Und das, obwohl die Berichte der Ehefrau und die Leberbefunde eine ganz andere Sprache sprechen! Auf die Umgebung wirkt dieses Verhalten natürlich verwirrend, ärgerlich und bizarr.

Paul H. kam am Abend betrunken nach Hause und verprügelte seine Frau so, daß sie ein blaues Auge davontrug. Am nächsten Morgen am Frühstückstisch sagt Paul zu ihr: »Du tust mir ja so leid, daß du dir am Schrank ein blaues Auge gestoßen hast!« Zurück bleibt eine Ehefrau, die völlig verwirrt ist und nicht weiß, was sie denken soll: »Einer von uns beiden muß doch verrückt sein!«

Moralische Reaktionen wie »Lügner«, »Verrückter« oder »Gemeinheit« werden der Situation nicht gerecht, da sie außer acht lassen, daß der Drogenabhängige infolge seiner Abwehr tatsächlich keinen Zugang mehr zur Realität hat. Beschimpfungen liefern nur neue Begründungen im Zusammenhang der Rationalisierung: »Weil ich einen so bösen Partner (Chef) habe, bleibt mir gar nichts anderes übrig, als . . .«

(3) *Verharmlosung*

Eine Spielart der Verleugnung ist die Verharmlosung. Die Verleugnung ist in diesem Falle nicht so total, man gibt ein bißchen zu und entschärft damit die Situation, stellt sich aber nicht den wahren Tatsachen: »Ja, ich leugne gar nicht, daß ich Alkohol trinke (Tabletten nehme, Heroin spritze). Aber am Abend ein Glas Bier, da ist doch nichts Böses dran. Das wird man einem ja wohl noch gönnen. Das tut doch jeder. Ich brauche das eben, damit ich funktionieren kann. An meiner Arbeit ist doch nichts auszusetzen.« »Die Tabletten, die ich nehme, sind ganz harmlos und leicht, sie sind auch nicht rezeptpflichtig.«
Diese Liste ließe sich ebenfalls endlos fortsetzen. Deutlich wird an diesen Beispielen auch, wie die Abwehrformen sich nicht streng voneinander trennen lassen, sondern wie sie miteinander vermischt auftreten, in den letzten Beispielen Formen der Verharmlosung verbunden mit Verleugnung und Rationalisierung.

(4) *Projektion*

In der Verteidigung nach außen ist die Projektion der erfolgreichste Abwehrmechanismus des Drogenabhängigen. Die im Inneren des Abwehrringes eingeschlossenen negativen Gefühle werden nach außen projiziert und dem anderen angehängt. Die anderen sind es, die an allem Schuld tragen, die ihn hassen, ihn vernichten wollen.

Die Botschaft, die der Drogenabhängige seiner Umgebung unbewußt zukommen läßt, lautet etwa so: »Wenn nur ihr euch ändern würdet, dann wäre alles in Ordnung!«

Ein Kollege von Alfred M. hatte bemerkt, daß mit ihm in letzter Zeit eine Veränderung vorgegangen war. Aus der Bereitschaft, ihm zu helfen, versuchte er vorsichtig ein Gespräch über seine Wahrnehmung zu führen: »Ich habe den Eindruck, daß du ein Problem mit Alkohol hast.« Alfred konterte: »Nein, bei mir ist alles in Ordnung. Ich habe eher den Eindruck, daß du mir etwas anhängen möchtest. Du hast wohl Absichten auf meinen Arbeitsplatz? Aber wenn einer geht, dann bist du es!« Der Kollege wird so schnell keinen Anlauf mehr machen, über das Problem mit ihm zu sprechen. Er ist erfolgreich abgewiesen.
Nachdem Alfred mehrmals im Bett wegen seiner Alkoholfahne von seiner Frau abgewiesen wurde, gab er ihr zurück: »Ich bin dir wohl nicht mehr fein genug! Hättest eben deinen Jugendfreund heiraten sollen!«

Die Projektionen des Drogenabhängigen treffen gerade die Menschen, die für ihn die wichtigsten sind. Sie bleiben von solchen Schlägen natürlich nicht unberührt. Wir werden deshalb später noch über die Folgen des Alkoholismus für die Umgebung zu sprechen haben. Wichtig ist an dieser Stelle, nochmals festzuhalten, daß der Drogenabhängige nicht aus bewußter Bosheit so handelt, wenn er andere mit seinen Vorwürfen quält. In Wirklichkeit ist er es selbst, der sich haßt. Die Abwehr arbeitet jedoch so perfekt, daß er mit Überzeugung glaubt, die anderen seien es, die ihn hassen, und er habe ein Recht, sie dafür wieder zu hassen und zurechtzuweisen.

Die Folgen der Abwehr für den Drogenabhängigen

Wir fassen noch einmal zusammen, was die Folgen der Abwehr für den Drogenabhängigen sind:

Er verliert den Zugang zu seiner Realität.

Die Selbstwahrnehmung ist verzerrt. Er wird illusionär im Blick auf sich: er hat keinen Maßstab mehr für sein Verhalten und seine Möglichkeiten. Er neigt dazu, sich zu überschätzen. Auch seine Wahrnehmung für die anderen und seine weitere Umgebung ist gestört. Er bringt sich und andere damit in peinliche Situationen, die er wiederum umdeutet und verschleiert. Seine Lösungsversuche sind zum Scheitern verurteilt, da sie die wirklichen Probleme nicht ins Blickfeld bekommen.

Er verliert den Zugang zu seinen eigenen Gefühlen.

Er verliert den Zugang sowohl zu den negativen wie zu den positiven Gefühlen; deshalb entsteht in ihm eine quälende Leere und damit das Gefühl der Stagnation und Unbeweglichkeit. Dieses Gefühl kann quälender als ein starker Schmerz sein, da einen nichts mehr wirklich erreicht. In dieser Situation ist der Suizid oft ein Versuch, einen Durchbruch durch diese Leere zu erzielen, um sich wieder lebendig zu spüren. – Zunehmende Depression und Apathie sind die Folgen dieser Absperrung.

Die Abwehr hat die Tendenz weiter zu wuchern, bis sie das ganze Leben in ihren Bann zieht.

Abwehr wird zu einem generellen Verhalten des Abhängigen. Man kann dies verdeutlichen an seiner Tendenz zum »Lügen«, wenn er z. B. Geschichten erfindet, wo gar nichts verdeckt werden müßte. Es gibt eben keine überprüfbare Wahrheit und Realität mehr für ihn, er schwimmt wie in einem Nebel.

2.4 Phase 4: Endphase der Abhängigkeit

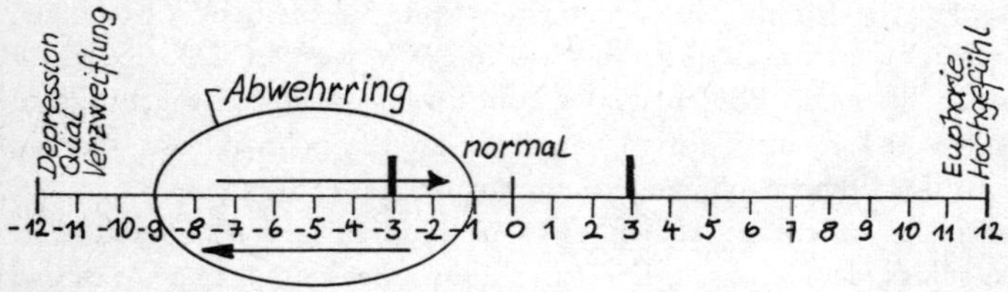

Abb. 4: In Phase 4 beginnt jede Trinkepisode schon im negativen Bereich, wo der Abhängige in seiner chronischen Depression steht. Sie endet mit einer noch negativeren Position.

2.4.1 Das Fortschreiten des Prozesses

In Phase 4 kommt es zur Steigerung und Beschleunigung des schon in Phase 3 sichtbar gewordenen Prozesses. Die Stimmungsveränderung bleibt auf die negative Seite begrenzt und nähert sich immer mehr dem äußersten Pol der Pein und Verzweiflung.

Innerhalb des Abwehrringes kommt es (fast unbemerkt vom Bewußtsein) zu einer heftigen Bewegung diffuser negativer Gefühle wie Selbsthaß, Reue, Scham und Selbsterniedrigung. Der Ausgangspunkt der durch den Drogengebrauch erzeugten Bewegung liegt schon längst nicht mehr im Bereich der Normallage. Jede Drogenepisode beginnt jetzt schon tief im Bereich negativer Gefühle und führt bestenfalls bis zur Normallage. *Man trinkt jetzt, um sich überhaupt »normal« zu fühlen.* Beim Abklingen der Wirkung schlägt das Pendel jedes Mal noch etwas tiefer in den negativen Bereich hinein aus. *Äußerlich* spürbar ist nur eine zunehmende Gereiztheit und nervöse Spannung, eine Vorwurfshaltung und

Feindseligkeit gegenüber der Umwelt, starkes Mitleid mit sich selbst und eine chronische depressive Verstimmung. Im Abhängigen spielen sich Monologe ab (oder könnten sich sinngemäß so abspielen), die den Fortschritt der Krankheit deutlich markieren:
Bei −6: »Das war wirklich dumm, gestern abend. Wer stellt sich schon auf einen Tisch, um zu prosten?«
Beim nächsten heftigen Trinken verhält er sich noch auffälliger, desto größer wird seine Scham sein.
Bei −7 heißt es schon: »*Ich* war dumm gestern abend! Ich muß bei zwei Leuten anrufen, um mich zu entschuldigen!« So geht die Selbstzerstörung weiter.
Bei −8 bestraft er sich schon selbst mit dem Satz: »Ich war ein Narr gestern abend!« So geht es immer weiter bergab mit dem Selbstgefühl.
Bei −9 heißt es: »Ich war ein verdammter Narr!« An dieser Stelle kommt es auch zu süchtigen Persönlichkeitsveränderungen, d. h. die Droge durchlöchert die Abwehr, so daß die aufgestauten unbewußten negativen Gefühle im Rauschzustand ungehindert nach außen durchbrechen können! Der freundliche Mensch wird unfreundlich und bösartig; der Optimist wird traurig und verzweifelt; der Höfliche wird gewalttätig. Das Trinken wird fortgesetzt bis zum Rausch und zum völligen Verlust der Kontrolle und Erinnerung. Man will z. B. nur für ein oder zwei Glas Bier in ein Lokal und findet sich viele Stunden später am nächsten Morgen zu Hause oder in einer fremden Umgebung wieder. Was dazwischen liegt, ist unbekannt.
Bei −10 heißt es: »So geht es nicht weiter!« Es ist ein diffuses bohrendes Gefühl da, daß etwas nicht in Ordnung ist. Durch Veränderungen in der Partnerschaft, Wohnsituation und im Beruf versucht man, das Problem zu lösen (s. 2.3.3). Aber auch diese helfen nicht weiter, sondern verstärken durch den Mißerfolg nur noch die Verzweiflung.
Im Endstadium bei −11 und −12 kommt es zu chronischen Selbstmordgefühlen und -gedanken: »Ich bin wirklich das Letzte, am besten mache ich Schluß. Ich brauche nur das Steuerrad zum Brückenpfeiler hin einzuschlagen, dann sind alle Probleme gelöst!« Oder man »vergißt« am Morgen das Garagentor beim Anlassen des Motors zu öffnen. Wenn dieser Prozeß nicht unterbrochen wird, endet er mit Selbstmord, sei es ein langsamer durch die Droge oder ein mehr direkter wie oben angedeutet.
Bei −12 ist diese Endstation erreicht.
Erwähnt werden müssen hier noch zwei Erscheinungen, die bereits in Phase 3 vorkommen und in Phase 4 verstärkt in Erscheinung

treten: Zeiten des totalen Gedächtnisverlustes und die euphorische Erinnerung.

2.4.2 Zeiten des totalen Gedächtnisverlustes

Diese Erscheinung des totalen Gedächtnisverlustes darf nicht mit der Bewußtlosigkeit infolge des Betrunkenseins verwechselt werden. Sie kommt auch vor, wenn nur wenig oder gar nichts getrunken worden ist. Auch die Umgebung merkt zunächst nichts davon, daß ein Abhängiger in diesem Zustand ist: er wirkt völlig normal, spricht vernünftig und klar, führt z. B. geschäftliche Verhandlungen, kann sich danach aber beim besten Willen an nichts mehr erinnern. Die vom Gedächtnisverlust betroffene Zeitspanne ist für ihn wie ein schwarzes Loch. Man bezeichnet diesen Zustand deshalb auch als »Filmreißen« oder als »Palimpsest«. (Ein Palimpsest ist eine alte Pergamenthandschrift, die einmal beschrieben, ausradiert und mit einem neuen Text versehen wurde, da Pergament zu kostbar war, um weggeworfen zu werden. Wir versuchen heute mit vieler Mühe, den ersten Text wieder sichtbar zu machen. In einer ähnlichen Situation befindet sich der Abhängige, wenn bei ihm Erinnerung ausgelöscht ist, die er nur mit Hilfe von anderen wiederfinden kann.)
Für den Abhängigen ist dieser Zustand natürlich ungeheuer aufregend. Er trifft auf Spuren von Vorgängen, die er gar nicht kennt, bekommt Mitteilungen über sein Verhalten, seine An- oder Abwesenheit, von denen er nichts weiß. Manche Geschäftsleute z. B. haben schon viele Tausende verloren, weil sie die in diesem Zustand gemachten Zusagen und Vereinbarungen nicht eingehalten haben. Machen wir uns diese Erscheinung, die einem Nichtabhängigen kaum vorstellbar ist, an einem Beispiel, das besonders extrem ausgefallen ist, deutlich.

V. Johnson[8] berichtet von einem Richter, der eines Tages ganz verstört in seine Drogenberatungsstelle gekommen sei: »Ich habe eben aus einer Flugkarte, die ich bei mir fand, entdeckt, daß ich in den letzten Tagen in Italien, in Rom, gewesen sein muß. Vor vier Tagen habe ich mich auf den Weg nach Kansas City gemacht. Wie bin ich nach Rom gekommen? Ich bin völlig durcheinander.« Die Diagnose ist nicht schwierig zu stellen: Es handelt sich um einen totalen Gedächtnisverlust im Zusammenhang einer seit zehn Jahren bestehenden Alkoholabhängigkeit. Der Berater veranlaßt, daß der Richter seine Frau anruft, um ihr Nachricht über seinen Aufenthalt zu geben; anschließend vereinbart er einen gemeinsamen Termin mit dem Richter und dessen Frau, um den Beginn einer Therapie zu besprechen. Mit einem Privatflugzeug läßt sich der Richter nach Hause fliegen. Kaum hat er die Beratungsstelle verlassen, meldet sich ein Taxifahrer und fragt nach dem Herrn, der hier ausgestiegen sei und ihn mit seinem Gepäck im Wagen habe warten lassen. Der Berater entdeckt, daß der Richter diese Vereinbarung völlig vergessen hat und mit einem anderen Taxi zum Flughafen gefahren ist. Er schließt daraus, daß der Richter während des ganzen Gespräches mit ihm weiterhin in einem Zustand des totalen Gedächtnisverlustes gewesen ist. Er ruft den Richter deshalb nach seiner Ankunft zu Hause nochmals an, um den ausgemachten Termin zu bestätigen. Tatsächlich erweist sich dabei, daß der Richter keine Ahnung mehr von dem Gespräch bei ihm hat.

Jede dieser Episoden totalen Gedächtnisverlustes steigert natürlich die Angst, Verwirrung und Depression des Abhängigen nur noch mehr. Aber auch gegen diese negative Erfahrung setzt der Abhängige den ihm geläufigen Abwehrmechanismus der Verleugnung ein, wie es einer einmal zutreffend beschrieb: »Ich glaubte, verrückt zu werden. Deshalb habe ich jedes Mal, wenn ich einen solchen Gedächtnisverlust hatte, mich gezwungen, diesen zu vergessen. Ich habe eine solche Meisterschaft darin bekommen, daß ich dies tatsächlich schaffte!« Auch der totale Gedächtnisverlust wird vergessen! Die Selbsttäuschung und Desorientierung vertieft sich dadurch noch mehr. Daran wird deutlich, wie die Verleugnung zu einer totalen Lebenshaltung geworden ist.

2.4.3 Die euphorische Erinnerung

Ein weiteres überraschendes und schwer zu verstehendes Phänomen ist, daß der Alkoholiker von seinen Trinkepisoden, die ihm solchen Schaden zugefügt haben, häufig nur positive und erfreuliche Erinnerungen hat! Obwohl er unter dem Einfluß der Droge kaum eine genauere Erinnerung haben kann, glaubt er doch, alles bis ins kleinste Detail zu erinnern. Wie ist dieses Phänomen zu verstehen? Alkohol unterdrückt die Gehirnzellen in ihrer Funktionsfähigkeit. Er setzt in seiner Wirkung zuerst bei den hochentwickelten Systemen des Großhirns an, in denen die Botschaften gespeichert sind, die uns sagen, wie wir uns zu verhalten haben. Da in diesen Botschaften auch die Ursachen für manche Hemmungen liegen, bedeutet ihre Ausschaltung eine Erleichterung für die bis dahin unterdrückten Gefühle und Strebungen. Auf Grund dieser Wirkung wird der Alkohol auch als »Enthemmer« und »Öffner« erlebt, obwohl er in Wirklichkeit ein »Unterdrücker« ist. Der Drogenabhängige erinnert sich nur vorwiegend an dieses sein subjektives Gefühl der Erleichterung und des Offenseins und verabsolutiert dies für den ganzen Vorgang. Die unangenehmen Dinge unterdrückt er und nimmt sie gar nicht wahr. So glaubt er z. B., es sei auf der Party alles wunderbar gewesen, während er in Wirklichkeit umherschwankte und sein Getränk über den Teppich ausgoß. Er meint, Mittelpunkt der Party gewesen zu sein und alle prächtig unterhalten zu haben; die Realität ist jedoch, daß sich die anderen entsetzt und empört von ihm abgewendet hatten. Sie können nicht verstehen, warum er nicht sieht, was er sich und anderen antut. Er wiederum versteht nicht, warum die anderen sich von ihm zurückziehen. Er kann dies nur als Ausdruck von Bosheit und Verleumdung verstehen. Seine Selbsttäuschung und seine Vereinsamung werden durch den Vorgang der »euphorischen Erinnerung« noch weiter vertieft.

3 AUSWIRKUNGEN DER DROGENABHÄNGIGKEIT AUF DIE UMGEBUNG DES ABHÄNGIGEN

Drogenabhängigkeit kann nicht auf den Abhängigen begrenzt gesehen werden. Aus der bereits dargestellten Dynamik der Abhängigkeit läßt sich ohne Schwierigkeit folgern, welche intensive Wechselwirkung sich zwischen dem Kranken und seiner Umgebung ergibt. Wer Abhängige therapieren will, muß sich deshalb intensiv mit ihrem Umfeld befassen, weil

- die Menschen in der Umgebung des Abhängigen mit von seiner Krankheit betroffen werden und der Hilfe bedürfen;
- wesentliche Hilfen zur Therapie des Drogenabhängigen aus dieser Umgebung zu gewinnen sind.

Die Chance, seinen Abwehrring zu durchbrechen, haben vor allem Menschen, die bedeutungsvoll für ihn sind. Dazu zählen vor allem die Bezugspersonen aus seinem Umfeld der Familie und des Berufes. Wir wollen uns deshalb diesen beiden Bereichen besonders zuwenden.

3.1 Die Familie des Drogenabhängigen

Die Familie des Drogenabhängigen wird, ob sie will oder nicht, in den Krankheitsprozeß mit hineingezogen. Man kann deshalb von dem Satz ausgehen: *Wo ein Abhängiger ist, ist auch eine kranke Familie.* Untersuchungen, die von Joan Jackson in Seattle an Familien, in denen der Vater an Alkoholismus erkrankte, durchgeführt wurden, haben ergeben, daß auch der Krankheitsverlauf der Familie in deutlich erkennbaren Phasen verläuft. Sie fand im ganzen *sieben Phasen,* wobei es auch hier Unterschiede im Tempo gibt, in dem die einzelnen Phasen durchlaufen werden.

Meinem Eindruck nach sind diese Phasen ebenso bei Familien zu finden, in denen die Frau bzw. die Mutter der Familie erkrankt ist. Ein Unterschied deutet sich allerdings darin an, daß in diesen Fällen der Ehepartner sich häufiger und rascher scheiden läßt. Andererseits zeigt die Beobachtung, daß Frauen von Alkoholikerin auch die starke Tendenz haben, sich selbst in der Rolle des Opfers festzuhalten. Dazu brauchen sie das Verharren in einer qualvollen

Ehe. Der Mann scheint von der Tatsache, daß seine Frau Alkoholikerin ist, sehr viel tiefer gekränkt zu sein und sucht sich deshalb sehr viel rascher von dieser Belastung zu befreien. Natürlich kommt ihm dabei seine größere ökonomische Unabhängigkeit zugute, die er im Vergleich zur Frau in unserer Gesellschaft immer noch besitzt.

3.1.1 Die sieben Phasen des familiären Krankheitsverlaufes nach Joan Jackson

1. Phase: Die Familie verleugnet ebenso wie der Kranke das Problem.

2. Phase: Das Problem ist so offensichtlich, daß es nicht mehr unterdrückt werden kann. Es werden Versuche unternommen, das Problem zu beseitigen. Die Familie konzentriert sich auf das Problem des Abhängigen und fordert von ihm das Versprechen, daß er den Drogengebrauch aufgibt. Der Kranke hält das Versprechen nicht und es kommt zu Vorwürfen. Diese treiben den Abhängigen nur noch tiefer in seine Abhängigkeit hinein.

3. Phase: Das Stadium der familiären Desorganisation: Der Konflikt läßt sich vor der Umwelt nicht mehr verheimlichen. Die Familie gerät in eine soziale Isolierung, in die sie sich selbst oder durch die Umwelt veranlaßt begibt. Die Familie erkennt allmählich, daß sie die Abhängigkeit des Kranken nicht kontrollieren kann, daß sie machtlos dagegen ist. Es werden deshalb nur noch kurzfristige Ziele gesetzt, wie z. B. »Trinke wenigstens an diesem Wochenende nicht, wenn meine Eltern da sind!« usw.

4. Phase: Versuche zur familiären Reorganisation: Die Frau übernimmt die Führungsrolle in der Familie, der Mann wird als Kind behandelt, jetzt mehr mit Mitleid als mit Vorwürfen. Er verliert seine Rolle als Ehemann und Vater.

5. Phase: In dieser Phase werden Anstrengungen gemacht, dem Problem zu entrinnen: Der Gedanke an Scheidung taucht auf. Es hat sich dabei erwiesen, daß die Drohung mit der Scheidung keine Änderung bewirkt, wenn der Abhängige genau weiß, daß sie nicht ernst gemeint ist. Manchmal führt die Drohung auch dazu, daß der Kranke sich bereit findet, in eine Therapie zu gehen. Diese Motivation allein ist aber problematisch, da eine Therapie erst dann Erfolg hat, wenn der Kranke sie für sich selbst macht und sie in seine eigene Verantwortung übernimmt. – Es kommt in dieser Phase auch vor, daß ein Partner sich tatsächlich scheiden läßt. Aufgrund der vorliegenden Erfahrungen kann man jedoch fragen, ob man sich überhaupt von einem Abhängigen »scheiden lassen« kann: Ein Alkoholiker z. B. wird es in seiner Anklammerungstendenz immer wieder verstehen, sich in die Wohnung seiner geschiedenen Frau einzuschleichen und ihr Mitleid zu erregen.

6. Phase: In dieser Phase kommt es zu einer Reorganisation der Familie ohne den Kranken: Man sucht sich eine neue Wohnung; die Frau selbst wird berufstätig und damit auch wirtschaftlich vom Mann unabhängig.

7. Phase: Die Genesung des Kranken. Sie erfordert eine Neueinstellung der Familie auf die veränderte Situation: Wie kann der Abhängige wieder in seine früheren Rollen und Rechte eingesetzt werden? Der Partner, der einiges davon übernommen hat, muß dies nun wieder aufgeben und die alten Erinnerungen und Verletzungen überwinden, um zu einem neuen Anfang zu gelangen (s. 3.1.2).

3.1.2 Die Verleugnung als das Schlüsselproblem des familiären Krankheitsprozesses

Der Krankheitsverlauf der Familie stellt das Spiegelbild des Krankheitsverlaufes des Abhängigen dar. Es finden sich auch bei den Angehörigen eine Fülle unbearbeiteter negativer Gefühle und illusionärer Vorstellungen. Wie beim Abhängigen sind auch bei ihnen die Abwehrvorgänge der Verleugnung, Verharmlosung, Rationalisierung und Projektion vorhanden. Gerade am Beispiel der Verleugnung möchte ich nochmals einige Probleme in der Beziehung zwischen dem Abhängigen und seiner Familie ansprechen.

Die Verleugnung der Realität beginnt in manchen Ehen schon recht früh, bereits vor der Eheschließung. Man weiß oder ahnt, daß der Partner ein Problem mit Alkohol hat, aber man glaubt, durch seine Liebe ihn retten zu können. Allzu spät merkt man, daß der Krankheitsprozeß allenfalls etwas verlangsamt, aber im Grunde nicht aufgehalten werden konnte. Drogenabhängigkeit ist durch Liebe allein nicht heilbar. Hier müssen noch andere Faktoren hinzukommen.

Die Familienangehörigen sind, wie der Abhängige selbst, mit *negativen Gefühlen* angefüllt: Sie sind *enttäuscht,* daß er auf ihre Liebe, Zuwendung und Zurechtweisung so wenig reagiert; daß er heilige Versprechungen und Schwüre nicht einhält, völlig unzuverlässig ist. Sein widersprüchliches Verhalten *verwirrt* sie völlig: »Einer von uns beiden muß verrückt sein!« (s. 2.4.2). Seine Projektionen mit ihren Anschuldigungen und Verdächtigungen *treffen* und *schmerzen* doch, obwohl sie absurd und unmöglich sind. Nicht selten kommt es zu *körperlichen Angriffen* und Verletzungen. So paradox dies klingen mag, es tauchen auch *Schuldgefühle* bei den Angehörigen auf: »Was habe ich Falsches getan, was habe ich verbrochen, daß er sich so verhalten muß?« *Soziale Ängste* werden mobilisiert: »Was werden die Nachbarn, die Verwandten von uns denken? Wer will denn noch mit uns etwas zu tun haben?« Ängstlich und gespannt achtet man bei jedem Zusammentreffen mit anderen darauf: »Wie sehen sie mich an? Haben sie schon etwas gemerkt? Verachten sie uns?« Man spürt, wie die Krankheit bei den Angehörigen fortschreitet und immer weiter um sich greift. Die Verzweiflung nimmt überhand: »Wie soll das enden? Wie wäre es, wenn ich selbst Schluß machen würde?« Das Schlimme ist, daß man glaubt, mit niemand darüber reden zu können: »Ich darf doch meinen Partner nicht blamieren! Das würde unsere Schande nur noch größer machen! Helfen kann mir doch niemand, da mein Partner auf niemanden hört, und ich selbst gemerkt habe, wie wenig er sich beeinflussen läßt!« Es ist ein rechter *Gefühlsknoten*, der so festgezogen ist, daß es keinen Ausweg zu geben scheint.

In diesem Engpaß bietet sich Verleugnung dann als die einzige gangbare Lösung an, um überhaupt weitermachen zu können. Man schaltet ab, lebt nur noch von einem Augenblick zum anderen und erwartet irgendwann einmal die große Katastrophe. Die negativen Gefühle werden innerlich eingeschlossen und mit einem Abwehrring von Verleugnung, Verharmlosung, Projektion und Rationalisierung umgeben. Auf Menschen, die das Problem ansprechen, reagiert man gereizt, abwehrend bzw. feindselig. Es ist dasselbe Krankheitsbild wie bei dem Abhängigen selbst, mit dem einzigen Unterschied, daß die Angehörigen nicht die organischen Zerstörungen durch den Alkohol (bzw. die Droge) erleiden. Nicht selten geschieht es aber, daß auch Familienangehörige in dieser Situation zur Droge greifen, um ihre Gefühle unter Verschluß halten zu können.

Es ist deshalb wichtig, daß die Menschen in der Umgebung des Abhängigen erkennen: Wir brauchen in erster Linie Hilfe für uns selbst! Wir brauchen vor allem Hilfe, um mit unseren eigenen negativen Gefühlen umgehen zu können. Dann erst sind wir in der Lage, dem Kranken zu helfen!

Hilfe für sich selbst anzunehmen, ist für den Angehörigen eine nicht leichte Umstellung. Er muß dazu u. U. herunter von der Position der Rechtschaffenheit und Selbstgerechtigkeit, mit deren Hilfe er sich bisher gegen die Anschuldigungen des Drogenabhän-

gigen gewehrt hat, indem er z. B. sagte: »Es ist dein Problem, nicht meines!« Bisher hat er diesen Standpunkt trotziger Selbstbehauptung gebraucht, um das eigene Selbstgefühl vor den Angriffen des Abhängigen zu schützen. Im Falle der Annahme von Hilfe wird ihm dieses Bollwerk nun zum Hindernis. Um weiterleben zu können, hat er bisher noch gar nicht gewagt, einen Blick auf die Masse der negativen Gefühle in sich selbst zu werfen. Auch bei ihm ist die Angst da, daß er davon erschlagen werden könnte.
Ein weiteres Hindernis ist, daß die Angehörigen oft viel zu wenig Information über Drogenabhängigkeit besitzen: ihnen stehen bloß Kategorien moralischer Verurteilung zur Verfügung, nach denen sie das Verhalten des Drogenabhängigen nur als »Schlechtigkeit« und »abgrundtiefe Bosheit« verstehen können. Deshalb ist es für die Angehörigen wichtig, sich zutreffende Informationen über Drogenabhängigkeit zu beschaffen. Diese helfen ihnen auch, etwas weniger verletzt zu sein, weil sie merken, daß das Verhalten des Drogenabhängigen nicht auf sie persönlich gemünzt ist, sondern mit seinen eigenen Problemen zusammenhängt. Aber Information allein nützt wenig, da Gefühle, wie die Erfahrung zeigt, meist stärker sind als Gedanken. Die Gemeinschaft der Anonymen Alkoholiker hat dieses Problem sehr deutlich erkannt und eigene Gruppen für Familienangehörige eingerichtet, sog. Al-Anon- und Al-Ateen-Gruppen. Die Al-Ateen-Gruppen sind speziell für Jugendliche, für die es in der Ablösungsphase vom Elternhaus besonders wichtig ist, ihre Gefühle im Blick auf den abhängigen Elternteil klar zu bekommen.

Wie hartnäckig Verleugnung sich trotzdem selbst in einer solchen Gruppe halten kann, zeigt folgendes Beispiel: Frau M. war wegen ihres drogensüchtigen Mannes längere Zeit in eine Al-Anon-Gruppe gegangen. Als ich sie traf und fragte, wie es ihr gehe, sagte sie: »Ach, es geht mir so viel besser. Al-Anon hat mir so geholfen. Sie haben mir beigebracht, daß das Problem bei meinem Mann liegt, nicht bei mir. Ich habe jetzt aufgegeben, ihn zu kontrollieren. Wenn er sich tottrinken will, soll er es tun. Wenn er die ganze Nacht weg ist, kümmert mich das überhaupt nicht mehr. Ich habe mich wirklich ganz von ihm zurückgezogen.« Auffallend waren dabei die Formulierungen »überhaupt nicht« und »wirklich«, sowie die Betonung, mit der sie diese Worte aussprach. Oberflächlich gehört klang das so, als ob sie tatsächlich keine Notiz mehr von ihrem Mann nimmt. In Wirklichkeit ist sie natürlich tief beunruhigt, verletzt, enttäuscht und in Sorge. Aber sie hat gelernt, diese Gefühle zu verleugnen und wegzuschieben. Damit sind sie aber weit gefährlicher für sie geworden, weil sie keinen Zugang mehr zu ihnen hat. – Die Verleugnung ist sogar so wirksam, daß sie die »Information« durch die Al-Anon-Gruppe nur halb verstanden hat. Diese Gruppe hatte versucht, ihr nahe zu bringen: »Sie müssen aufhören, Verantwortung für das Verhalten Ihres Mannes zu übernehmen. Sie dürfen nicht weiter versuchen, ihn vor den Folgen seines Verhaltens zu bewahren, indem Sie zu seinem Chef, zu den Richtern und zu anderen Leuten gehen, und zu Hause alles aufräumen, was er in seinem Rauschzustand anstellt. Sie müssen alle Ihre Manipulationen aufgeben, mit denen Sie doch noch etwas zu retten versuchen. Sie verlängern und verstärken damit nur seine Krankheit und nehmen Schaden an sich selbst, da Sie immer neu enttäuscht sind und sich zurückgestoßen fühlen. Achten Sie mehr auf sich und Ihre Gefühle, damit Sie realistisch mit Ihrer Situation umgehen können!« Frau M. hat im Zuge ihrer Verleugnung dies dahingehend vereinfacht: »Mein Mann kümmert mich überhaupt nicht mehr!« Wenn dies wahr wäre, dann wäre dies eher ein Zeichen von Krankheit als von Gesundheit, denn ein gesunder Mensch sorgt sich, wenn die Grundlagen seines Lebens in Frage gestellt sind. Was Frau M. allerdings neu lernen muß, ist die Unterscheidung, daß sie weniger *für* ihren Mann, als *in Beziehung zu* ihrem Mann eine Verantwortung hat. Wenn sie sich auf diese Verantwortung einläßt, wird sie eher sagen: »Jetzt weiß ich, daß ich ebenso Hilfe brauche wie mein Mann.«

Von der gleichen Krankheit betroffen, der Absperrung gegenüber den eigenen Gefühlen, bedarf die Familie zu ihrer Wiederherstellung derselben therapeutischen Schritte wie die Abhängigen. Sie sind nur entsprechend abzuwandeln, wie z. B. Schritt 1, der dann für die Angehörigen umformuliert lautet: »Wir haben zugegeben, daß wir dem Alkoholismus (der Drogenabhängigkeit) meines Mannes (unseres Vaters) gegenüber machtlos sind und unser Leben in Beziehung zu ihm nicht mehr allein meistern können.«
Wenn dieser Schritt hin zur Erkenntnis der eigenen Hilfsbedürftigkeit nicht getan wird, dann kann es geschehen (und das geschieht gar nicht so selten), daß die Familie die Therapie des Abhängigen verhindert oder vorzeitig abbricht. An Gründen, die dafür vorgebracht werden, fehlt es nicht. So heißt es z. B.: »Die Nachbarn oder der Chef könnten etwas merken, wenn er so lange weg ist!« Durch die eigene krankhafte Verleugnung ist die Familie so weit weg von der Realität, daß sie die allein realistische Fragestellung nicht mehr klar sieht, die lautet: »Was ist wichtiger: das Ansehen der Familie oder das Leben des Abhängigen?« Wobei der erste Punkt noch zu hinterfragen wäre, ob diese Angst um das Ansehen der Familie denn wirklich begründet ist! Ich habe noch keinen Fall erlebt, daß sich eine erfolgreiche Kur negativ auf das Ansehen einer Familie ausgewirkt hat. Man kann deshalb mit einiger Sicherheit annehmen, daß hinter diesem destruktiven Verhalten der Familie eine Abwehr steckt. Sie wehrt sich gegen die zutreffende Ahnung, daß sich auch bei ihnen, wenn der Abhängige genesen nach Hause zurückkommt, einiges zu ändern hätte. Dann kann die Familie nicht wie bisher mit der Verleugnung der eigenen Gefühle weitermachen. Deshalb wird verhindert, daß die Genesung, die man einerseits vernünftigerweise fordert, tatsächlich passiert. Diese Motivation scheint mir auch hinter manchen anderen irrationalen

Verhaltensweisen zu stehen, wenn z. B. Angehörige und Freunde den Drogenabhängigen in die Therapiestätten Tabletten, Alkohol und andere Drogen mitbringen!

3.2 Auswirkungen der Drogenabhängigkeit auf den Beruf

Zwischen Drogenabhängigkeit und Beruf besteht meist eine intensive Wechselwirkung. Es gibt Berufe, die besonders stark durch den Alkohol gefährdet sind, wie z. B. Maurer, Kellner, Gießer, Vertreter u. a. m. Man wird häufig zu einem Drink eingeladen oder es besteht in der Gruppe ein Zwang, viel zu trinken. Wenn dazu noch die anderen Faktoren, wie oben beschrieben, hinzukommen, kann eine Abhängigkeit entstehen. Das Verständnis für die Probleme des Abhängigen fehlt in unserer Gesellschaft noch weithin. Hier ist noch eine breite Information zu leisten. So ist gerade am Arbeitsplatz die Hänselei und die Verspottung des Alkoholikers, der weiß, daß er keinen Alkohol mehr trinken darf, noch weit verbreitet. Man verwechselt ihn häufig mit dem »Abstinenzler«, der keinen Alkohol trinkt, obwohl er nicht drogenabhängig ist. Im Nichttrinken des abstinenten Abhängigen sieht man dann ein Verhalten, das bestimmt ist von der Angst vor Freude und Genuß, und dagegen rebelliert die Umgebung. Die Situation des Drogenabhängigen ist jedoch eine völlig andere. Wenn er die Droge meidet, ist es nicht die Angst vor Freude und Genuß, sondern die *Angst um sein Leben.* Die Droge ist für ihn Gift, das tödlich wirkt. Die Späße, die Arbeitskollegen mit Drogenabhängigen treiben, erfüllen deshalb den Tatbestand der Körperverletzung. Es ist schon mehr als einmal vorgekommen, daß Arbeitskollegen heimlich Alkohol in die Getränke von Abhängigen gegossen haben. Diese tranken davon, und ihre noch nicht so stabile Nüchternheit wurde durch diese wenigen Schlucke wieder durchbrochen. Einem Alkoholiker Alkohol anzubieten, bedeutet deshalb dasselbe, wie einem einen Becher Zyankali reichen. Wer würde das schon tun? So deutlich müssen diese Handlungen benannt werden.

Information und Aufklärung ist auch nötig für Arbeitgeber und Personalchefs größerer Firmen. Bei dem heute rasch um sich greifenden Alkoholismus und anderen Formen der Drogenabhängigkeit müßten sie wissen, was ihre Erscheinungsformen und Auswirkungen sind, um damit umgehen zu können. Alkoholiker sind ja meist besonders tüchtige und ehrgeizige Leute, die für den Betrieb wichtig sind. Damit befindet sich auch der Arbeitgeber in einem Widerstreit verschiedener Gefühle und Interessen: Einerseits schätzt er die Arbeitskraft seines Mitarbeiters, hat auch eine persönliche Beziehung zu ihm, andererseits spürt er das Fortschreiten der Erkrankung daran, daß die Leistung immer weiter nachläßt. Er scheut sich aber lange, seinen Verdacht offen auszusprechen. Da er noch zu wenig Beweise besitzt, hat er Angst, eine Abfuhr zu erleiden. Wenn die Beweise ausreichend sind, ist es oft schon zu spät, um noch eine Wendung herbeizuführen. Aber auch wenn die Ehefrau zu ihm kommt und sich über den Mann beklagt und bittet, daß z. B. das Gehalt nicht mehr an ihn direkt ausbezahlt wird, ist die Lage nicht viel anders. Der Arbeitgeber möchte sich in die privaten Auseinandersetzungen des Ehepaares nicht einmischen. Er fühlt sich unwohl bei dem Verfahren und beschließt, zunächst einmal abzuwarten. Wenn die Dinge ganz schlimm werden, spricht er die Kündigung aus. Bei der Bedeutung, die der Beruf in unserer Gesellschaft hat, ist aber gerade der Arbeitgeber eine für den Abhängigen sehr bedeutsame Person. Seine Chance besteht deshalb auch darin, durch gezielte Intervention, am besten in Zusammenarbeit mit der Familie des Betroffenen, zu einer möglichst frühzeitigen Unterbrechung des Krankheitsverlaufes beizutragen (s. Kap. 4.2; ferner Kap. 13).

Da Alkoholismus ein zunehmendes Problem für die Betriebe darstellt, haben zahlreiche Firmen in Amerika schon Verträge mit Therapiezentren geschlossen, die sie finanziell unterstützen und in denen sie dann auch die Möglichkeit haben, ihre Betriebsangehörigen (vom Hilfsarbeiter bis zum Top-Manager) behandeln zu lassen. Die Therapiezentren haben auch die Funktion, die Firmenleitungen in diesem Verfahren rechtzeitiger Intervention zu beraten.

Im folgenden eine *Liste von Symptomen, wie sich die Abhängigkeit fortschreitend im beruflichen Bereich auswirken kann*[9]. Sie soll dazu dienen, möglichst frühzeitig zur Erkennung der Krankheit beizutragen, um Hilfsmaßnahmen einzuleiten. Die Symptome dürfen vor allem in der Anfangsphase nicht isoliert gesehen werden; erst im Zusammenhang gewinnen sie ihre Aussagekraft.

Veränderung des Arbeitsverhaltens bei fortschreitender Abhängigkeit

Stufe A

Das Arbeitsverhalten wird wechselhaft. Manchmal ist es hervorragend, manchmal sehr schlecht.

Obwohl manchmal noch gut, wird die Produktivität im allgemeinen geringer, sowohl in Quantität wie in Qualität.

Der Mitarbeiter ist manchmal nervös, reizbar und man kann schwer mit ihm reden.

Anzeichen wirtschaftlicher Probleme (Wünsche nach Gehaltsvorauszahlungen, Darlehen, Anrufe vom Gerichtsvollzieher etc. häufen sich).
Zeichen ehelicher Spannungen.

Stufe B

Vermeidet mit den Vorgesetzten zusammenzutreffen, auch wenn er an seinem Arbeitsplatz ist.
Manchesmal kommt er zu spät; häufiger geht er schon früher weg.
Dehnt die Mittagspause lange aus.
Am Morgen erscheint er gesund und munter, kehrt aber nach der Mittagspause nicht zurück. Ruft später an, daß er krank geworden sei, oder gebraucht eine andere Entschuldigung.
Sein Verhalten nach der Mittagspause ist auffallend verändert.
Am Morgen wirkt er deprimiert und in sich gekehrt, spricht wenig; nach der Mittagspause ist er dagegen aufgekratzt und gesprächig.
Gebraucht regelmäßig Mundsprays und andere geruchsüberdeckende Mittel.
Erscheint am Arbeitsplatz mit einem offensichtlichen Kater, Alkoholfahne etc.
Körperliche Anzeichen des Trinkens werden deutlicher: Gerötete Augen, Alkoholfahne, großer Durst etc.
Unentschuldigtes Fehlen, das später als dringende Abhaltung erklärt wird. Dies ereignet sich immer häufiger.

Stufe C

Vorübergehend festgenommen wegen Verstößen im Zusammenhang mit Trunkenheit.
Verlust des Führerscheines.
Trinken an der Arbeitsstelle.
Krankenhausaufenthalt wegen Trinkens.
Verspricht dem Arbeitgeber, mit dem Trinken aufzuhören, aber das alte Verhalten kehrt bald wieder zurück.

Stufe D

Wird entlassen wegen Trinkens, lebt vom Arbeitslosengeld, später von der Sozialhilfe.
Völliger Verlust des Selbstrespektes, setzt das Trinken weiter fort, ruiniert seine Gesundheit.
Tod.

4 DIE KRISE ALS CHANCE

Fassen wir zunächst einmal zusammen, was wir bisher vom Alkoholismus und sinngemäß damit auch von anderen Formen der Drogenabhängigkeit wissen:

(1) Er ist eine *fortschreitende Krankheit*, die, wenn sie nicht aufgehalten wird, tödlich endet.

(2) Er ist eine *chronische Krankheit*, d. h. wenn sie einmal ausgebrochen ist, kann sie nicht mehr rückgängig gemacht werden. Man kann nur (ähnlich z. B. wie bei der Zuckerkrankheit) Bedingungen schaffen, um mit dieser Krankheit zu leben. Im Falle des Alkoholismus lautet die Bedingung, daß der Abhängige künftig alle Formen von chemischen Substanzen meidet, die stimmungsverändernd wirken.

(3) *Die Abhängigkeit ist in der Therapie als die primäre Erkrankung anzusehen.* Sie steht nicht für etwas anderes (z. B. für einen seelischen Konflikt, eine Neurose oder Psychose). Die Abhängigkeit als solche ist ernstzunehmen; bevor sie nicht bearbeitet ist, haben alle anderen therapeutischen Maßnahmen keinen Sinn.

(4) *Das Schlüsselproblem* des Abhängigen ist seine unbewußte *Abwehr*, die verhindert, daß er etwas Entscheidendes für sich tut, sich z. B. in eine Therapie begibt.

(5) Diese Schwierigkeit wird durch einige *weit verbreitete Fehleinschätzungen und Mißverständnisse der Abhängigkeit in der Umgebung des Abhängigen* zwangsläufig noch verschärft:

- *»Einem Drogenabhängigen kann man nicht helfen!«*
  Man zieht dabei (wie schon in Kap. 3.1.1 angedeutet) aus der richtigen Erkenntnis, daß man den Drogengebrauch eines Abhängigen nicht unter Kontrolle bringen kann, die falsche Folgerung, daß man gar nicht in der Lage ist, ihm zu helfen.
- *»Der Drogenabhängige muß selbst zur Einsicht kommen!«*
  Das geschieht aber nicht (wie oben bereits ausführlich dargelegt), weil der Drogenabhängige von sich aus keine Möglichkeit mehr dazu hat. Eine Untersuchung des Johnson Institute in Minneapolis an den Patienten einer Therapiestätte hat ergeben, daß alle ohne Ausnahme erst durch eine akute Krise dazu kamen, sich in Therapie zu begeben. Diese *Krise* war es, die die Wendung brachte, nicht eine sonst in ihnen auftauchende Erkenntnis!

– *»Der Abhängige muß erst den ›Boden treffen‹, bevor er Hilfe anzunehmen bereit ist!«* Dieser Satz aus der Erfahrung der Anonymen Alkoholiker ist sicher zutreffend; die Folgerung allerdings, man müsse eben abwarten, bis sich dieses »Auf-den-Boden-Treffen« ereignet, war in manchen Fällen tödlich. Das Ereignis kam so spät und so heftig, daß nichts mehr zu retten war.

4.1 Ein neues Konzept der gezielten Intervention

In der Auseinandersetzung mit der Frage: »Müssen Alkoholiker denn so lange leiden, bis ihnen geholfen werden kann?« kam V. Johnson zu der erregenden Erkenntnis: »Nein!« Seine Begründung dafür lautet: Wenn die Krise für den Drogenabhängigen die Möglichkeit schafft, seinen Widerstand gegen die Annahme von Hilfe zu durchbrechen, dann darf man nicht warten, bis ein Zufall diese Krise herbeiführt; man muß diese Krise gezielt als Chance zur Rettung des Abhängigen herbeiführen und einsetzen! Dabei ist es gar nicht nötig, diese Krise künstlich zu erzeugen, man muß nur geeignete Wege finden, die latent um den Drogenabhängigen herum schon bestehende Krise für ihn sichtbar zu machen.
So folgerichtig dieser Ansatz ist, so stellen sich ihm doch erhebliche *Widerstände* in den Weg:
– Da sind einmal fachliche Bedenken vor allem von Seiten der *Psychiater* und *Psychotherapeuten.* Bei ihnen besteht häufig noch die Meinung, daß die Abhängigkeit für etwas anderes steht. Sie haben deshalb die Befürchtung, daß durch eine solche Konfrontation Schlimmeres ausgelöst werden könnte, z. B. eine Psychose. Sie wählen deshalb häufig einen anderen Weg, indem sie den Patienten entlasten, ihn mit Worten und durch Psychopharmaka stützen, im ganzen also eine mehr zudeckende Therapie anwenden. Gemessen an dem bisher dargestellten Konzept von Abhängigkeit bedeutet dies: *Sie spielen mit im Sinne der Abwehr des Abhängigen und unterstützen damit letztlich das Fortschreiten der Krankheit, deren Ausgang vorhersagbar ist!*
V. Johnson berichtet dagegen, daß sich im Laufe zahlreicher durchgeführter Interventionen kein Fall ereignet hat, der diese Befürchtungen rechtfertigen würde. Es gab zwar sehr dramatische Vorgänge, aber keine psychotischen Reaktionen. Wichtig ist allerdings, daß das von Johnson entwickelte Verfahren genau eingehalten und die möglichen Komplikationen vorher sorgfältig überlegt werden. Die Chance dieses Interventionsverfahrens ist jedenfalls, daß eine

Therapie überhaupt möglich wird, und das möglichst frühzeitig, bevor noch größere und irreparable organische, psychische und soziale Schädigungen eingetreten sind. Bestätigt werden Johnsons Ergebnisse auch durch die Befunde von William Glasser, der in seiner Realitätstherapie ähnliche Prinzipien anwendet.

– Ein tiefer sitzendes Hindernis ist in den Gefühlen der Menschen in der *Umgebung des Drogenabhängigen* zu finden. Es ist gerade *ihre Bereitschaft zu helfen, die sie daran hindert, ihm wirklich zu helfen.* Sie spüren in sich den Drang: »In dieser Notlage muß ich ihm doch helfen! Vielleicht packt er es doch mal. Wenn er jetzt verurteilt wird wegen Körperverletzung begangen im Zustand der Trunkenheit, ist alles aus! Wenn er seinen Beruf verliert, dann hat er gar nichts mehr, woran er sich klammern kann . . .« So wird ständig in der besten Absicht das volle Ausbrechen der Krise verhindert, die die Hilfe bringen könnte. Die Krankheit wird damit verlängert mit allen Folgen, die das nach sich zieht, wozu auch der tödliche Ausgang gehören kann.

– Ein weiteres *Hemmnis* liegt in der Neigung des Menschen, Unangenehmes von sich fern zu halten. Jeder in der Umgebung des Drogenabhängigen macht bestimmte Erfahrungen mit ihm, aber keiner wagt dies aufzugreifen, um mit den anderen darüber zu sprechen. Man empfindet so etwas wie Scham für den Drogenabhängigen und versucht deshalb, nicht so genau hinzusehen. So kennt jeder nur seinen begrenzten Ausschnitt und kann sich einreden: »So schlimm ist es ja noch nicht!« Wichtige Voraussetzung zur Hilfe ist deshalb, daß alle Beteiligten miteinander sprechen, um ein umfassendes Bild zu bekommen und aus der Fülle der dann vorhandenen Daten zu sehen, was wirklich los ist und was unternommen werden müßte.

4.2 Vorbereitung und Durchführung der gezielten Intervention

V. Johnson schreibt: »Unsere Grundannahme ist, daß der chemisch Abhängige auch am tiefsten Punkt seiner Krankheit die Realität akzeptieren kann, wenn sie ihm so dargeboten wird, daß er sie annehmen kann.«[10] Damit ist schon das Verfahren und die Ausrichtung der gezielten Intervention beschrieben. Die dabei zur Anwendung kommenden Verfahren lassen sich kurz zusammenfassen:

(1) Um eine gezielte Intervention durchzuführen, braucht man die Mitarbeit von Menschen aus der Umgebung des Drogenabhängigen, die wichtig für ihn sind, wie z. B. Ehepartner, Kinder,

Eltern, Geschwister, Freunde, der Arbeitgeber, Arbeitskollegen, der Hausarzt, der Rechtsanwalt usw., und soweit sie für die Intervention wichtige Daten zu liefern haben.

(2) Nach dem, was bereits in Kap. 3 gesagt worden ist, bedarf die Feststellung keiner weiteren Erläuterung, daß diese Beteiligten zunächst selbst Hilfe zur Klärung und Verarbeitung ihrer eigenen negativen Gefühle des Verletztseins, der Enttäuschung, des Hasses und der moralischen Verurteilung usw. brauchen, bevor sie in dieses Unternehmen einer gezielten Intervention einsteigen können.

(3) Leider gibt es in unserem Lande noch zu wenig Drogenberater, um diese Vorbereitungsarbeit mit den für die Abhängigen bedeutsamen Personen durchzuführen. Notwendig dafür sind zutreffende Kenntnisse über Drogenabhängigkeit und methodische Erfahrung im Umgang mit Gefühlen, damit nicht nur *über* Gefühle geredet wird, sondern die Betreffenden tatsächlich mit ihnen in Kontakt kommen und damit umgehen lernen. Die Beteiligten brauchen diese intensive Vorübung, damit sie in der Situation der gezielten Intervention auch durchhalten können. Wenn kein Drogenberater in der Nähe ist, kann auch eine Al-Anon-Gruppe diese Funktion übernehmen; ist auch dies nicht möglich, bitten Sie einen erfahrenen Seelsorger oder einen anderen Menschen Ihres Vertrauens um diese Hilfe.

(4) Notwendig für die gezielte Intervention sind klare Tatsachen, eine genaue Beschreibung von Ereignissen oder von Verhältnissen, die tatsächlich existieren. Zu den Tatsachen zählen auch die Gefühle, die diese Vorgänge in den Beteiligten ausgelöst haben, wie z. B. Angst, Entsetzen, Scham, Verletztsein etc. Deutlich von diesen Fakten und Gefühlen unterschieden werden müssen allgemeine Urteile, Bewertungen, Vorwürfe und Ratschläge. Sie haben in einer gezielten Intervention nichts zu suchen. Sätze wie: »Ich glaube, du hast in letzter Zeit zu viel getrunken« oder »Ich glaube, du solltest ganz mit dem Trinken aufhören« erhöhen eher die Abwehr des Abhängigen und sind deshalb schlimmer als gar nichts.

Man sollte auch nicht zu weit zurückgehen und alte Dinge ausgraben; ein hilfreiches Verfahren ist, daß jeder der Beteiligten z. B. drei Wochen lang in möglichst beschreibender Form die Vorkommnisse notiert, die er täglich mit dem Abhängigen erlebt.

(5) Die Durchführung der gezielten Intervention erfolgt am besten in Form einer Familienkonferenz, d. h. daß mindestens zwei Personen mit dem Abhängigen sprechen, in einem Raum, in dem man ungestört ist, und so, daß jeder auch genügend Zeit dafür hat. Die Atmosphäre sollte

– frei sein von negativen Gefühlen, Vorwürfen, Urteilen und Anklagen;
– getragen sein von Liebe zum Abhängigen und von der Sorge um ihn. Die vorgebrachten Daten dienen dazu, ihm diese Sorge zu verdeutlichen.

Ziel des Gespräches ist, daß der Abhängige auf Grund dieser für ihn neuen Daten etwas für sich selbst tut, sich z. B. in eine Therapie begibt.

Wichtig ist, daß schon in der Einführung deutlich wird, daß es sich bei dieser Zusammenkunft nicht um ein Gerichtstribunal handelt. Johnson schlägt etwa folgende Einleitung vor[11]: »Ich bin wirklich in Sorge um dich wegen dem, was in letzter Zeit mit dir geschehen ist. Und dies sind die mir bekannten Tatsachen, die dir zeigen, warum ich mir solche Sorgen um dich mache.« Daraufhin folgt, daß einer nach dem anderen die Fakten aus seinen Notizen vorträgt. Wichtig ist dabei, sich nicht unterbrechen oder gar durch neuerliche Versprechungen ablenken zu lassen. Jeder der Beteiligten sollte wirklich zu Ende kommen. Eine Hilfe können auch »objektive« Daten sein, wie z. B. ärtzliche Befunde, Bankauszüge, Tonband- oder Video-Aufnahmen, die die »euphorische Erinnerung« des Abhängigen korrigieren und ihm zeigen, wie er sich wirklich im Zustand des Rausches verhält.

(6) Am Schluß, wenn der Abhängige bereit ist, Hilfe anzunehmen, hält V. Johnson es für notwendig, ihm verschiedene Möglichkeiten der Hilfe anzubieten. Er sieht darin einen Akt der Partnerschaftlichkeit, die nicht über den anderen einfach verfügt, sondern ihn selbst entscheiden läßt, was er tun möchte. In Frage kommen, hier z. B. verschiedene Therapiestätten oder Selbsthilfegruppen (s. Anhang Nr. 4 und 5). Es sollte dabei zu klaren Absprachen kommen, wann, wo und wie die Therapie beginnt. Sehr wahrscheinlich ist, daß die Abwehr des Abhängigen sich sehr rasch wieder erholt, wenn er merkt, daß die Beteiligten nicht ganz entschieden das meinen, was sie sagen.

(7) Es kann sein, daß die erste gezielte Intervention nicht zum Ziele führt. Man darf deshalb nicht glauben, daß sie ein Fehlschlag gewesen sei. In manchen Fällen muß diese Intervention nach einigem zeitlichen Abstand zwei, drei oder viermal wiederholt werden. Sie arbeitet dann nach dem Prinzip »Steter Tropfen höhlt den Stein« an der Durchlöcherung der Abwehrmauer.

4.3 Ein Beispiel gezielter Intervention

Da wir in unserem Land noch wenig Erfahrung in der Durchführung solcher Interventionen haben, möchte ich den Vorgang an einem Beispiel verdeutlichen, das Johnson in seinem Buche erwähnt und das ich hier in einer etwas gekürzten Fassung wiedergebe[12].

Eines Tages kommt ein junger Pfarrer in das Johnson-Institute. Aus seiner Schilderung geht hervor, daß sich sein Vater im letzten Stadium des Alkoholismus befindet. »Wir müssen etwas tun«, sagt der Sohn verzweifelt, »denn nicht nur sein Leben ist in Gefahr, sondern was noch wichtiger ist, das Leben anderer. Mein Vater ist Chirurg, und er operiert in einem Zustand, in dem er nicht mehr dazu in der Lage ist.« Der Berater stimmt dem zu, daß hier sehr rasch eine gezielte Intervention erfolgen müßte. »Welches sind z. Z. die wichtigsten Personen in seinem Leben?« fragt er. »Gibt es Kollegen, mit denen er zusammenarbeitet?« Aber der Sohn bestätigt, was der Berater schon erwartet hatte, daß der Vater sich zwei Jahre zuvor von den Kollegen getrennt und eine eigene Privatpraxis aufgemacht hatte. Schließlich einigen sie sich darauf, daß die Frau des Arztes, ein 20jähriger Sohn, eine 16jährige Tochter und der junge Pfarrer selbst an dieser Intervention beteiligt werden sollten. »Wären diese vier Leute bereit, Aufzeichnungen anzufertigen von spezifischen Verhaltensweisen des Vaters, die ihnen während der letzten Jahre im Zusammenhang mit seinem Trinken Sorge bereitet haben?« Der junge Pfarrer sagt, daß dies kein Problem sei: »Jeder von uns könnte eine lange Liste solcher Vorfälle erstellen.« Als nächstes fragt der Berater, ob er glaube, daß die Beteiligten auch bereit wären, diese Aufzeichnungen in einer Konferenz in Gegenwart des Vaters vorzulesen. Der junge Mann schüttelt sehr heftig den Kopf: »Das kann ich mir nicht vorstellen! Meine Schwester liebt ihren Papa, aber mehr noch fürchtet sie sich vor ihm. In letzter Zeit wird er sehr zornig, wenn ihm etwas nicht paßt. Und mein Bruder hätte sicher Angst, daß sein Studium darunter leiden würde, weil Vater ihm die Mittel streicht. Meiner Mutter hat er so oft mit der Scheidung gedroht, daß sie sicher wäre, dieses Mal würde es dann bestimmt passieren. Sie möchte keine Scheidung. Ich glaube, ich bin der einzige, der dazu bereit wäre!«

Trotz dieses Vorbehaltes trifft der Berater mit den Angehörigen zusammen und erläutert ihnen das unaufhaltsame Fortschreiten der Krankheit. Er weist sie sehr nachdrücklich darauf hin, daß sie durch ihr Nichtstun in Wirklichkeit zu dem unausweichlichen Ende mit beitragen würden. Er erklärt auch, welche Daten und Tatsachen aufgezeichnet und wie sie gesammelt werden sollten: »Diese Aufzeichnungen sollten sich auf bestimmte Ereignisse beziehen«, sagt er ihnen. »Mehr noch, sie dürfen bei dieser Zusammenkunft weder in einer vorwurfsvollen noch verurteilenden Weise dargeboten werden.« Er unterstreicht, daß der ganze Ton dieser Zusammenkunft getragen sein sollte von einer tiefen Sorge um den Kranken. Sie akzeptieren die Notwendigkeit des Versuches einer gezielten Intervention und man wählt ein bestimmtes Datum dafür. Sie entscheiden sich für den frühen Nachmittag, da der Vater zu dieser Zeit meist noch am nüchternsten ist.

Die Zusammenkunft findet in der Arztpraxis des Vaters statt. Es ist sein freier Nachmittag und er ist alleine. Der junge Pfarrer kommt gleich direkt auf das Anliegen zu sprechen: »Vater, wir sind hier, um mit dir über unsere tiefe Sorge zu sprechen, die uns bewegt im Blick auf das, was sich in letzter Zeit zugetragen hat. Da ich annehme, daß dieses Gespräch nicht einfach sein wird, möchte ich dich zunächst um dein Versprechen bitten, daß du uns anhörst.« Der Vater wird wütend, seine Augen blitzen, er springt auf und stampft mit den Füßen auf den Boden: »Wenn ihr glaubt, daß ich all diesem Zeug noch einmal zuhören soll, dann müßt ihr euch schon etwas anderes überlegen!« Während dieses ganzen Ausbruches bleibt der Sohn freundlich, aber insistiert immer wieder: »Setz dich hin, Vater, bitte, setz dich hin!« Schließlich setzt sich der Vater hin und schreit etwas weniger laut: »Gut, ich weiß, was ihr sagen wollt, dann sagt also, was ihr vorhabt, wenn es euch erleichtert!«

Die Tochter langt in ihre Tasche und holt ihre Liste heraus und beginnt zitternd und ängstlich: »Vater, ich kam letzten Donnerstag mit zwei Freundinnen nach Hause. Wir kamen zur Haustüre herein und machten soviel Lärm, daß wir dich auf der Couch aufweckten. Du hast mich und meine Freundinnen so beschimpft, Vater, daß ich mich schäme, sie überhaupt noch einmal zu mir nach Hause zu bringen. Aber, ich glaube, du warst so betrunken, daß du dich nicht einmal daran erinnern kannst.« Dies bringt ihn wieder in Rage: er springt erneut auf, rennt zu ihr hin und hält sein Gesicht ganz nahe vor das ihre und schreit: »Und das wagst du, nach all dem, was ich für dich getan habe? Wie kannst du derart mit mir reden?« Die Tochter bricht in Tränen aus.

Der junge Pfarrer geht dazwischen und sagt: »Vater, Vater, hör uns weiter an, was wir noch zu sagen haben, bitte!« Schließlich gelingt es ihm, den Vater soweit zu beruhigen, daß die Schwester fortfahren kann. Sie fährt fort mit einigen ähnlichen Ereignissen, die sie genauso ausführlich schildert, wie das erste, während der Vater so tut, als ob er nicht zuhört. Schließlich gelingt ihm das nicht mehr und er fährt auf sie los: »Das war Nr. 20, was ist Nr. 21?« So geht dieses verrückte Spiel weiter, und schließlich ist sie mit ihrer Liste zu Ende.

Der 20jährige Sohn ist der nächste. Mit einer etwas zitternden Stimme beginnt er ruhig: »Vater, ich weiß, was du mir vielleicht antun wirst, aber ich bin zu Tode erschrocken, und es bleibt mir gar nichts anderes übrig, als die Dinge so zu sagen, wie sie sind. Ich arbeite als Hausmeister für dich in diesem Gebäude und ich habe es vor drei Wochen gründlich gereinigt. Eine Woche später fand ich schon wieder fünf leere Whisky-Flaschen. Du trinkst während der Arbeit, Vater!« Der Vater sieht ihn vernichtend an, bleibt aber still. Der junge Mann fährt fort mit der Beschreibung von vier oder fünf ähnlichen spezifischen Tatsachen, die ihm Sorge bereitet haben. Als er fertig ist, sagt der Vater mit verletzendem Ton: »Schon gut, dir werde ich's noch besorgen!«

Seine Frau ist die nächste. Sie hat so Angst davor, wie er es aufnehmen wird, daß sie sich die längste Zeit für das entschuldigt, was sie vorhat. »Ich glaube, dies ist das Ende mit uns beiden; aber ich bin überzeugt, es wäre auch so zu Ende.« Aber dann fängt sie doch schließlich an: »Was mich wirklich betroffen gemacht hat, war vor zwei Wochen«, und dann erzählt sie, wie sie in der Post eine gerichtliche Vorladung wegen »Bedrohung mit einer tödlichen Waffe« gefunden hat. Als Arzt hat er die Erlaubnis zum Führen einer Waffe wegen der Narkotika, die er bei sich hat. Als er betrunken war, fuchtelte er mit seiner Pistole vor dem falschen Gesicht herum und wird nun dafür bestraft. Als die Mutter dies sagt, rufen die anderen drei: »Mama, davon wissen wir gar nichts! Wann ist das passiert?« Sie wendet sich den beiden Kindern zu, die schon gesprochen haben, und sagt: »Mir ging es genauso mit euch, ich habe nicht die Hälfte der Dinge gewußt, die ihr gerade gesagt habt!«

Sie fährt fort mit ihrer Liste und nachdem sie noch einige Episoden erwähnt hat, springt der Vater auf und rennt aus dem Zimmer. Die Familie sitzt in betretenem Schweigen. Während sie sich fragen, was sie als nächstes tun könnten, kommt er zurück mit einer Flasche Whisky, die er seiner Frau vor die Füße stellt, und schreit hitzig: »Okay! Okay! Ich verstehe! Du nimmst das und tust es weg. Ich höre mit Trinken auf!« Seine Frau ist dadurch offensichtlich sehr erleichtert und bereit, aufzuhören. Aber der älteste Sohn bringt den Vater vorsichtig zu seinem Stuhl zurück, während dieser laut protestiert, und veranlaßt seine Mutter, fortzufahren. Etwas verstört macht sie weiter. Wenige Minuten später springt der Vater wieder auf und verschwindet. Dieses Mal kehrt er mit vier noch teilweise gefüllten Flaschen zurück, die er offensichtlich aus verschiedenen Verstecken zusammengeholt hat. Wieder stellt er sie seiner Frau vor die Füße: »Die nimmst du auch. Jetzt höre ich bestimmt auf!« Sie wartet, bis er sich wieder hingesetzt hat, und fährt dann fort, aus ihrer Liste vorzulesen. Sie kommt zu ihrem letzten Punkt: »Letzten Dienstag kam ein telefonischer Notruf für dich. Ich mußte sagen, der Doktor sei weg (und du warst wirklich weg – auf der Couch); so betrunken, wie du warst, war es dir unmöglich, auf diesen Notruf zu reagieren.« Indem sie diesen Vorfall erwähnt, verändert sich plötzlich sein gesamtes Verhalten. Die ganze Arroganz schmilzt dahin. Er legt sein Gesicht in seine Hände, während er die Ellenbogen auf seinen Knien aufstützt, und es wird deutlich, daß er leise vor sich hinweint. »Der Patient starb«, fährt seine Frau fort, »und ich weiß, was das für dich bedeutet. Ich weiß, wie du dich für deine Patienten während der letzten 25 Jahre eingesetzt hast. Ich weiß, wie sehr du dich dem hippokratischen Eid verpflichtet fühlst. Ich weiß, welchen Preis du dafür zu zahlen hast.« Und damit ist sie am Ende.

Der Arzt weint weiter leise vor sich hin, aber plötzlich trifft ihn die Erkenntnis, daß noch einer im Raum übrig geblieben ist, der mit ihm sprechen will. Das ist für ihn der härteste Augenblick von allen. Er nimmt seine Hände vom Gesicht und sieht seinen ältesten Sohn, den Pfarrer, an und schüttelt seinen Kopf, so als wollte er sagen: »Du brauchst mir nichts mehr zu sagen.« Der Respekt und die Liebe, die sie füreinander empfinden, ist während dieses schweigenden Austausches offensichtlich. Der Sohn nickt zurück und bricht dann vorsichtig das Schweigen: »Ja, Vater, ich tue es. Ich bin derjenige, der diesen Nachmittag veranlaßt hat. Ich möchte beginnen mit der Feststellung, daß niemand einen besseren Vater hätte haben können in seiner Kindheit und in seiner Jugend als ich. Ich denke an die Tage, die wir miteinander auf der Jagd verbracht haben, seitdem ich groß genug war, ein Gewehr zu tragen. Das war herrlich! Aber im letzten Herbst, als du mich abgeholt hast, um auf die Farm zum Jagen zu fahren, waren wir kaum außerhalb der Stadt, als du schon den Wagen an den Straßenrand fuhrst und ausstiegst, um in den Kofferraum zu sehen. Du sagtest, du müßtest nach unseren Gewehren sehen. Einige Meilen weiter geschah dasselbe. Du sagtest, du müßtest nachsehen, ob wir auch Munition dabei hätten. Dann geschah es, um nachzusehen, ob auch genügend Luft im Ersatzreifen sei. Bis wir am Ziel waren, warst du schon total betrunken von der Flasche im Kofferraum. Ich ging mit dir nicht zum Jagen. Du hattest versucht, drei Patronen in ein doppelläufiges Gewehr zu tun!«

Alle im Raum spüren die Erleichtung, und in der nun folgenden Stunde kommt man zu der gemeinsamen Erkenntnis, daß dies ein fortgeschrittener Alkoholismus ist. Jetzt spricht der Vater mit einer vernünftigen und leisen Stimme: »Ich kann kaum glauben, daß ich so was getan habe. Es tut mir wirklich leid!«

Der älteste Sohn bringt das Gespräch nun auf das, was getan werden sollte: »Vater, du brauchst Hilfe. Nachdem die Krankheit so ist, wie sie ist, kann niemand das Trinken aufhören, indem er sich einfach so entscheidet, aufzuhören. Ich weiß, du möchtest aufhören. Ich habe keinen Zweifel mehr daran.« Der Vater ist überrascht: »Sohn, du verlangst wirklich von mir, daß ich in eine Therapiestätte gehe? Ich kann das nicht. Das wäre genauso, als wenn ich ein Schild an meine Praxis hinge: ›Der Doktor, der hier arbeitet, ist ein Trunkenbold.‹ Über Nacht wäre ich meine Praxis los. Ich muß es alleine schaffen!«

Der Sohn läßt sich von diesem Einwand nicht aufhalten: »Ich kann verstehen, warum du dies fürchtest, Vater, aber es geht um dein Leben und du mußt Hilfe annehmen.« Die Diskussion geht weiter, ohne daß einer seine Position aufgibt. Schließlich bietet der Sohn einen Kompromiß an: »Okay, Vater, laß es uns auf deine Weise probieren, aber laß auch Raum für meine, wenn es nötig sein sollte. Laß uns die Vereinbarung treffen, daß du einen Versuch für dich selbst machst. Laß uns hoffen und sogar erwarten, daß du es schaffst, einverstanden?« »Ich bin einverstanden damit, und du wirst sehen, ich schaffe es«, sagt der Vater mit Inbrunst und Ernsthaftigkeit. »Okay, aber was geschieht dann, wenn du es nicht schaffst, und du wieder trinkst? Was bist du dann bereit zu tun?« »Ich bin bereit, überall hinzugehen, wo du es sagst, mein Sohn, wenn ich noch einen Schluck trinke«, sagt der Arzt ganz erleichtert und mit dem Gefühl, verstanden worden zu sein. »Nein, Vater, ich würde mich besser fühlen, wenn *du* uns sagst, wohin du gehen würdest. Du kennst diese Plätze besser als ich. Du hast sie schon für deine Patienten in Anspruch genommen.« »Gut«, sagt der Vater, sicher, daß er niemals hinzugehen haben würde, weil er glaubt, mit dem Trinken schon fertig zu sein: »Ich will in die Klinik in der Nordweststadt gehen, von der ich weiß, daß sie in dieser Hinsicht eine gute Arbeit tut.« »Das ist sehr gut, damit ist jeder zu seinem Recht gekommen. Bitte, erinnere dich daran. Wenn ich es tun muß, werde ich dich mit dieser deiner Entscheidung behaften.« Es stellt sich wenig später heraus, daß der Vater doch wieder trinkt. Mit seinem Versprechen konfrontiert, stimmt er dieses Mal einer Behandlung in der Klinik, die er ausgewählt hat, zu. Seine Praxis nahm dadurch keinen Schaden, im Gegenteil, ein Jahr nach seiner Behandlung beschreibt er sich reuevoll als einen, dessen neues Problem die Arbeitssucht ist.

4.4 Die gezielte Intervention durch das Gericht

Eine andere Art von gezielter Intervention lernte ich selbst in dem Therapiezentrum Hazelden/Minnesota (USA) kennen. Mehr als 10% der insgesamt 170 ständig vorhandenen Patienten kam durch Gerichtsbeschluß in die Therapie. Oft genügte dazu der einfache Antrag des Ehepartners, um eine gerichtliche Einweisung zu erwirken. Andere Patienten waren wegen Delikten, die sie im Rausch begangen hatten (z. B. Fahren in trunkenem Zustand, Verursachung von Unfällen, bewaffnetem Raubüberfall, Angriff auf Polizisten), rechtskräftig verurteilt. Die Strafe wurde vom Gericht zur Bewährung ausgesetzt mit der Auflage einer klinischen Therapie. Natürlich war unter diesem Zwang die Eingangsphase entsprechend schwierig, da der Patient angefüllt war mit Groll gegen den Ehepartner bzw. das Gericht. Es dauerte einige Zeit, bis eine eigene Motivation entwickelt werden konnte. Als ich diese Art der Zwangseinweisung miterlebte, spürte ich bei mir selbst zunächst Gefühle der Empörung über eine solche Mißachtung der Freiheit der Persönlichkeit. Ich habe diese meine Meinung geändert, als ich die Veränderungen dieser Menschen im Laufe ihrer Therapie verfolgen konnte: Der Groll der Patienten gegen den Ehepartner und die Richter schwand, weil sie begriffen, wie gefährdet sie gewesen waren und noch immer sind, und wie es echte Sorge um ihr Wohl war, was sie hierher gebracht hatte. Jedes Jahr findet unter dem Patronat des für Hazelden zuständigen Kreisrichters, der besonders viele Einweisungen vornimmt, ein Essen statt, zu dem die ehemaligen Hazelden-Patienten eingeladen werden, die er einst zur Kur dorthin eingewiesen hat. Im Jahr 1973 nahmen an diesem Essen 450 Leute teil. Der Ertrag dieses Essens wird zur Finanzierung von Freiplätzen verwendet. Diese Zahl und die Atmosphäre bei diesem Essen sprechen die Sprache der Dankbarkeit für diesen Richter und die durch ihn herbeigeführte Therapie.

Ich weiß, daß in unserem Lande aufgrund unserer jüngsten Geschichte die Widerstände gegenüber einem solchen Verfahren der Zwangseinweisung sehr groß sind. Allerdings tragen die noch weitverbreiteten Mißverständnisse und die Uninformiertheit hinsichtlich Alkoholismus und Drogenabhängigkeit wesentlich mit zur Verfestigung dieser Widerstände bei (s. 4.0 bes. zur Frage der Entscheidungsfreiheit). Als juristischer Laie empfinde ich es aber als einen Widerspruch in unserer Rechtspraxis, daß ich einerseits durch das Gesetz verpflichtet werde (StGB § 330c), bis zu einem gewissen Risiko für mein eigenes Leben einen Selbstmörder von seiner Absicht, sich zu töten, abzuhalten. Ich darf ihn dazu sogar festhalten, d. h. ich darf einen gewissen Zwang auf ihn ausüben. Andererseits aber, wenn ein Mensch, der ebenfalls nicht im Vollbesitz seiner Sinne ist, einen über *längere Zeit sich erstreckenden* Selbstmord durchführt, der nicht weniger tödlich ist, dann sieht die ganze Gesellschaft einschließlich der Gerichte zu und spricht von der Freiheit der Persönlichkeit. Vielleicht macht die oben beschriebene Dankbarkeit der »Opfer« dieser Zwangsmaßnahmen einem Juristen Mut, sich an diese heiße Frage zu wagen und eine Lösung für diesen Widerspruch zu finden.

5 ÜBERBLICK ÜBER DEN VERLAUF DER THERAPIE

Manche Abhängige und deren Angehörige scheuen vor dem Gedanken an eine Therapie in einer Klinik zurück, weil sie keine oder völlig unzutreffende Vorstellungen von dem haben, was dort geschieht. Es ist deshalb das Ziel dieses Kapitels, einen Überblick über den Verlauf und die Zielsetzung der klinischen Therapie zu geben. Sinngemäß lassen sich die wesentlichen Elemente dieses Verfahrens auch außerhalb der Klinik in Gruppen anwenden, die sich regelmäßig treffen.

In der Beschreibung des Therapieverlaufes beschränke ich mich auf *ein* Therapiemodell, das ich selbst kennengelernt und praktiziert habe. Es ist, wie ich schon in der Einführung erwähnt habe, das Minnesota-Multidisziplinäre-Therapie-Programm (MMTP), wie es in Hazelden-Minnesota, in der St. Mary's -Klinik in Minneapolis und in zahlreichen anderen Therapiezentren der USA durchgeführt wird. In unserem Land wird es bisher in wesentlichen Stücken in der Fachklinik Bad Tönisstein praktiziert. Außerdem gibt es in unserem Land noch einige weitere Kliniken, die solche »mittelfristigen Therapien« von sechs bis acht Wochen Dauer anbieten. Im Anhang Nr. 4 finden Sie Adressenhinweise. Die in den einzelnen Kliniken angewandten Therapiekonzepte sind z. T. ähnlich, z. T unterschiedlich. Wenn Sie eine Klinik wählen wollen, erkundigen Sie sich am besten vorher, welche Art von Therapie dort gemacht wird.

5.1 Die Aufnahme in die Klinik

Zur Aufnahme in die Klinik ist die Einweisung eines Arztes nötig. Die Kosten der Therapie werden von den Pflicht- und Ersatzkrankenkassen übernommen (s. Grundsatzurteil des Bundessozialgerichtes vom 18. 6. 1968, in dem die Trunksucht, bei der eine physische und psychische Abhängigkeit besteht, als »behandlungsbedürftige Krankheit« definiert wird). In manchen Fällen kommen auch die Rentenversicherungsträger dafür auf. Das vom Arzt ausgestellte Einweisungsformular muß vom Kostenträger bestätigt sein. Ist ein Kostenträger nicht vorhanden, tritt nach vorheriger

Beantragung das Sozialamt der zuständigen politischen Gemeinde für die Kosten ein. In vielen Fällen erfolgt die Einweisung in Zusammenarbeit mit den lokalen Drogen- bzw. Suchtberatungsstellen. Diese stehen ihrerseits mit den Kostenträgern in Verbindung. Sofern kein Hausarzt vorhanden ist, schalten die Beratungsstellen bzw. die Kostenträger einen Arzt ein. Im Zweifelsfall ist auch eine Kontaktaufnahme mit der Klinik möglich, von der aus konkreter Rat gegeben werden kann, wie eine Kur zu erreichen ist. Mit gewissen Wartezeiten muß bei dem bestehenden Andrang zu diesen Kursen gerechnet werden.
Der Drogenabhängige sollte in Begleitung einer zuverlässigen Person, die sein Vertrauen besitzt, zur Klinik kommen; es könnte sonst passieren, daß er gar nicht dort ankommt, weil er von Angst geplagt in die nächste Drogenepisode hineinrutscht. Damit der Abhängige während der Fahrt nicht in ein Delir gerät, kann es unter Umständen angezeigt sein, ein gewisses Quantum der Droge zuzuführen, um den Pegel zu halten[13].
Beim Eintritt in die Klinik bemerkt der Patient mit Erleichterung, daß keine vergitterten Fenster und keine verschlossenen Türen da sind. Das Ganze sieht eher wie ein Hotel aus, das etwas abseits in einer schönen Landschaft gelegen ist. Gespannt beobachtet der Neuankömmling auch die Leute, die ihm auf dem Gelände begegnen. Sie sehen ganz normal aus und es ist unmöglich, Personal und Patienten voneinander zu unterscheiden.
Nach einem kurzen Aufnahmegespräch kommt er auf die Aufnahmestation und in sein Bett, worauf die notwendigen Untersuchungen folgen. Von den Schwestern freundlich mit seinem Namen angesprochen und informiert über das, was mit ihm geschieht, legt sich die erste Spannung etwas. Im Aufnahmegespräch ist neben den persönlichen Daten auch eine Liste der verwendeten Drogen erhoben worden. Aufgrund dieser Erhebung und der Ergebnisse der ärztlichen Untersuchung wird der Entzug vorgenommen (s. 1.3.1)[14].
Sobald es der Zustand des Abhängigen zuläßt, kommt er in die Therapie auf die Abteilung; meistens ist dies im Laufe der ersten Woche der Fall. In die Aufnahmeabteilung kommt er dann nur noch zurück, wenn er seine Medikamente holt (falls dies für seinen Entzug notwendig ist) oder wenn er sonst eine kleinere Erkrankung hat (z. B. eine Erkältung) oder, was selten geschieht, wenn es zu einem vorübergehenden Krampfanfall kommt.

5.2 Das Leben auf der Station

Hazelden begann vor ca. 20 Jahren seine Arbeit in einem kleinen Farmhaus mit ca. 25 Plätzen. Zehn Jahre später wurde es weiter ausgebaut und auf 170 Plätze erweitert. Bei dem Ausbau hat man bewußt das Prinzip der kleinen Abteilung beibehalten, die sich in der Urzelle bewährt hat. Es gibt heute sieben Abteilungen, davon sind zwei Frauen- und fünf Männerabteilungen. Die Abteilung arbeitet als eine »offene« Gruppe, die ständig Patienten entläßt, die ihre Kur beendet haben, und neue aus der Aufnahmestation aufnimmt. Während der ganzen Kur bleibt man auf einer Station.
Auf der Abteilung lebt man eng miteinander zusammen in Zwei- bis Fünf-Bett-Zimmern. Außerdem ist ein gemeinsames Wohnzimmer und eine kleine Küche für Zwischenmahlzeiten vorhanden. Im Bereich der Abteilung haben der leitende Drogenbrater und der Abteilungsmanager (s. u. das therapeutische Team) ihre Räume. Hier finden die täglichen Gruppensitzungen statt. In der Abteilung hat man Raum und Zeit, auch außerhalb der Gruppensitzungen miteinander zu reden, Spiele zu machen, fernzusehen oder allein für sich zu sein, um die vorgeschriebene Literatur zu lesen und seine Ausarbeitungen zu machen.
Das Leben auf der Abteilung ist ein wesentlicher Teil der Kur. Gelernt wird hier vor allem, *Verantwortung für sich selbst* und *gegenüber den anderen* wahrzunehmen. Dies äußert sich in der gemeinsamen Verantwortung für die Ordnung und Sauberkeit der Räume, die Einhaltung der Hausordnung und die Verantwortung für die Atmosphäre, die in dieser Gruppe herrscht.
Zur Hausordnung gehört auch, daß bei Spaziergängen ein Bereich von 1200 m um die Klinik nicht verlassen wird. In diesem Umkreis ist kein Gasthaus bzw. Laden vorhanden, in dem Alkoholika oder andere Drogen erworben werden könnten. Die Dinge des täglichen Bedarfs können in einem Kiosk innerhalb des Geländes erworben werden.
Das Verhältnis zu den Mitgliedern der anderen Abteilungen und Gruppen ist durch das Gebot der »Nichtfraternisierung« bestimmt. Es besagt, daß man wohl miteinander Kontakt haben kann, z. B. beim Essen im gemeinsamen Speisesaal, daß man aber keine längeren und intensiveren Beziehungen anknüpfen soll. Die Erfahrung hat gezeigt, daß eine aus der eigenen Gruppe hinausführende Beziehung meist Ausdruck eines Widerstandes gegen die Behandlung ist. Man stützt sich dann gegenseitig gegen die Konfrontation in der eigenen Gruppe und verharrt in seinem abhängigen Verhalten.

In der Sechs-Wochen-Therapie sind Männer und Frauen getrennt in eigenen Gruppen zusammengefaßt. In Hazelden und in anderen Therapiezentren hat man diese Entscheidung getroffen, weil man sich ganz auf die Therapie der Drogenabhängigkeit konzentrieren möchte. Gewiß sind bei Abhängigen auch sexuelle Kontaktprobleme vorhanden, aber man glaubt, daß diese nicht die vorrangigen Probleme sind, die in einer solchen komprimierten Kur umfassend bearbeitet werden können. So lange der Abhängige noch in seinem alten süchtigen Verhalten gefangen ist, könnte die gemeinsame Therapie eher ein Anlaß für ihn sein, neue Beziehungen anzufangen, wo die alten noch nicht geklärt sind, und in die Retterrolle für andere einzusteigen. Das Gebot der Nichtfraternisierung will diesen Ausweg verlegen.
Anders ist die Situation in der Abteilung für Langzeittherapie. Sie hat eine andere Struktur und Zielsetzung und ist bewußt dem normalen Leben draußen stärker angepaßt. Ihre Mitglieder haben ein geregeltes Arbeitsverhältnis, für das sie auch Bezahlung erhalten, regelmäßigen Wochenendurlaub, um im Kontakt mit ihren Familien zu bleiben usw. Hier sind Männer und Frauen in einer Gruppe zusammengefaßt.
Die Zusammensetzung der Patienten in den Abteilungen für die Sechs-Wochen-Therapie wird nicht besonders gesteuert. Sie ergibt sich mehr zufällig aus der Zahl der freien Plätze und der ankommenden Patienten. Die Zusammensetzung ist deshalb recht bunt, was die altersmäßige, berufliche und Drogenthematik angeht. Ca. 60% der Patienten sind Alkoholiker, ca. 10% Drogenabhängige (im engeren Sinn), der Rest Medikamenten- und sonstige Abhängige; manche Patienten gehören auch verschiedenen Abhängigkeitsformen an. Der jüngste Patient, mit dem ich arbeitete, war 14 Jahre alt, der älteste 72. Es waren Hilfsarbeiter darunter, Facharbeiter, Angestellte, selbständige Kaufleute, Manager großer Firmen, Psychologieprofessoren, Pfarrer, Priester, Nonnen, Hausfrauen, Sekretärinnen usw.
Es kommt immer wieder vor, daß Alkohol bzw. Tabletten oder sonstige Drogen eingeschmuggelt werden oder von unverständigen Besuchern mitgebracht werden. Damit wird die neugewonnene Einstellung der Verantwortung für sich und gegenüber den anderen auf eine harte Probe gestellt. »Was tue ich, wenn ich sehe, daß ein Mitglied meiner Gruppe heimlich Tabletten nimmt oder anderen Alkohol anbietet, oder wenn eine Mitpatientin anfängt, ihr Haarwasser zu trinken?« Da tauchen Hemmungen auf, die sagen: »Du sollst deine Kameraden nicht verpetzen! Der schlimmste Lump im ganzen Land, das ist der Denunziant!« Es ist einige Reflexion und

Selbstklärung nötig, um zu erkennen, daß eine solche Lebensweisheit in diesem Zusammenhang eine Unterstützung der Drogenabhängigkeit bedeutet. Sie bringt mich selbst und den anderen in Gefahr. Eine Möglichkeit, damit umzugehen, ist, den Abteilungsleiter in einem persönlichen Gespräch zu informieren. Eine andere ist, den Betreffenden selbst in der Gruppe damit zu konfrontieren. Normalerweise muß der, der in der Therapiestätte Drogen gebraucht und auf diese Weise zeigt, daß er nicht zu einer Änderung bereit ist, gehen. Wenn er möchte, und die Berater dem zustimmen, kann er am nächsten Tag wieder aufgenommen werden. Er beginnt dann seine Kur von vorne. Es ist wichtig, daß diese Kondition klar und allen Beteiligten bekannt ist, damit nicht aus Unklarheiten Manipulationen, Spiele und Experimente mit der Droge sich breit machen.

5.3 Das therapeutische Team

Jede Abteilung hat ihr eigenes therapeutisches Team. In Hazelden gehören ihm an:

1 Drogenberater als Abteilungsleiter

1 weiterer Drogenberater (er befindet sich im zweiten Teil seiner Ausbildung als Drogenberater)

1 Abteilungs-Manager, der zuständig ist für Organisation, Ordnung und Datenerhebung durch Befragung der Patienten (er ist noch im ersten Teil seiner Ausbildung als Drogenberater)

1 Pfarrer für die Arbeit mit den Patienten an den Schritten 2, 3 und 5 (s. Kap. 7, 8 und 10)

1 Psychologe, der einmal wöchentlich zu Testuntersuchungen kommt.

Das Team trifft sich einmal wöchentlich, um einen Vormittag lang über den Therapie-Prozeß der einzelnen Patienten zu sprechen, wie weit sie sind, ob sie zum nächsten Schritt fortschreiten können usw. Die letzte Verantwortung liegt dabei bei dem leitenden Drogenberater. Er kennt die Patienten von Anfang an aus intensiven Einzelgesprächen und der täglichen Gruppenarbeit. Als Pfarrer kann ich nicht ohne weiteres in einen längeren therapeutischen Kontakt mit einem Patienten treten, ohne vorher Rücksprache mit dem Drogenberater zu nehmen. Diese Regelung hat sich bewährt, und ich habe sie nicht als Einschränkung empfunden. Sie war mir eher eine Hilfe, denn der Drogenabhängige behält auch in der Therapie zunächst seine Abwehr, wozu auch seine Tendenz zu manipulieren gehört. So konnte es nicht selten geschehen, daß ein

Patient auf mich zukam und sagte, daß er etwas ganz Wichtiges mit mir zu besprechen hätte. In der Bearbeitung des Falles stellte sich dann heraus, daß er in seinem Therapieprozeß gerade an dem Punkt angelangt war, wo er den wirklichen Umfang seines Drogengebrauches hätte zugeben sollen. Statt dessen verharmloste er immer noch sein Problem; er tat dies auch dadurch, daß er eine Nebensache (eben dieses Vorkommnis aus seiner Vergangenheit) zur Hauptsache machte. Wenn ich als Pfarrer, der diesen Prozeß nicht so übersieht, in diesem Spiel mitspiele, dann unterstütze ich nur seinen Widerstand und hemme die Therapie.

Innerhalb des Teams hat jedes Mitglied die volle Möglichkeit, seine Wahrnehmungen, auch wenn sie anderer Art sind als die des Drogenberaters, einzubringen und zur Diskussion zu stellen. Anhand der zusammengetragenen Fakten wird dann um eine gemeinsame Linie gerungen, die, wenn sie beschlossen ist, auch von allen gegenüber dem Patienten vertreten wird. Drogenabhängige haben ein feines Gespür für Widersprüche, Unklarheiten und Spannungen innerhalb eines therapeutischen Teams. Ein solches Team muß deshalb seine inneren Spannungen offen und deutlich austragen, damit sie nicht Anlaß für Vermeidungsspiele und Manipulationen der Patienten werden.

Da es in unserem Land einen Drogenberater mit dieser Ausbildung und Funktion wie in Hazelden noch kaum gibt, möchte ich ihn im folgenden etwas beschreiben: Er ist im Regelfall Nichtakademiker, hat einen Beruf als Kaufmann, Facharbeiter, Lehrer oder sonstiges erlernt. Er ist selbst drogenabhängig und AA-Mitglied. Er durchläuft in Hazelden eine zweijährige intensive Ausbildung. Während der Ausbildung ist er bereits als Abteilungs-Manager bzw. als zweiter Drogenberater in direktem Kontakt mit den Patienten. Voraussetzung, um in die Ausbildung aufgenommen zu werden, ist eine dreijährige Nüchternheit. Außer den Ausbildungsgruppen, für die Hazelden eine eigene Ausbildungsabteilung unterhält, werden noch entsprechende Kurse an der Universität von Minnesota in Minneapolis/St. Paul als Gasthörer besucht. Am Schluß der Ausbildung steht eine Prüfung, zu der auch die Auswertung des Praktikums gehört.

Das größte Berufskapital des Drogenberaters ist seine eigene Krankheit. Die Erfahrungen, die er mit sich selbst und seiner Umgebung dabei gemacht hat, ermöglichen ihm die Solidarität mit den Abhängigen und verleihen ihm das Wissen und die Überzeugungskraft für eine gezielte Konfrontation. Die Aufnahme der AA-Methodik in den Zusammenhang einer Klinik hat auch mit sich gebracht, daß ein bis dahin bestehender Grundsatz der AA, für

Hilfe an Abhängigen keine Bezahlung zu nehmen, geändert wurde. Wenn die Drogenberatung im Sinne der AA zum Beruf wird, dann braucht der Berater dafür natürlich eine Bezahlung.
Ich lernte diese Drogenberater als hochqualifizierte Leute kennen und ich finde keine Schwierigkeit darin, mit ihnen zusammenzuarbeiten bzw. mich ihnen unterzuordnen. Für die ganze Atmosphäre des Hauses ist es grundlegend, daß in den therapeutischen Teams Akademiker und Nichtakademiker gleicherweise zusammenarbeiten. Das hat zur Folge, daß man auf dem Boden der Ralität bleibt und nicht in abstrakte Theorien entschwebt. In unserem Land sind wir dagegen in der Struktur der therapeutischen Teams noch sehr viel stärker von der akademischen Hierarchie her bestimmt. Das therapeutische Primat und Monopol steht allein dem Arzt zu, der, meist selbst nicht abhängig, oft nur schwer Zugang zur Welt der Drogenabhängigen findet. Diese Hierarchie wird durch die Auflagen der Krankenkassen und Versicherungsanstalten noch weiter gestützt, so daß kaum Aussicht besteht, daß sich in nächster Zeit daran etwas ändert. Die Absicht dieser Auflagen, den Patienten vor unqualifizierter Therapie und damit vor Schaden zu bewahren, ist voll zu bejahen. Die Konsequenz sollte allerdings nicht darin liegen, den Drogenberater auszuschließen bzw. in einer abhängigen Position festzuhalten. Es sollten eher solche Berufsstandards und Ausbildungsgänge für ihn entwickelt werden, daß er zu einem gleichberechtigten Mitglied im therapeutischen Team wird.

5.4 Weitere therapeutische Instrumente

In der Darstellung der therapeutischen Instrumente orientieren wir uns am Ablauf eines Tages.

5.4.1 Vorträge

Morgens, mittags und abends versammeln sich die Patienten im großen Vortragsraum, um einen Vortrag zu hören, der von einem der Berater gehalten wird. Er dauert ca. 30 Minuten. Es ist kein akademischer Vortrag, sondern mehr eine persönliche Anrede an den Patienten, um ihm notwendige Information über Drogenabhängigkeit, die 12 Schritte als Grundlage der Therapie und persönliche Erfahrungen zu vermitteln.
Diese Vorträge waren für mich eine große Überraschung, da ich sie in ihrer Wirkung zunächst weit unterschätzt hatte. Der Drogenabhängige, der im Zuge seiner Ernüchterung aus seinem Nebel auf-

taucht und klarer zu sehen beginnt, hat offenbar einen großen Nachholbedarf an Information, geistiger Orientierung und Erweiterung seiner verengten Perspektiven. Die Vorträge geben ihm eine Möglichkeit dazu. Ihre Wertschätzung läßt sich auch aus den täglichen Berichten der Patienten (s. 5.4.5) erkennen, in denen sie in der Häufigkeit der Nennung an erster Stelle rangieren[15].

5.4.2 Die tägliche Gruppensitzung

Jede Abteilung ist in zwei feste Gruppen eingeteilt, so daß jede Gruppe ca. zwölf Teilnehmer umfaßt, die sich täglich ein- oder zweimal zu einer einstündigen Sitzung treffen. Geleitet werden die Sitzungen von dem zuständigen Drogenberater. Die Gruppe sitzt in einem Kreis, so daß jeder jeden sehen kann. Die Sitzung beginnt damit, daß jeder Teilnehmer zunächst seinen Namen und die Art seiner Drogenabhängigkeit nennt. Dieses Ritual, das aus der Tradition der AA stammt, ist eine Art Basiserklärung, weshalb ich überhaupt in dieser Gruppe bin, und woran ich arbeiten möchte. Danach beginnt das Gespräch. Es kann an einem Thema orientiert sein, z. B. an einem der zwölf Schritte; häufig ist es aber offen und es steht dann dem einzelnen frei, was er als sein Thema einbringen möchte. Aus der Fülle dessen, was in einer Gruppe geschieht, möchte ich im folgenden nur einige Grunderfahrungen andeuten:

– Indem ich in diesem Kreise sitze, höre und selbst mitrede, erlebe ich ganz hautnah und direkt, daß ich *angenommen* bin. Da sind Menschen, die dieselben Schwierigkeiten haben wie ich. Ich werde nicht verachtet oder verurteilt, sondern angenommen als ein Mensch, der zu unterscheiden ist von seinen Taten. Befreiend ist die Erkenntnis, daß es nicht nur mir allein so schlecht geht. Die Gefühle des Isoliert- und Ausgestoßenseins schwinden damit. Ich lerne, mich selbst und die anderen offener anzunehmen.

– Die Gruppe lebt davon, daß ihre Mitglieder einander *Rückmeldung geben:*
(1) darüber, wie sie sich selbst fühlen und erleben,
(2) wie sie den anderen erleben und welche Gefühle er in ihnen auslöst.

– In der Gruppe geschieht durch *Konfrontation* die Arbeit an der Abwehr des Drogenabhängigen. Zunächst erfolgt sie durch den Berater; im Fortschreiten des Therapieprozesses übernehmen die Patienten selbst immer mehr diese Funktion, sich gegenseitig zu konfrontieren. Indem sie das tun, lernen sie viel für den Umgang mit sich selbst. Sie merken vor allem, wie destruktiv Abwehr ist, was man ja am anderen sehr viel deutlicher wahrnimmt als an sich selbst. Über die Form der Konfrontation ist schon verschiedenes gesagt worden (s. 4.2); wichtig dabei ist, daß sie an Fakten orientiert ist und nicht in Form von Vorwürfen oder Verurteilungen geschieht. So könnte z. B. eine Konfrontation lauten: »Du sagst, daß du pro Tag nur zwei halbe Bier getrunken hast. Warum bist du hier? Wie sind deine Leberbefunde? Was hast du zu dem Bier sonst noch getrunken?« usw.

– Einen weiten Raum in der Gruppenarbeit nehmen die *12 Schritte* ein. Hier kann der einzelne feststellen, wo er mit den Schritten steht; er kann über seine Schwierigkeiten und über seine Fortschritte sprechen.

– In den Gruppen geht es vor allem darum, *mit den eigenen Gefühlen neu umzugehen.* Mit dem Zerbrechen des Abwehrringes kommen die darin eingeschlossenen negativen Gefühle zum Vorschein: Depression, Selbsthaß, Feindseligkeit, Mißtrauen. Der Drogenabhängige hat bisher nie geübt, bewußt mit diesen Gefühlen umzugehen. Er muß lernen, sie nicht wegzuschieben, umzukehren, sich damit zurückzuziehen, sondern sie herauszugeben. In dem Prozeß des Ausdrückens und Aussprechens der Gefühle lernt er, sie zu ertragen, zu verändern und in ihrer Bedeutung zu verstehen. Das intensive Zusammenleben auf der Abteilung und die gemeinsame Arbeit in der Gruppe setzt auch in der Beziehung zueinander starke Gefühle frei: Gefühle der Zuneigung, der Ablehnung, der Aggression; Wünsche nach Nähe, Distanz, nach Wärme und Kontakt; Ängste um die eigene Selbstbehauptung, Rivalität, Neid usw. Die Arbeit an den gegenseitigen Beziehungen hilft deshalb auch, eigene Gefühle überhaupt wahrzunehmen und sinnvoll in den Prozeß sozialen Austausches einzubringen.

– *Bearbeitung der eigenen Engpässe:* Bei jedem Drogenabhängigen finden sich Lebensprobleme, die er bisher noch nicht zu lösen vermocht hat. Es ist wichtig für ihn herauszufinden, wo diese seine Engpässe sind, neue Entscheidungen zu treffen und positive Erfahrungen damit zu machen. Bei jedem sieht dies natürlich anders aus. Machen wir an einem Beispiel deutlich, was damit gemeint ist:

Frank sitzt in der Gruppe und sieht, wie andere an ihren Gefühlen arbeiten. Er empfindet dabei doppelt stark, was ihm früher schon zu schaffen gemacht hat, daß er innerlich so leer ist und gar nichts in sich spürt. Er fühlt sich wie gelähmt. Er wagt den Schritt über seine innere Schwelle und spricht dieses Gefühl in der Gruppe aus. Der Berater fordert Frank auf, vor dieser Leere nicht davonzurennen, sondern sich mit dieser Leere zu identifizieren, d. h. zu sagen: »Ich bin die Leere« und dann zu warten, was geschieht. Frank sitzt da, atmet tief, aber es kommt weiter nichts. Der Berater sieht, daß es in Frank arbeitet, und er fragt ihn, ob er in seinem Körper etwas spürt. Frank sagt: »Ja, ich fange an zu schwitzen.« Berater: »Da will etwas aus dir heraus.« Kaum hat der Berater dies gesagt, durchläuft Frank ein starkes Zittern, und ein unaufhaltsames Weinen bricht aus ihm hervor. Nachdem sich im Weinen die Spannung etwas gelöst hat, kann Frank auch darüber sprechen, was in ihm vorgegangen ist. Er hat gemerkt, wie sehr ihn das Verhalten seines Vaters zeitlebens verletzt hat und welche Gefühle ohnmächtigen Zornes und ohnmächtiger Wut er ihm gegenüber empfand. Er hat sie aber nie herausgelassen. Sein Vater war ein Mensch, der immer recht behalten mußte. Er hat auch immer schon gewußt, daß es mit seinem Sohn Frank nicht gut gehen würde. Selbst am Tage der Eheschließung Franks sagte er: »Ich glaube nicht, daß diese Ehe gut geht.« Die Ehe wurde tatsächlich nach wenigen Jahren geschieden. Der Vater sah zutreffend, daß Frank ein Mensch war, der seinen Mund nicht aufmachte; er merkte aber nicht, daß er selbst die Ursache dafür war. Frank kommt hier in der Gruppe zum ersten Mal wirklich in Kontakt mit seinem Zorn und seinem Verletztsein, und es gelingt ihm in einer Auseinandersetzung mit dem (innerlich vorgestellten) Vater, diesem Gefühl auch direkten Ausdruck zu verleihen. Frank, der bis dahin in der Therapie kaum etwas gesagt hatte, fühlte sich nach diesem Vorgang enorm befreit, konnte von da an auf andere Menschen zugehen und sich selbst aktiver ins Gruppengeschehen einbringen. Es war offensichtlich, daß er mit dieser Bearbeitung seines Grundkonfliktes einen Engpaß überwunden hatte und einen großen Schritt vorwärtsgehen konnte.

– Ein wichtiger Punkt für die Gruppenarbeit ist die *Verschwiegenheit.* Gruppensitzungen können unter Umständen sehr dramatisch verlaufen und auch persönliche Daten enthalten. Die Offenheit in der Gruppe hat zur Voraussetzung, daß das, was in der Gruppe geschieht, auch wirklich in dieser Gruppe bleibt und nicht nach außen zu den anderen Mitgliedern der Abteilung oder des Therapiezentrums dringt, oder gar noch außerhalb der Klinik verbreitet wird. Dies gilt auch für die Zeit nach der Therapie. Es ist wichtig, daß sich die Gruppenmitglieder gegenseitig immer wieder an diesen Grundvertrag ihrer Zusammenarbeit erinnern.

5.4.3 Das Einzelgespräch

Mindestens einmal in der Woche hat der Patient Gelegenheit zu einem Einzelgespräch mit seinem Berater. Es geht dabei um ähnliche Themen wie in der Gruppenarbeit. Im Einzelgespräch werden besonders die Erhebungsbogen der Familie und des Arbeitgebers ausgewertet. Der Patient erfährt hier also eine sehr persönliche Konfrontation mit seinem Abhängigkeitsverhalten.
Hier kann er auch persönliche Daten aussprechen, die ihm für die Gruppe noch zu riskant erscheinen. Allerdings achtet der Berater darauf, daß hierbei das Einzelgespräch nicht im Sinne der Abwehr gegen die Gruppe ausgespielt wird. Er ermutigt deshalb den Patienten, ihm geeignet erscheinende Punkte auch in der Gruppe zur

Sprache zu bringen. In diesem Sinne besteht zwischen Einzelgespräch und Gruppe nicht das Verhältnis der Konkurrenz, sondern eher einer sinnvollen Ergänzung. In besonderen Not- und Krisensituationen hat der Patient natürlich die Möglichkeit, direkt zum Berater zu gehen, wenn er z. B. nicht weiß, wie er sich beim Drogengebrauch anderer Mitpatienten verhalten soll.
Einzelgespräche mit dem Patienten werden auch durch den Pfarrer geführt, wenn der Patient sich in den Schritten 2 und 3 befindet, und vor allem dann in Schritt 5 (s. Kap. 7, 8 und 10).

5.4.4 Literatur

Aus dem bisher Gesagten wird bereits deutlich geworden sein, daß das Wort »Patient« für einen Drogenabhängigen in einer solchen Therapiestätte nicht die ganz zutreffende Bezeichnung ist. Er ist zwar einer, der leidet, aber keiner, der passiv ist und an dem (wie im Krankenhaus normalerweise üblich) gehandelt wird. *Der Patient in einer Drogentherapiestätte ist entscheidend sein eigener aktiver Therapeut.* Dazu gehört auch, daß er soweit als möglich selbst Informationen beschafft und zu seiner Neuorientierung beiträgt. Es wird ihm dazu geeignete Literatur angeboten, die er am besten käuflich erwirbt, damit er sie auch nach Hause mitnehmen und daran weiterarbeiten kann. Je nach dem Fortschreiten seines eigenen Therapieprozesses beschäftigt er sich mit bestimmten Kapiteln aus der Literatur, etwa den »12 Schritten und 12 Traditionen«. Er verschafft sich damit selbst Klarheit darüber, was die wichtigen Vorgänge in den einzelnen Schritten sind. In diesem Bemühen tut der Drogenabhängige etwas, was er in den meisten Fällen seit langer Zeit nicht mehr getan hat: er liest und setzt sich mit einer geistigen Materie auseinander. Im Sinne der Abwehr und des Ausweichens machen es sich manche Patienten zunächst zu leicht, indem sie leichtere Lektüre oder Fernsehen vorziehen. Das Maß an Verantwortung, das der einzelne für seine Wiederherstellung zu übernehmen bereit ist, zeigt sich deshalb auch an seiner Bereitschaft, die angegebene Literatur zu lesen. Eine Liste der in Frage kommenden Literatur befindet sich im Anhang.

5.4.5 Der tägliche Bericht

Am Abend eines jeden Tages hat jeder Patient einen Bericht anzufertigen, in dem er das Ereignis beschreibt, das ihn an diesem Tag am meisten beschäftigt hat. Der Sinn dieses Berichtes ist ein doppelter:

(1) Der Patient wird dadurch angehalten, die Flut der Ereignisse nicht nur über sich ergehen zu lassen, sondern Stellung dazu zu beziehen, indem er sie aussortiert und das für ihn Wichtigste bestimmt und in seiner Bedeutung für ihn nochmals festhält.
(2) Für den Berater ist dieser tägliche Bericht eine Möglichkeit, deutlicher zu sehen, wo der Patient sich in seinem Wiederherstellungsprozeß befindet. Er gewinnt diese Information einmal durch die getroffene Auswahl und den Inhalt, zum anderen durch die Art der Darstellung. Er bleibt auf diese Weise in einem täglichen persönlichen Kontakt mit dem Patienten und kann von sich aus eingreifen, wenn dies ihm nötig erscheint.

5.4.6 Erhebungsbogen

Erhebungsbogen sind ein wichtiges Instrument in der Drogentherapie, da sie die notwendigen Daten für die Konfrontation und damit für das Aufbrechen der Abwehr liefern. Es gibt verschiedene Erhebungsbogen[16]:

- *Erhebungsbogen für den Patienten.* Der Patient hat mehrfach Erhebungsbogen im Laufe seiner Therapie auszufüllen, allein oder zusammen mit dem Abteilungs-Manager. Die ersten Angaben stammen aus der Erhebung bei der Aufnahme. Eine zweite Erhebung erfolgt in den ersten Tagen auf der Abteilung. Eine dritte Erhebung nach ca. drei Wochen Therapie. Aus der Veränderung der Daten läßt sich auch das Fortschreiten des Therapieprozesses ablesen. Im positiven Falle werden von Mal zu Mal die Angaben präziser und genauer. Der Patient wird mit evtl. vorhandenen Widersprüchen konfrontiert.
- *Der Erhebungsbogen für die Familie.* Die wichtigsten Angaben für die Therapie stammen von den Familienangehörigen des Abhängigen, da sie die genaueste Kenntnis seines Verhaltens besitzen. Ein solcher Erhebungsbogen ist im Anhang beigefügt. Der Patient wird mit den Widersprüchen, die zwischen seinen Angaben und den Angaben seiner Familie bestehen, konfrontiert. Läßt sich keine Klarheit gewinnen, sind diese Widersprüche auch Thema eines persönlichen Gespräches, zu dem die Angehörigen eingeladen werden.
- *Erhebungsbogen für den Arbeitgeber.* In den ersten Tagen auf der Abteilung wird der Patient auch um seine Zustimmung gebeten, daß dem Arbeitgeber ein Erhebungsbogen zugeschickt wird. Manche geben die Zustimmung, manche verweigern sie, weil sie negative Folgen für ihren Arbeitsplatz befürchten. Der Erhebungsbogen, den der Arbeitgeber ausfüllt, gibt Aufschlüsse über den

Umfang und das Stadium der Drogenabhängigkeit in Bezug etwa zu den Stufen, die in der Liste in 3.2 aufgeführt sind.

5.4.7 Psychologische Testuntersuchungen

Bei jedem Patienten werden zwei psychologische Testuntersuchungen gemacht, eine mehr am Anfang, eine mehr am Ende der Kur. Verwendet wird dabei das Minnesota Multiphasic Personality Inventory (MMPI). Durchgeführt wird es von Psychologen der Universität von Minnesota, an der dieser Test entwickelt wurde[17]. Geachtet wird dabei besonders auf das Profil der abhängigen Persönlichkeit und deren Veränderung im Laufe der Therapie. Der Test kann neben anderem deshalb auch dazu dienen, zwischen einer nur oberflächlichen Anpassung an die Kliniksituation und einer tiefergehenden Veränderung deutlicher zu unterscheiden. Die Ergebnisse der Testuntersuchungen werden dem Patienten in einem persönlichen Gespräch mitgeteilt und stehen damit auch ihm zur Verfügung.

5.4.8 Familienberatung

In der St. Mary's Klinik in Minneapolis wird die Familie von Anfang an an der Therapie beteiligt. In Hazelden, das seine Patienten aus allen Teilen der USA und dem Ausland bezieht, ist dies naturgemäß etwas anders. Hier wird die Familie oder eine andere wichtige Bezugsperson etwa zur Halbzeit der Kur eingeladen. Ihre Anwesenheit dient

(1) zur Abklärung noch offener Fragen, die sich bei der *Konfrontation* ergeben haben. Es verstärkt die bisherige Konfrontation, wenn die Dinge in Gegenwart dessen zur Sprache kommen, der tatsächlich verletzt oder angegriffen worden ist.

(2) zur Bearbeitung der Probleme der Angehörigen selbst. Es kommen dabei auch Fragen der Reintegration des Abhängigen in die Familie zur Sprache (s. 3.1).

Regelmäßig finden deshalb auch Wochenendtagungen zusammen mit den Angehörigen statt. Sie bedeuten einen intensiven Lernprozeß für die gesamte Familie.

5.5 Entlassung und Nachbetreuung

Jeder Patient kann zu jeder Zeit die Therapie verlassen, seine Unterlagen anfordern und nach Hause gehen. Natürlich wird der

Berater versuchen, vorher noch mit ihm ein Gespräch zu haben. Mit Gewalt wird jedoch niemand zurückgehalten. Bei Einweisung durch Gerichtsbeschluß muß die Klinik allerdings dem zuständigen Gericht Mitteilung machen. Anders ist die Situation, wenn der Patient seine Kur mit Zustimmung der Berater zum Abschluß bringt. Zwei Tage nach seinem 5. Schritt wird er in der Gruppe offiziell verabschiedet. Er erhält eine Medaille, die ihn täglich an diese Zeit erinnert. Sie ist nicht rund, sondern etwas abgeflacht, was ihm deutlich machen soll, daß der wesentliche Teil der Therapie nun draußen zu geschehen hat. Sie ist dort zu vollenden.
Bei der Entlassung erhält der Abhängige auch die Adresse der nächstgelegenen AA-Gruppe oder einer anderen Selbsthilfegruppe. Schon am Abend seiner Heimkehr kann er wieder in einer Gruppe sein. Da sie nach den gleichen Grundsätzen und Prinzipien arbeitet, wie die Gruppe in der Klinik, wird er dort sofort ein Gefühl des Vertrautseins empfinden. Es ist wichtig, daß der Patient selbst bereit ist, dieses Angebot wahrzunehmen. Rückfälle sind meist dann eingetreten, wenn der Patient glaubte, eine Gruppe nicht mehr nötig zu haben, oder weil er, da es nicht gleich mit dem Kontakt klappte, sich aus der Gruppe zurückzog.
Bei der Entlassung wird der Abhängige auch um seine Zustimmung gebeten, daß ihm nach Ablauf von zwei Jahren ein Erhebungsbogen zugeschickt wird, ebenso seiner Familie und gegebenenfalls auch, wenn er bereits damit befaßt gewesen ist, seinem Arbeitgeber. Dieser Erhebungsbogen ist ein Teil des Forschungsprogrammes von Hazelden, das auf diese Weise versucht, über die Effektivität seiner Therapie Genaueres zu erfahren, um sie zu verbessern.

5.6 Die »Langzeit-Therapie«

Hat ein Patient nach Abschluß der mittelfristigen Sechs-Wochen-Therapie den Eindruck, daß er noch nicht stabil genug ist, um draußen selbständig leben zu können, und stimmen die Berater dem zu, hat er die Möglichkeit zu einer Langzeit-Therapie. In Hazelden besteht dafür eine eigene kleine Abteilung mit ca. 16 Patienten. Sie befindet sich etwas am Rande der gesamten Anlage in einem eigenen Haus. Wie bereits erwähnt, sind in dieser Gruppe Männer und Frauen zusammengefaßt. Sie erhalten Arbeitsplätze im Bereich des Therapiezentrums z. B. in der Küche, im Verlag und in der Buchhandlung, im Fuhrpark, in der Forschungsabteilung usw. Jeden Tag trifft sich die Gruppe einmal zu ihrer Gruppensitzung, außerdem besteht auch die Möglichkeit zu Einzelgesprächen mit dem eigenen Berater. Einmal im Monat kann jeder Patient, wenn er das möchte, über ein Wochenende nach Hause fahren. Die Dauer der Langzeit-Therapie hängt ganz von persönlichen Faktoren ab, sie erstreckt sich von ca. drei bis zu zwölf Monaten.

5.7 Übergangseinrichtungen

Nicht wenige Patienten haben kein geordnetes Zuhause, in das sie zurückkehren könnten. Die Plätze in der »Langzeit-Therapie« innerhalb der Klinik sind vor allem aus Mangel an geeigneten Arbeitsplätzen begrenzt. In Minneapolis und Duluth befinden sich deshalb drei Übergangshäuser (Halbweg-Häuser), die diese Lücke füllen. Es sind selbständige Einrichtungen mit einer eigenen Leitung. Sie arbeiten nach denselben AA-Prinzipien wie Hazelden, so daß kein Bruch in der therapeutischen Ausrichtung erlebt wird. Hier kann sich der Abhängige nach der Entlassung zunächst einige Tage akklimatisieren. Dann macht er sich mit Unterstützung der Hausleitung selbst auf die Suche nach einer Arbeitsstelle. Hat er eine gefunden, geht er tagsüber arbeiten und kehrt abends in das Halbweghaus zurück. Hier hat er die Möglichkeit zum Gespräch mit den anderen Hausbewohnern und dem leitenden Berater. Wöchentlich zweimal findet im Haus eine AA-Gruppe statt.
Die nächste Stufe (der Dreiviertelweg) ist nach einigen Monaten oder einem Jahr erreicht: Der Abhängige mietet sich in der Nähe des Halbweg-Hauses eine kleine Wohnung. Er kommt nur noch zu den AA-Gruppen dorthin oder wenn er sonst Kontaktbedürfnisse hat.
Man kann nur hoffen und wünschen, daß solche oder ähnliche Häuser auch in unserem Lande bald entstehen. Die bei manchen Fachleuten vorhandene Meinung, daß Entzug, Therapie und Resozialisierung in *einer* Klinik mit den gleichen Beziehungspersonen zu geschehen hätten, wirkt sich hierbei als Hindernis aus, da dies kostenmäßig in dieser Form kaum zu schaffen ist. Man muß auch fragen, ob diese Lösung wirklich optimal ist. Sie ist meinem Eindruck nach zu sehr an der persönlichen Bindung an die Berater und die Klinik orientiert. Ziel der Therapie müßte vielmehr sein, den Abhängigen von solchen persönlichen Beziehungen unabhängiger zu marhen und ihn mehr an eine bestimmte Lebenshaltung als an Personen zu binden. Die Kontinuität ist in dem oben dargestellten Modell eher durch die AA-Mentalität und ihre Lebensphilosophie gegeben als durch bestimmte Personen. Im Interesse der Emanzipation und Verselbständigung des Abhängigen halte ich diese Lösung sogar für die bessere.

5.8 Das Problem des Rückfalls

Bei einem Teil der Abhängigen, die eine Therapie durchlaufen haben, kommt es nach kürzerer oder längerer Zeit zu einem Rückfall[18]. Ein solcher Vorgang löst naturgemäß Gefühle aus wie: »Ich habe versagt«, »Ich *bin* ein Versager!«, »Ich bin ein hoffnungsloser Fall«, »Ich schäme mich vor den anderen!«, »Ich traue mich nicht mehr zurück in die Klinik, weil ich die Berater enttäuscht habe!«, »Am liebsten möchte ich mich irgendwohin verkriechen . . .« usw. Das sind alles Gefühle, die die ursprünglichen negativen Gefühle des Abhängigen noch verstärken (s. 2.3). Wegen ihrer Destruktivität ist es deshalb wichtig, die im Zusammenhang mit einem Rückfall auftretenden Gefühle sorgfältig zu bearbeiten und sie nicht zu unterdrücken.

Im Blick auf diesen Vorgang gibt es ein Wort aus dem Bereich der AA, das lautet: »Es ist keine Schande, einen Rückfall zu haben, aber es ist eine Schande, nichts zu tun!« Der Abhängige, der eine Therapie durchlaufen und einen Rückfall erlitten hat, sollte wissen, was er zu tun hat: Sich wieder in eine Therapie begeben! Dann hat der Rückfall sogar eine positive Wirkung, was sicher nicht dahin mißzuverstehen ist, leichtfertig das Risiko eines Rückfalles einzugehen. Das Positive eines Rückfalles ist, daß ich durch ihn genauer weiß, wo ich tatsächlich stehe und wo noch unbearbeitete Engpässe bei mir sind. Einer der Vorteile der mittelfristigen Therapie ist gerade darin zu sehen, daß diese Rückmeldung durch die Auseinandersetzung mit der Realität draußen relativ rasch erfolgt. *Ich kann mir dann Fragen stellen wie:*

Was hat mich umgeworfen?

Was ist in mir vorgegangen, bevor ich den ersten Schluck wieder tat?

Wen wollte ich damit treffen?

Was hatte ich noch in mir verschlossen?

Wo hatte ich mir noch Illusionen über mich selbst gemacht?

In Bearbeitung dieser Fragen wird die zweite Kur dann anders und tiefergehend verlaufen als die erste. Manche Abhängige haben zwei oder mehr Sechs-Wochen-Kuren gebraucht, um schließlich nüchtern leben zu können. Jeder ihrer Rückfälle war wichtig für sie, um an die entscheidenden Punkte ihrer Abwehr heranzukommen. Deshalb sollten sich Abhängige bzw. deren Angehörige durch einen Rückfall nicht zur Verzweiflung oder zu Vorwürfen veranlaßt sehen, sondern möglichst rasch den Weg zur Fortsetzung der Therapie suchen.

II. Die 12 Schritte zur Wiederherstellung

In diesem zweiten Teil wende ich mich vor allem an Sie, die Drogenabhängigen selbst. Ich möchte Sie mit den 12 Schritten als der Grundlage der Therapie bekanntmachen, besonders mit den Schritten 1–5, welche die Basis der Sechs-Wochen-Therapie bilden. Diese Schritte können natürlich auch außerhalb der Klinik in Selbsthilfegruppen Anwendung finden.

Was sind die 12 Schritte?
Die 12 Schritte sind die Beschreibung eines Weges zur Wiederherstellung für Abhängige. Sie sind nicht von Fachleuten für Drogenabhängige entworfen worden; Abhängige haben diese 12 Schritte selbst entwickelt, *indem sie für sich Wege der Hilfe entdeckten und sich dann fragten: Was war es, was uns geholfen hat? Im Jahre 1935 fanden sich in Akron/USA »zwei hoffnungslose Trinker« zusammen, um sich gegenseitig zu helfen. Bald waren es Hunderte, die mit ihrer Hilfe nüchtern wurden. Im Jahre 1939 veröffentlichten sie ihre Erfahrungen in dem Buch »Anonyme Alkoholiker«. Es enthält die erste zusammenfassende Darstellung der 12 Schritte und 30 Fallberichte. Dieses Buch gab der Bewegung den Namen (Der Grundsatz der den Einzelnen schützenden Anonymität besteht heute noch, so daß man sich z. B. in AA-Gruppen nur mit Vornamen anredet). Die Gruppen der AA vermehrten sich rasch.* Heute leben in über 70 Ländern der Erde ca. eine Million Abhängige nüchtern mit diesem Programm! *In Deutschland existieren schon über 500 AA-Gruppen.*
Die 12 Schritte sind eine Einladung *an Sie, die Abhängigen, diesen Weg zu gehen und dabei die gleiche befreiende Erfahrung zu machen, wie die Entdecker dieses Weges. Man kann sich bei diesem Unternehmen auch verirren, wie die Erfahrung zeigt. Im folgenden deshalb einige Regeln, wie Sie sinnvoll mit den Schritten umgehen können. Wichtig ist:*
- *daß Sie selbst diesen Weg gehen wollen; kein anderer kann dies für Sie tun; Sie können das auch nicht für einen anderen;*
- *daß Sie die Reihenfolge der Schritte einhalten, denn jeder weitere Schritt ist auf den vorausgehenden aufgebaut; wer anders verfährt, wird zwangsläufig Schiffbruch erleiden;*

- *daß Sie sich Zeit lassen, jeden Schritt wirklich als solchen zu erleben; es genügt deshalb nicht, diese Schritte einmal zu lesen; in der Darstellung eines jeden Schrittes finden sich deshalb Fragen und Übungen als Anleitung zu dieser notwendigen Eigenarbeit;*
- *daß Sie wissen, an welchem Schritt Sie gerade arbeiten; wenn Sie darüber unsicher sind, können Sie die Hilfe des Beraters und der Gruppe zur Klärung erbitten; es kann dabei vorkommen, daß Sie glauben, schon weiter zu sein, während die anderen Ihnen sagen, daß Sie z. B. Schritt 1 noch nicht ganz verarbeitet haben;*
- *daß Sie stets bereit sind, zu einem früheren Schritt zurückzukehren und die Arbeit daran nochmals aufzunehmen; dies bedeutet nicht, daß Sie in Ihrer Kur versagt haben; es gehört grundsätzlich zu einem Leben mit den 12 Schritten, daß Sie immer wieder von vorn durchlaufen werden müssen; man durchläuft sie nicht nur einmal, um dann für immer »oben« zu sein;*
- *daß die Arbeit an allen 12 Schritten ein lebenslanger Prozeß ist;*
- *daß Sie die 12 Schritte in ihrem Wortlaut sicher in Ihrem Gedächtnis haben, damit sie Ihnen stets zur Verfügung stehen; in Notsituationen können Sie nicht erst im Buch nachsehen.*

6 DER DURCHBRUCH ZUR REALITÄT (Schritt 1)

Schritt 1:
»Wir gaben zu, daß wir dem Alkohol gegenüber machtlos sind – und unser Leben nicht mehr meistern konnten.«[19]

6.1 Die Verstärkung der Abwehr durch die Auseinandersetzung mit Schritt 1

Schritt 1 stellt einen frontalen Angriff auf die bisherige Einstellung des Drogenabhängigen dar (zum umfassenden Gebrauch des Begriffes Drogenabhängigkeit s. 1.1), deswegen mobilisiert der Beginn der Therapie zunächst Abwehr. Es ist wichtig, daß Sie in sich den Widerspruch gegen Schritt 1 auch zulassen und wahrnehmen.
Bei manchen Abhängigen, die ich in Therapiegruppen erlebte, hatte ich den Eindruck, daß sie sich in ihrer Sprache allzu schnell auf Schritt 1 einstellten, während ihre Gefühle noch nicht so weit waren. Rückfälle haben ihre Ursache meist in solchen Spannungen, wenn ich weiter sein möchte, als ich in Wirklichkeit bin.
Achten Sie deshalb darauf, ob solche oder ähnliche Gefühle in Ihnen auftauchen, wie sie die folgenden Sätze beschreiben, wenn Sie sich mit Schritt 1 befassen:
»Machtlosigkeit der Droge gegenüber zuzugeben, ist eine Zumutung!« »Mein Stolz und meine Selbstachtung sagen mir: Das darfst du nicht tun! Dann ist alles aus, dann bist du klein und hilflos!« »Du mußt dein Leben doch selbst führen können und darfst dich von anderen nicht abhängig machen!« »Du hast dein Leben doch immer noch einigermaßen hingekriegt! So schlimm wie bei den anderen ist es bei mir nicht, ich habe meine Wohnung nicht demoliert, meine Frau und meine Kinder nicht halbtot geschlagen usw.« »Ich habe jetzt nach fünf Tagen schon das Gefühl, daß ich es schaffen kann. Ich muß es schaffen und ich will es schaffen, das weiß ich ganz genau!«
So gut dies auch klingen mag, es ist die Sprache der Abwehr, die sich weigert, die Realität anzuerkennen. Unterstützt wird diese Einstellung noch durch Vorwürfe und Appelle der Umwelt, die sagte: »Wenn du nur wirklich willst, dann schaffst du es! Es ist nur eine Sache des Willens! Reiß dich doch endlich einmal zusammen!« Der Abhängige vergißt dabei sehr rasch, wie oft er sich schon selbst genau diese Sätze gesagt hat und wohin er damit gekommen ist.

In der Auseinandersetzung mit Schritt 1 kreist der Abhängige um die Frage: *»Bin ich tatsächlich drogenabhängig?«*
Bei der Alkoholabhängigkeit ist es wichtig zu sehen, daß der Begriff »Alkoholiker« kein einheitliches Krankheitsbild umfaßt. Jellinek und seine Mitarbeiter haben aufgrund intensiver Forschungen *fünf verschiedene Erscheinungsformen des Alkoholikers* herausgearbeitet, die sie mit Buchstaben des griechischen Alphabets als Alpha-, Beta-, Gamma-, Delta- und Epsilon-Alkoholiker bezeichneten.

Alpha-Alkoholiker, auch Problem- und Erleichterungstrinker genannt, trinken Alkohol, um sich von dem Druck ihrer Probleme zu entlasten und vermehrte Sicherheit und Entspannung zu finden. Sie entwickeln nach jahrelangem Trinken keine physische Alkoholabhängigkeit und können jederzeit mit dem Trinken aufhören (s. Anhang Nr. 6). Es besteht jedoch eine psychische Abhängigkeit durch das Verlangen nach dem Entlastungseffekt. Dieser Zustand ist vergleichbar dem, was wir in unserer Darstellung in Phase 2 (s. 2.2) beschrieben haben.

Beta-Alkoholiker trinken im Rahmen der Trinksitten gewohnheitsmäßig, nicht selten sogar häufig Alkohol, was vielfach körperliche Schädigungen zur Folge hat. Der Beta-Alkoholiker entwickelt keine Abhängigkeit und kann jederzeit mit dem Trinken aufhören. Der »Fernseh-Alkoholiker« ist heute vor allem in dieser Gruppe zu finden.

Gamma-Alkoholiker bieten das Erscheinungsbild, wie wir es in unserer Darstellung in den Phasen 3 und 4 (s. 2.3 und 2.4) beschrieben haben. Jellinek verwendet zur Beschreibung dieses Krankheitsbildes eine etwas andere Phasenbezeichnung. Im ganzen kommt er auch auf vier Phasen:
(1) Die voralkoholische Phase: Der Gamma-Alkoholiker findet wie der Alpha-Alkoholiker durch Alkoholkonsum Entlastung, Sicherheit und Entspannung. Er nimmt deshalb immer häufiger Zuflucht zum Alkohol.
(2) Die Prodromalphase (vor dem vollen Ausbrechen der Krankheit) wird in der Regel durch das Auftreten von Gedächtnislücken eingeleitet (s. 2.4.2). Der Kranke ändert allmählich sein Trinkverhalten, trinkt heimlich usw.
(3) In der kritischen Phase kommt es dann zum Kontrollverlust, der das Bild der süchtigen Erkrankung auch für die Umgebung sichtbar macht. Jetzt können schon kleinste Mengen Alkohol einen unwiderstehlichen Drang nach weiterem Alkoholkonsum auslösen.

Der Kranke kann aus eigener Kraft nicht mehr aufhören, er trinkt weiter bis zum Exzeß.
(4) In der chronischen Phase kommt es beim Fehlen der Droge zu heftigen Entzugserscheinungen, die den Kranken veranlassen, weiter zu trinken. Der Alkohol wird nötiger als Nahrung, er wird zum Mittelpunkt des Lebens. Am Ende steht der körperliche, seelische und soziale Zusammenbruch.

Delta-Alkoholiker behalten im Unterschied zu den Gamma-Alkoholikern die Kontrolle über den Alkoholkonsum, d. h. sie trinken nicht bis zur Bewußtlosigkeit. Beim Absetzen des Alkohols kommt es aber zu heftigen Entzugserscheinungen, gegen die sie mit neuer Alkoholzufuhr angehen. Delta-Alkoholiker halten deshalb einen stetigen Alkoholpegel, ohne daß es zu exzessiven Entgleisungen kommt.

Epsilon-Alkoholiker entsprechen dem Bild des »Quartaltrinkers«. In nahezu regelmäßigen Abständen stellen sich Krisentage ein, die mit Unruhe, grundloser Verstimmung und zwanghaftem Denken an Alkohol einhergehen. Nach Beginn des Alkoholkonsums kommt es zu Kontrollverlust mit mehrtätigen Exzessen. Danach ist eine Pause bis zur nächsten Trinkepisode.

Daß beim Gamma-, Delta- und Epsilon-Alkoholiker ein sehr bedrohliches Krankheitsbild vorliegt, ist jedem Einsichtigen klar. Die Gefahr beim Beta-Alkoholiker liegt vor allem in seiner organischen Schädigung. Bei Alpha-Alkoholikern gibt es nicht selten Weiterentwicklungen in Richtung zum Gamma-Alkoholiker. Wir halten deshalb die hier vorgetragenen Schritte zur Wiederherstellung ebenso im Blick auf diese beiden letzten Gruppen für angezeigt. Auch sie haben neu zu lernen, anders mit ihren Gefühlen und Problemen und mit ihrer freien Zeit umzugehen.
Nicht wenige Abhängige wehren sich gegen das Zugeben ihrer Abhängigkeit und Machtlosigkeit, indem sie auf Phasen der Nüchternheit verweisen, die ihnen immer wieder möglich waren. »Vor drei Jahren war ich für sechs Monate ganz trocken!« Solche trockenen Zeiten sprechen jedoch nicht gegen eine Abhängigkeit, sondern eher dafür, weil sie nicht durchgehalten werden konnten.
Wichtig ist auch, genauer zu bestimmen, welche *Qualität* dieses Trockensein hatte. Fragen Sie sich deshalb: Wie war ich in dieser Zeit? War ich
- frei, offen und gelöst?
- gereizt, nervös, durch jede Kleinigkeit aus der Fassung zu brin-

gen, voller Selbstmitleid und Unzufriedenheit, ungenießbar für meine Umgebung?

Wenn ich es genau wissen will, frage ich am besten die Menschen in meiner Umgebung, die mich in diesen Perioden des Trockenseins erlebt haben. Nicht selten sagen Angehörige dann z. B.: »Als du getrunken hast, warst du genießbarer als in Phasen des Trockenseins!«

Im Grunde ist die Antwort auf die Frage »Bin ich abhängig?« einfach zu erhalten:

- Konnte ich jederzeit aufhören, wann ich wollte, und mich gut dabei fühlen?
- Kann ich mir ein Leben ohne Droge vorstellen, und was fühle ich dabei?

Wenn Sie eine oder beide Fragen mit nein beantworten, ist der Verdacht der Abhängigkeit bestätigt (s. auch 2.3.1 und 2.3.2).

Für manche Patienten wird die Frage »Bin ich abhängig?« zu einem Spiel, mit dem sie sich die ganzen sechs Wochen ihrer Kur beschäftigen. Sie verhindern damit wirkungsvoll, daß etwas in dieser Kur geschieht. Wenn Sie bei sich solche Tendenzen feststellen, fragen Sie sich, welchen Gewinn Sie dadurch haben. Können Sie sich einen oder mehrere dieser folgenden Sätze zu eigen machen?

Solange ich nicht zugebe, daß ich abhängig bin:

- brauche ich nicht die Schritte zur Wiederherstellung zu tun;
- kann alles bleiben wie bisher;
- fühle ich mich sicher, wie hinter einem Schild;
- halte ich die Angst von mir weg, die diese Erkenntnis in mir auslösen würde;
- kann ich mir weiterhin ein Leben mit der Droge leisten;
- brauche ich die anderen, die mir helfen wollen, nicht an mich heranzulassen;
- habe ich nicht das Gefühl, machtlos und klein zu sein.

Finden Sie sich in diesen Sätzen nicht wieder, formulieren Sie Ihre eigenen. Stellen Sie fest, ob Sie bei diesem Gewinn bleiben wollen, oder ob Ihnen die Wiederherstellung ihrer körperlichen und geistigen Gesundheit mehr wert ist. Manche Abhängige, die an dieser Stelle stehen bleiben, brauchen einen oder mehrere Rückfälle, um zu merken, wie es tatsächlich um sie steht. Das Risiko dieses Verfahrens ist allerdings nicht klein, da es dann für eine Änderung zu spät sein kann.

6.2 Hilfe von außen zur Auseinandersetzung mit der Abwehr

Schritt 1 konfrontiert den Abhängigen zunächst mit seinem Hauptproblem, mit seiner Abwehr und der daraus entstehenden Desorientierung, mangelnden Selbstkritik, Selbstüberschätzung und illusionären Lebenshaltung. Der erste kleine Durchbruch durch diese Abwehr geschieht dann, wenn der Abhängige bereit ist, seine Machtlosigkeit zuzugeben und Hilfe von außen in Anspruch zu nehmen. Wenn Sie das tun wollen, bieten sich Ihnen drei Möglichkeiten an:

(1) Da der Abhängige selbst am wenigsten weiß, ob er abhängig ist, und seine Umgebung das sehr viel deutlicher wahrnimmt, fragen Sie Menschen, die Sie gut kennen, wie sie Sie erleben, welches Verhalten sie an Ihnen beobachten. Als Vorbereitung für diese Rückmeldung kommt für die Angehörigen Kapitel 3 und für alle Beteiligten Kapitel 4 in Frage. Versuchen Sie diese Rückmeldungen nur aufzunehmen, ohne sich dagegen zu verteidigen.

(2) Verschaffen Sie sich selbst Informationen über Drogenabhängigkeit. Lesen Sie dazu z. B. die Kapitel 1 und 2. Fragen Sie sich anhand dieser Kapitel:

- Welche von den *Verhaltensweisen*, die in 2.3.2 beschrieben werden, kommen auch bei mir vor?
- Welche von den in 2.3.3 beschriebenen *Abwehrformen* kommen auch bei mir vor?
- Wie lauten die Sätze, die ich häufig zu mir und zu anderen in Betätigung meiner Abwehr sage?

(Verwenden Sie zu Ihrer Selbsteinschätzung auch den Fragebogen im Anhang Nr. 6.)

(3) Hören Sie, was die Berater und die Gruppe Ihnen über Ihr eigenes Verhalten sagen. Das Abwehrverhalten ist so eingeschliffen, daß es sich ständig, auch in der Klinik, bemerkbar macht. Es ist Aufgabe der Gruppe, in der gegenseitigen Wahrnehmung dieses Verhalten sofort anzusprechen und damit als Abwehr sichtbar zu machen (s. 5.4.b). Abwehr in der Gruppe kann ganz verschieden aussehen:

- verleugnen, rationalisieren, verharmlosen, projizieren;
- sich heftig verteidigen;
- andere angreifen und sich selbst dabei draußen halten;
- für andere sprechen;
- Thema wechseln und ausweichen;
- allgemein reden;
- sachlich reden und keine Gefühle zeigen;

- Geschichten erzählen, bei denen unklar bleibt, welchen Bezug sie zur Gegenwart haben;
- das Spiel: Ich war noch schlimmer dran als du!

Indem ich bei anderen diese Abwehr wahrnehme und anspreche, lerne ich, mich selbst besser zu verstehen und anders zu verhalten. Machen wir dies an einem Beispiel deutlich:

Dorothea kommt neu auf die Abteilung. Sie war schon fünf Tage in der Klinik; da sie einen schweren Entzug hatte, dauerte es bei ihr etwas länger. Es ist ihre erste Gruppensitzung und sie achtet gespannt auf alles, was um sie herum vorgeht. Sie ist Professorin für Psychologie an einer renommierten Universität und ahnt natürlich, was auf sie zukommt. Vor allem ihr Gesicht ist gespannt. Man kann sehen, daß sie ihre Zähne fest aufeinander beißt, als wollte sie sagen: »So schnell bekommt ihr nichts aus mir heraus!« Nachdem die Gruppe eine Weile gelaufen ist, wendet sich Maria an sie, die mit ihr in einem Zimmer wohnt: »Dory, wir kennen uns seit gestern abend, und ich freue mich, daß wir zusammen in einer Gruppe sind. Wir leben jetzt einige Wochen hier zusammen, ich fände es hilfreich, wenn du uns etwas von dir erzählen würdest.« Dorothea nickt und sagt: »Natürlich, gern! Ich heiße Dorothea, bin 52 Jahre alt. Ich war verheiratet, vor fünf Jahren starb Georg, mein Mann; er war 20 Jahre älter als ich. Seitdem geht es mir schlecht. Er hat mir Halt gegeben. Die Verhältnisse an unserer Fakultät sind so gespannt. Wenn mir unser Dekan wieder einmal eine verpaßt hatte, dann konnte ich nach Hause gehen und mich bei Georg ausjammern. Aber jetzt ist niemand mehr da. In der Fakultät ist auch niemand, der mich unterstützen würde. Jeder denkt nur an seinen eigenen Vorteil. Es ist ein Kampf aller gegen alle. Im letzten Jahr wurde es besonders schlimm . . .« So geht es noch fünf Minuten weiter, bis Maria sie unterbricht und sagt: »Ja, ich merke, daß du es nicht leicht gehabt hast. Was ich mit meiner Frage vor allem meinte, war: Warum bist du hier?« Dorotheas Stimme wird etwas schärfer, als sie antwortet: »Das habe ich euch doch eben erzählt, wie schlecht es mir ging. Eigentlich möchte ich auch gar nicht hier sein, aber der verdammte Dekan meinte, wenn ich nicht in die Therapie ginge, bräuchte ich gar nicht mehr zum nächsten Semester zu erscheinen. Das ist wieder so eine Intrige von ihm! Ich bestreite ja gar nicht, daß ich zum Mittag- und Abendessen ein bis zwei Gläser Wein trinke, aber das tut doch jeder! Die wollen mich bloß loshaben! Ich bin keine Alkoholikerin, das lasse ich mir nicht anhängen . . .!« Maria unterbricht sie freundlich und sagt: »Dory, weißt du, was du die letzten fünfzehn Minuten getan hast?« Zornig fährt Dorothea sie an: »Deine Fragen regen mich langsam auf! Ich habe euch zu erklären versucht, wie ich hierher kam und daß das Ganze eine verdammte Intrige ist!« Maria fährt unbeirrt freundlich fort: »Ich habe schon verstanden, was du uns sagen wolltest, aber darum geht es gerade. Du hast uns zu erklären versucht, warum du gar nicht anders konntest, als in deiner Einsamkeit zu trinken. Wir nennen hier eine solche Begründung ›Rationalisierung‹. Und genau diese Begründungen halten uns weiter am Trinken. Du gibst auch noch anderen die Schuld daran. Es ist ihre Bosheit und Intrige, daß du hier bist. Das nennen wir ›Projektion‹. Solange du noch auf diesem Dampfer fährst, tust du nichts für dich selbst.« Dorothea sagt nichts mehr, blickt sie und die Gruppe nur finster an. Ungerührt davon fährt Pat, eine andere Patientin, fort: »Du zeigst auch noch eine andere Abwehr, du verharmlost. Du sagst, du würdest zum Mittag- und zum Abendessen nur ein bis zwei Gläser Wein trinken. Du bist heute schon den fünften Tag in der Klinik. Dein Entzug hat länger als üblich gedauert; das passiert nicht, wenn man nur zwei bis vier Gläser Wein pro Tag trinkt.« Dorotheas Gesicht wird noch finsterer. In den nächsten Tagen sitzt sie mit verbissenem Gesicht in der Gruppe. Wendet sich jemand an sie, gibt sie nur scharfe und kurze Antworten. Nach vierzehn Tagen geschieht es, daß Molly, eine andere Patientin, neu auf die Abteilung kommt. Molly stellt sich auch in der Gruppe vor: »Ich bin seit sieben Jahren verheiratet, habe zwei Kinder und bin Verkäuferin in einem großen Kaufhaus.« Auf die Frage, warum sie hier ist, antwortet sie: »Ich bin überarbeitet. Die Arbeit zu Hause und im Beruf, das ist mir einfach zu viel. Dazu kommt, daß die Schwiegermutter im Hause wohnt, die die Kinder mitversorgt. Am Arbeitsplatz fühle ich mich auch nicht wohl. Die Kolleginnen untereinander . . . Jede denkt nur an sich selbst. Neulich wurde ich sogar verdächtigt, Geld aus der Kasse genommen zu haben . . .« Da wendet sich plötzlich Dorothea ihr zu und sagt: »Molly, was du eben getan hast, kenne ich sehr gut bei mir selbst. Du hast uns die Gründe genannt, weshalb du trinken und Tabeletten nehmen mußt, um deine Nerven zu beruhigen. Wir nennen das hier ›Rationalisierung‹, und das ist eine ganz gefährliche Sache, wie ich bei mir gemerkt habe!« Dorotheas Stimme und Haltung ist eine ganz andere geworden als in den Wochen vorher. Durch die Gruppe geht ein Seufzer der Erleichterung, und alle sehen lachend Dorothea an. Sie spüren, daß Dorothea selbst ihren Abwehrring durchbrochen und damit zu sich selbst gefunden hat.

6.3 Der Durchbruch von innen her

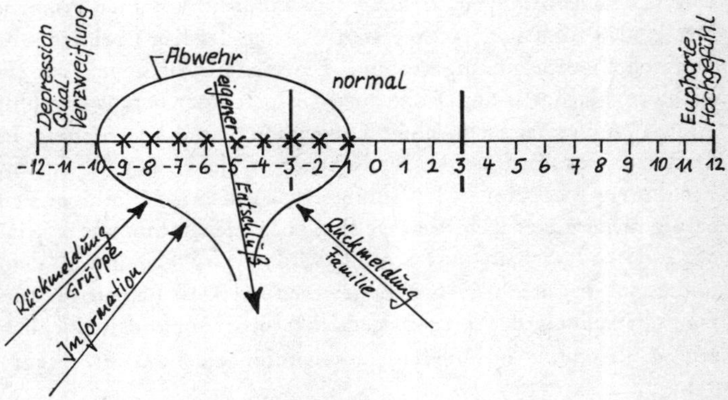

Abb. 5: Der entscheidende Durchbruch durch die Abwehrmauer geschieht, wenn der Drogenabhängige selbst aktiv zugibt, wie machtlos er dem Alkohol (den Drogen) gegenüber ist.

Die stetigen Rückmeldungen, die von der Familie, der Gruppe, den Beratern und durch Informationen über Abhängigkeit auf den

Abhängigen zukommen, helfen, von außen die Abwehr zu durchlöchern. Den entscheidenden Durchbruch durch die Abwehrmauer zu erzielen, ist aber Sache des Drogenabhängigen selbst, indem er bereit wird, zuzugeben, wie machtlos er gegenüber der Droge ist.

Die Echtheit Ihrer Entscheidung, Abwehr aufzugeben, zeigt sich deshalb daran, wie konkret Sie vor sich selbst und in der Gruppe zu reden bereit sind:

- von der Art Ihres Drogengebrauches: wann, wo, wie?
- vom Umfang Ihres Drogengebrauches: wieviel?
- von den Auswirkungen des Drogengebrauches auf Sie selbst, Ihre Beziehungen, Ihre Familie, Ihren Beruf usw.

Sie machen sich dadurch deutlich, daß die Machtlosigkeit nicht nur auf die Droge bezogen ist, sondern *daß Sie unter der Einwirkung der Droge Ihr gesamtes Leben nicht mehr meistern konnten.* Die bestehenden Probleme wurden nicht gelöst, sondern neue kamen durch Ihre Abhängigkeit noch hinzu.

6.4 Mit den negativen Gefühlen in Kontakt kommen

Der Durchbruch durch den Abwehrring bedeutet, daß die darin aufgestauten negativen Gefühle und Einstellungen frei werden und damit dem Abhängigen wieder ins Bewußtsein kommen können. Der Patient fühlt sich in den ersten Wochen der Kur in einem sehr wechselhaften Stimmungszustand. Einerseits ist er ungeheuer erleichtert: Nachdem die Droge aus seinem Körper heraus ist, fühlt er sich wohler; er ist in einer Umgebung, die ihn akzeptiert; er merkt, daß es noch andere Menschen gibt, denen es ähnlich geht wie ihm; er schöpft neue Hoffnung usw. Andererseits fühlt er sich häufig niedergeschlagen, Verzweiflung beschleicht ihn, wie es weitergehen soll; Scham und Schuldgefühle bedrücken ihn in dem Maße, wie er erkennt, was alles gewesen ist: »Das habe ich getan! Darf ein Mensch, der so etwas getan hat, überhaupt noch glücklich sein? Können mir die anderen, kann ich mir selbst das verzeihen?« usw.

Diese intensive Erfahrung von Gefühlen ist für den Abhängigen neu und bestürzend. Da er sie immer von sich ferngehalten hat, muß er erst lernen, damit umzugehen. Deshalb ist es wichtig, in der Therapie, besonders in den Gruppensitzungen, auf die Gefühle bei sich selbst und den anderen zu achten. Machen wir das an einigen Beispielen deutlich.

(1) *Robert* war seit kurzem in der Gruppe. Draußen war er ein erfolgreicher Geschäftsmann, und er verstand es, diese Rolle auch sehr rasch in der Gruppe auszuüben: er sprach sehr kontrolliert und vernünftig über sich und seine Situation, aber von seinen Gefühlen war nichts zu spüren; bis eines Tages ihm die Wendung entschlüpft: »Ich hätte mir dafür selbst eine reinhauen können!« Als der Berater dies hört, klingelt es bei ihm: »Das erste Anzeichen eines Gefühls bei Robert!« Der Berater wendet sich an Robert: »Wenn du erfahren möchtest, wie du selbst mit dir umgehst, dann tu das, was du eben gesagt hast!« Robert ist bereit dazu und gibt sich zunächst zwei zarte Ohrfeigen. Der Berater fordert ihn auf, es stärker zu tun. Robert tut es und ist betroffen von dem Gefühl, das ihn dabei überkommt. Er ist dadurch plötzlich in Kontakt mit sich selbst gekommen, und der Entschluß reift in ihm: »So, wie bisher, möchte ich nicht mehr mit mir umgehen: mich selbst schlagen mit dem, was ich tue!«

(2) *Thomas* wird von einem Mitglied seiner Gruppe angesprochen: »Schon seit zwei Tagen siehst du so finster und verschlossen aus. Was geht in dir vor?« Thomas: »Wer ist hier finster und verschlossen? Mir geht es nicht schlecht!« Der Ausdruck seines Gesichtes und seiner Stimme sagen aber genau das Gegenteil. Der Berater gibt Thomas seine Worte mit demselben Ausdruck von Gesicht und Stimme zurück. Die übrigen Gruppenteilnehmer lachen über den Widerspruch zwischen den Worten und dem Ausdruck, der so offensichtlich demonstriert wird. Thomas wird noch finsterer. Aber dieses Geschehen arbeitet in ihm weiter. Zwei Tage später kann Thomas in der Gruppe offen darüber reden: »Ich hatte tatsächlich eine Stinkwut auf euch. Ich hätte alles um mich herum in Stücke hauen können. Es war genau das Gefühl, wie ich es immer hatte, bevor ich auf eine Sauftour ging. Am meisten tat ich mir selbst leid. Ich sah, wie es den anderen so viel besser ging als mir. Die schafften alles so viel leichter als ich. Die konnten es mit der linken Hand machen, was mir so viel Mühe verursachte. Ich wollte, daß es ihnen auch einmal so dreckig geht wie mir. Und dann tat ich immer genau das, daß es mir noch dreckiger ging als vorher. Dann hatte ich noch mehr Mitleid mit mir und noch mehr Wut auf die anderen. Und so ging das immer weiter. Aber das habe ich mir nie so klar gemacht. Jetzt erst merke ich, was mit mir los ist . . .«

(3) *Elisabeth* ist 32 Jahre alt, verheiratet, hat drei Kinder im Alter von vier bis neun Jahren. Ihr Entzug war sehr schwer, da sie Alkohol und Tabletten kombiniert genommen hatte. Sie litt zunächst an Schlaflosigkeit und hatte dann auf Anraten ihres Arztes am Abend etwas Alkohol zur Entspannung genommen. Die Mengen, die sie brauchte, um schlafen zu können, wurden aber rasch so groß, daß der Arzt den Alkohol absetzte und ihr Tabletten verordnete. Schließlich nahm Elisbath Tabletten und Alkohol, um schlafen zu können. Auf der Abteilung benimmt sich Elisabeth äußerst auffällig. Sie springt plötzlich aus dem Sessel im Wohnzimmer auf und rennt schreiend mit dem Kopf gegen die Wand, so daß sie sich schmerzhafte Verletzungen zuzieht. Die anderen Patienten können sie mit Mühe von weiteren Stößen zurückhalten. Alle sind sehr betroffen und entsetzt über dieses Verhalten. Sie fürchten, Elisabeth sei übergeschnappt und müsse in die psychiatrische Klinik eingeliefert werden. Ken, ihr Berater, läßt sich jedoch davon nicht erschrecken. Er spricht mit ihr: »Elisabeth, ich habe den Eindruck, du möchtest dich für etwas bestrafen. Stimmt das?« Elisabeth: »Ich weiß nicht, ob ich das will. Da ist nur so eine Stimme in meinem Kopf, die sagt: ›Wer so

schlecht ist wie du, der darf nicht leben!‹ Diese Stimme will ich endlich zum Schweigen bringen!« »Willst du sie zum Schweigen bringen«, sagt Ken, »indem du deinen Kopf gegen die Wand rennst?« Elisabeth: »Ja, dann ist für einen Augenblick Ruhe, wenn ich diesen Schmerz spüre!« Ken: »Dieser Vorwurf, daß du so schlecht bis, tut dir weh?« »Das macht mich noch verrückt«, antwortet Elisabeth. »Ich kann auch gar nichts dagegen sagen. Ich habe mich auch wirklich furchtbar benommen. Wenn ich denke, was ich den Kindern angetan habe! Vor allem Irmi, der Jüngsten. Eine Mutter dürfte das nie tun! Ich hatte mir ja vorgenommen, nur abends etwas zu nehmen, wenn die Kinder im Bett waren. Aber dann habe ich es auch morgens getan, wenn alle, außer der Kleinen, außer Haus waren. Irmi hat mich dann oft gefunden, wie ich am Boden lag, bewußtlos und vollgekotzt. Sie saß dann weinend neben mir und versuchte mich zu säubern und ins Bewußtsein zurückzubringen. Das kann ich nie vergessen. Das hängt ihr sicher auch ein Leben lang nach. Ich weiß, wie das ist, wenn die Mutter nicht so ist, wie man sie sich wünscht. Ich wollte doch deshalb auch eine gute Mutter sein, und nun mache ich es noch viel schlimmer als meine eigene!« Ken verarbeitet nun mit Elisabeth, was sie in diesem Gespräch angedeutet hat: Er stellt ihr zwei leere Stühle gegenüber, einen Stuhl für ihre eigene Mutter, den zweiten für Irmi. Indem Elisabeth wechselweise die verschiedenen Rollen einnimmt, kann sie durcharbeiten, was an belastenden Gefühlen in ihr vorhanden ist: Als Elisabeth vier Jahre alt war, hatte sich die Mutter von ihrem Vater scheiden lassen. Die Mutter saß in diesen Jahren oft teilnahmslos in einem Sessel und sah traurig vor sich hin. Elisabeth hätte so gerne gehabt, wenn die Mutter sie an sich gedrückt und zärtlich zu ihr gewesen wäre; aber da sie es nicht tat, bekam Elisabeth das Gefühl, daß ihre Mutter traurig über sie sei. Sie wußte aber andererseits nicht, was sie angestellt hatte. So wagte sie es auch nicht, einfach auf ihre Mutter zuzugehen. In ihrem weiteren Leben fühlte sie immer eine Wand zwischen sich und der Mutter, die sie sehr bedrückte und die sie auch zu dem Entschluß brachte: »Ich möchte eine bessere Mutter sein als meine eigene Mutter!« Auf dem Stuhl der Irmi konnte Elisabeth nun zu sich selbst sagen: »Wenn du mit dem Kopf gegen die Wand rennst, dann machst du alles nur noch schlimmer. Das tut mir auch weh, Mami! Ich möchte eine Mami, die wieder nach Hause kommt und die mich in die Arme nimmt und lieb zu mir ist. Dann kann ich auch das, was war, vergessen!« Nachdem sich Elisabeth so mit ihren Gefühlen auseinandergesetzt hat, braucht sie nicht mehr mit dem Kopf an die Wand zu rennen, und die Kur kann weitergehen.

6.5 Den eigenen Engpaß entdecken

Wie das letzte Beispiel zeigt, bringt die Auseinandersetzung mit seinen eigenen negativen Gefühlen den Abhängigen in Kontakt mit Engpässen, die in einem früheren Stadium seines Lebens entstanden sind. Diese haben dann dazu geführt, daß die Entwicklung in einem wesentlichen Lebensbereich nicht weitergegangen ist. Der für Elisabeth entscheidende Engpaß ergab sich aus ihrer Beziehung zu ihrer Mutter. Als sie selbst zum dritten Mal Mutter wurde, verstärkte sich der Druck in diesem Engpaß so sehr, daß sie nicht mehr schlafen konnte. Erst dann gebrauchte sie Drogen, um diese Spannung einigermaßen meistern zu können! Die Droge kam also in ein Spannungsfeld hinein, das Elisabeth schon vorher nicht mehr meistern konnte. Der Satz, »daß wir unser Leben nicht mehr meistern konnten« ist also noch etwas tiefer zu verstehen als in 6.3. Dort haben wir ihn so verstanden: »Als die Droge in mein Leben kam, konnte ich es nicht mehr meistern.« An der jetzigen Stelle des Prozesses ist es wichtig, zu entdecken: *»Schon bevor die Droge in mein Leben kam, war da ein Engpaß, an dem es nicht weiter ging, wo mein inneres Wachstum stehen blieb. Der Drogengebrauch war ein verzweifelter Versuch, trotz dieses Engpasses noch weiterzumachen. Dieser Versuch brachte aber nicht weiter, sondern machte das Problem nur noch unlösbarer!«*

An dieser Stelle ist ganz klar einem *Mißverständnis* vorzubeugen, das meint: Wenn ich mich jetzt mit diesem meinem Engpaß befasse und versuche, durch Neuentscheidungen ihn aufzulösen und weiterzukommen, dann wird dadurch meine Drogenabhängigkeit aufgehoben. *Die Tatsache, daß ich drogenabhängig bin, kann nicht rückgängig gemacht werden.* Ich werde mich deshalb zeitlebens von stimmungsverändernden Substanzen fernhalten müssen. Für meinen Engpaß werde ich aber trotzdem eine Lösung zu finden haben, um bei bestehender Abhängigkeit ein erfülltes Leben in Nüchternheit führen zu können. Es gibt Beispiele genug für Therapien, in denen der grundlegende Engpaß unentdeckt und unbearbeitet blieb und nach denen es demzufolge zu Rückfällen kam.

Jeder Mensch hat seinen eigenen Engpaß, den er selbst zu entdekken hat. Es ist deshalb unmöglich, alle möglichen Engpässe hier aufzuführen. Im folgenden können wir nur einige *typische Beispiele* als Hilfe für die eigene Entdeckungsreise geben. Als Anleitung zum Verstehen der Zusammenhänge hat sich die Transaktionsanalyse von Eric Berne als sehr nützlich erwiesen. Im weiteren werden wir darauf Bezug nehmen[20].

6.5.1 Hilfen der Transaktionsanalyse zum Verstehen der Engpässe

Die Transaktionsanalyse (abgekürzt TA) hat zwei leicht verstehbare Konzepte, die uns hier weiterhelfen können:

a) Die Struktur der Persönlichkeit
b) Der Widerstreit von Verfügung und Gegenverfügung

a) Die Struktur der Person

Jede Person hat drei Ich-Zustände, die verschiedene Botschaften,

Gefühle und Gedächtnisinhalte haben: das Eltern-Ich, das Kindheits-Ich und das Erwachsenen-Ich.

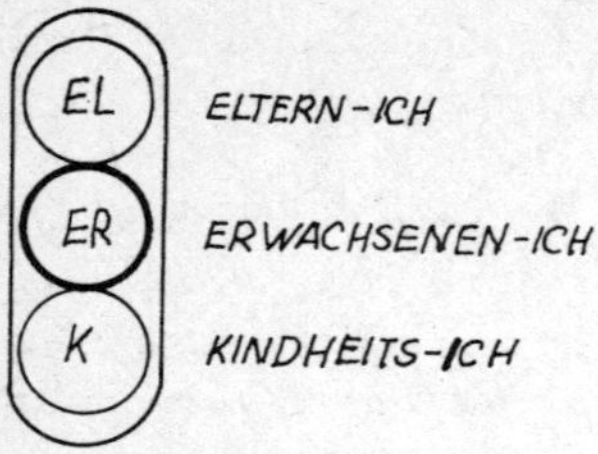

Abb. 6: Die drei Ich-Zustände

Eltern-Ich (EL): das sind die Eltern oder andere Erziehungspersonen, wie ich sie bis zum Alter von sechs Jahren erlebt und in mich hineingenommen habe. Das EL-Ich hat zwei Aspekte:
- das nährende, fürsorgliche EL,
- das kritische EL.

Beide sind notwendig, damit ich mir selbst und anderen Schutz und Verhaltensanweisungen geben kann. Beide sind problematisch, wenn sie zu viel Schutz bzw. nur kritische Rückmeldungen geben.
Kindheits-Ich (K): es enthält alle Gefühle, wie ich sie als Kind bis zum Alter von ca. sechs Jahren gehabt habe. Zu betonen ist, daß auch der Erwachsene ein Kindheits-Ich hat, in dem er heute noch diese Gefühle erlebt. Im Kindheits-Ich sind zu untercheiden:
- das angepaßte K, das sich den Forderungen des El unterwirft,
- das rebellische K, das gegen die Forderungen des EL rebelliert,
- das freie, spontane K mit seiner Freude am Experimentieren, seiner Neugierde und Phantasie.

Erwachsenen-Ich (ER): es entsteht bereits in der frühen Kindheit aus dem »kleinen Professor«, der die Welt zu erforschen sucht. Das ER sammelt Daten, trifft Entscheidungen, hat also eine Steuerungsfunktion.
Der Engpaß entsteht meist aus einer ungelösten Spannung zwischen EL und K, d. h. aus ungelösten Konflikten in der Kindheit. Drogenabhängigkeit steht erfahrungsgemäß in engem Zusammenhang mit einem destruktiven EL und einem angepaßt/rebellischen K. Zur Lösung des Engpasses sind nötig: die Kräfte des freien und spontanen K und die bewußte Neuentscheidung im ER.

b) Der Widerstreit von »Verfügung« und »Gegenverfügung«
Eltern geben ihren Kindern auf verschiedenen Ebenen oft recht widersprüchliche Botschaften mit, die dann zu solchen Engpässen führen können. Machen wir dies an einer Skizze deutlich:

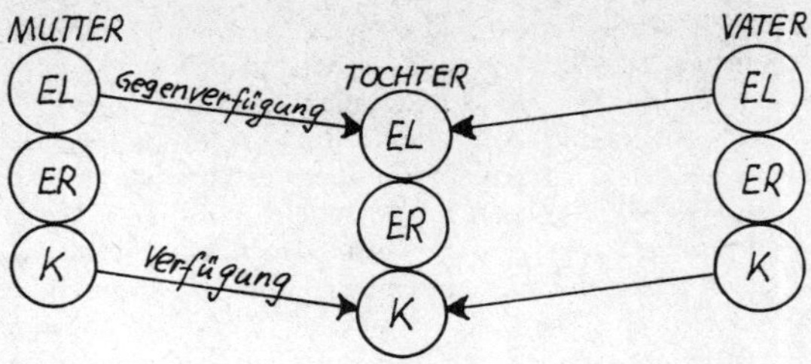

Abb. 7: Verfügung und Gegenverfügung

Die stärkste Prägung läuft auf der untersten Ebene im Kontakt zwischen dem K der Eltern und dem K des Kindes. Auf dieser Ebene wird die Erlaubnis zu leben vermittelt. Wird diese Erlaubnis nur eingeschränkt erteilt oder ganz verweigert, sprechen wir von einer *»Verfügung«*[21]. Verfügungen entstehen vor allem durch das, was im Lebenszusammenhang fehlt. Bei Elisabeth lauten diese Verfügungen: »Habe/zeige keine Gefühle« (Mutter, die selbst in ihrem alleingelassenen und trauernden K verschlossen dasaß, läßt gar keine Gefühle zu). Oder noch schärfer: »Existiere nicht« (Mutter nimmt sie gar nicht zur Kenntnis). Daraus kommt dann die weitere Verfügung: »Sei schuldig!« (Sie glaubt, am Verhalten der depressiven Mutter schuld zu sein.)
Auf der Ebene EL-Eltern zu EL-Kind werden elterliche Lebensmaximen weitergegeben. Sie sind häufig eine Reaktion auf Verhaltensweisen, die durch die Verfügung im K gesteuert sind. Die Eltern sehen z. B., daß die Tochter traurig ist, sich hängen läßt und tagträumt. Sie geben dann die *Gegenverfügung* »Sei tüchtig!«, »Arbeite hart!«, »Sei perfekt!«, »Sei brav!«, »Such das Wohlgefallen deiner Eltern zu erringen!« usw. Elisabeth formte sich daraus ihre Lebensmaxime, eine gute und überperfekte Mutter zu sein. Im folgenden soll an diesem und anderen Beispielen weiter ausgeführt werden, welche Dynamik sich zwischen Verfügung und Gegenverfügung abspielt und welche Engpässe daraus entstehen.

6.5.2 Beispiele für Engpässe

(1) Elisabeth konnte mit ihrer Gegenverfügung »Sei eine gute und perfekte Mutter!« lange Zeit erfolgreich leben, auch wenn es ziemlich aufreibend war, ihr zu folgen. Als aber das dritte Kind kam, war die Belastung so stark, daß die darunterliegende Verfügung durchbrach. Elisabeth lebte offenbar nach dem Mythos, der sagt: »Ich kann nicht mehr Liebe geben, als ich selbst empfangen habe.« Das, was sie an Liebe zu geben vermochte, war mit den zwei bereits vorhandenen Kindern erschöpft. Die darunterliegende Verfügung wurde für sie lebensbedrohlich und rief heftige Schuldgefühle hervor.

In dieser Situation war Elisabeth selbst wieder das einsame und schutzlose Kind, das nicht wußte, was vorging. Sie mußte ständig aufpassen, um das Schlimmste zu verhindern. Sie konnte nicht mehr schlafen. In dieser Situation nahm sie Alkohol. Die in der Verfügung vorhandenen Schuldgefühle haben wesentlich dazu beigetragen, daß das Stimmungspendel nach dem Gebrauch von Alkohol tiefer in den Bereich ihrer negativen Gefühle hinein ausschlug. Die Droge griff die vorhandenen negativen Gefühle auf und bezog sie in das Abhängigkeitssyndrom mit ein, wodurch sie noch weiter verstärkt wurden. Wenn Elisabeth in der Therapie ihren Kopf an die Wand rennt, ist beides deutlich: die Botschaft »Existiere nicht!« und »Du bist schuldig!« Die Neuentscheidung erfolgt in der Szene mit den drei Stühlen: in der Rolle der Irmi entschließt sie sich, ihr eigenes lange verschüttetes freies K mit seinen Wünschen nach Wärme und Zärtlichkeit herauszulassen. Sie aktiviert dadurch ihr eigenes nährendes Eltern-Ich für sich selbst und ihre Kinder. Ihr eigenes K ist damit nicht mehr hilflos, ungeschützt und schuldig, sondern Elisabeth kann sich gelöst hinlegen und schlafen, sich entspannen, und das nun ohne Drogen!

(2) Hier greifen wir zurück auf das Beispiel von *Frank,* das wir bereits im Abschnitt 5.4.2 erwähnt haben. Seine Gegenverfügung lautete: »Sei groß und stark!« Er war es auch tatsächlich seiner Körperstatur nach.
Die darunterliegende Verfügung, die ihm der Vater durch sein rechthaberisches Verhalten vermittelt hatte, war: »Schaff es nicht! Sei ein Versager!«
Frank setzte sich gegen die Verfügung verzweifelt zur Wehr, um der Gegenverfügung Folge leisten zu können. Die Droge bot ihm dazu eine Möglichkeit, denn unter ihrem Einfluß fühlte sich Frank tatsächlich zeitweise groß und stark. Er bezahlte aber diese kurzfristigen Gefühle der Größe und Stärke mit desto größeren Schuld- und Ohnmachtsgefühlen, die ihn wieder dazu veranlaßten, sich noch tiefer in sich zu verschließen. Damit war der Verfügung wieder entsprochen: »Vater ist doch der Stärkere, ich schaffe es nicht, ich bin ein Versager!«
Die neue Entscheidung fiel ein Stück weit in der Gruppensitzung, als er sich entschloß, den Ärger gegen seinen Vater herauszulassen. Er stellte sich dem Vater und merkte: »Ich schaffe es, daß ich ihm einmal sage, was ich von ihm halte und was er mir angetan hat!« Wichtig ist dabei allerdings, daß Frank sich nicht zum Opfer seines Vaters macht, sondern erkennt, daß er es selbst war, der seinem Vater so viel Macht über sich eingeräumt hatte. Die neue Entscheidung, es zu schaffen und sich selbst zu behaupten, wird Frank noch in vielen kleinen und alltäglichen Entscheidungen immer neu zu fällen haben. Es ist aber wichtig, daß er in der Therapie diese neue Entscheidung einmal gefällt und damit eine befreiende Erfahrung gemacht hat.

(3) *Peters* Engpaß ist nicht selten bei Drogenabhängigen. Unter einer Gegenverfügung, die lautete: »Lebe den anderen Menschen zu Gefallen«, war Peter ein überfreundlicher Mensch, der sich in seiner Arbeit als Buchhalter völlig seinem Chef unterordnete. Dieser konnte mit ihm machen, was er wollte. Peter arbeitete z. B. jede Zahl von Überstunden, zum größten Teil unvergütet. Innerlich ärgerte er sich über seinen Chef, aber seine Verfügung »Zeige deine (aggressiven) Gefühle nicht!« hinderte ihn daran, sie direkt mitzuteilen. Zu Hause bei seiner Frau ging es ihm ähnlich wie bei seinem Chef. Wenn er allerdings getrunken hatte, war er der starke Mann, der dann kräftig auf die Pauke haute, Geschirr zerschmetterte und die anderen tätlich angriff.

Peter fällte für sich die weiterführende Neuentscheidung, als er in der Gruppe einem Mitpatienten gegenüber seinen Ärger über diesen direkt herausließ und nicht mehr nur der Freundliche war. Hinterher kamen zwar noch einige Bedenken. Trotzdem war dies schon ein Fortschritt. Peter hatte gemerkt, daß die stets befürchtete große Katastrophe nicht eintrat. Im Gegenteil, seine Beziehungen wurden dadurch lebendiger und intensiver. Er wird seine Neuentscheidung auch darin zu bewähren haben, daß er sich künftig nicht mehr unter seinem Wert verkauft. Er entscheidet damit, was wichtiger für ihn ist: sein Leben oder einen Konflikt zu riskieren!

(4) Für *Lucie* entstand der Engpaß durch eine verwöhnende und irreale Ansprüche züchtende Erziehung. Sie entstammte einer begüterten Familie, deren Lebensmaxime ihr von klein auf eingebläut wurde: »Vergiß nie, daß du eine K. bist! Sei stolz darauf! Die anderen sind da, dir zu dienen!« Darunter lag durch die Verwöhnung der Eltern, die ihr alle Schwierigkeiten abnahmen, die Verfügung: »Bleibe unselbständig! Du schaffst es doch nicht!« Zunächst war ihr Leben ganz erfolgreich. Arbeiten taten stets andere für sie. Selbst in der Schule fanden sich Leute, die für sie die Schularbeiten machten. Mit einiger Nachhilfe schaffte sie das Abitur. Wenige Jahre später heiratete sie einen wesentlich älteren Mann. Diese Heirat änderte ihre Lage schlagartig und brachte die Widersprüche ihrer Verfügung und Gegenverfügung zutage. Schon in der Hochzeitsnacht erkannte sie, daß es ihrem Mann nur um ihr Geld zu tun gewesen war: er kam nicht zu ihr, sondern betrank sich. Jetzt war aber niemand mehr da, der für sie sorgte oder bei dem sie sich hätte ausweinen und Hilfe holen können. Sie hatte nur gelernt, darauf zu bestehen: »Ich will, was ich will, und das sofort!« (»König-Baby-Einstellung«), aber niemand war da, der darauf hörte. Entsprechend ihrer Verfügung (klein und hilflos zu bleiben) setzte sie ihr Denken und ihr erwachsenes Problemlösungspotential nicht ein. Statt dieser Situation so rasch wie möglich ein Ende zu bereiten, fing sie an zu trinken. Der Stolz ließ ja auch das Eingeständnis nicht zu, daß man mit dieser Heirat einen Fehler gemacht hatte. Im Rausch hatte sie kein anderes Ziel, als Rache an ihrem Mann zu nehmen, der ihr, wie sie meinte, ihr Leben zerstört hatte. Es kam dabei zu immer heftigeren Szenen. Einmal hat sie im Rausch sogar mit der Pistole auf ihn geschossen, ihn allerdings dabei verfehlt.

Ihre Neuentscheidung vollzog Lucie an mehreren Stellen: einmal entschloß sie sich, regelmäßig am Morgen ihr Bett selbst zu machen, in der Gruppe für sich selbst zu sprechen, ihr Denken zu gebrauchen und sich in ihren Kontakten erwachsener zu verhalten. Nach der Therapie hat sie sich von ihrer Familie und ihrem Mann getrennt, um sich selbst ein eigenes Leben aufzubauen.

(5) *Pamelas* Engpaß bestand zwischen einer Gegenverfügung, die sagte: »Sei perfekt! Mach alles 150%ig!« und einer Verfügung, die lautete: »Zeige deine Gefühle nicht!« Sie hatte den Beruf einer Schneiderin erlernt, aber dann bis zu ihrem 32. Lebensjahr immer weiter gelernt. Es gab kaum eine Phase in ihrem Leben, in der sie nicht irgendeine Zusatzausbildung, eine Abendschule, gemacht hätte. Sie entwickelte sich von der Schneiderin zur Modezeichnerin, zur Managerin einer größeren Modefirma, zur Dozentin an einer Modefachschule usw. Alles, was sie anfing, mußte sie 150%ig tun. Ihre anderen Bedürfnisse, z. B. nach Zärtlichkeit und Anlehnung, nach Erfüllung ihrer weiblichen Rolle, kamen nicht zum Zug. Mehrfach hatte sie

Freundschaften mit Männern angefangen, aber sie endeten alle damit, daß sie plötzlich doch nicht zurückstecken konnte, sondern wieder eine neue Tätigkeit mit entsprechender Ausbildung anfing. Pamela war sich über ihre Situation sehr im klaren, aber sie konnte keine neue Entscheidung treffen, da der Drang 150%ig zu sein noch zu stark war und sie sich ihren eigenen Gefühlen noch zu wenig stellte. In ihrer nächsten Therapie, die sicher kommen wird, wird Pamela mehr auf diese noch nicht wahrgenommenen Gefühle und Wünsche einzugehen haben.

Aus diesen Beispielen könnte der Eindruck entstehen, daß mit der Lösung des zentralen Engpasses das fernere Leben keine größeren Probleme mehr biete. Dem ist nicht so:

– Einmal, weil der Engpaß nicht einfach »weg« ist. Es bedarf einer längeren Zeit der bewußten Auseinandersetzung mit ihm, bis das neue Verhalten wirklich stabil ist. Die Möglichkeit der Rückkehr in den alten Engpaß ist als Gefahr immer vorhanden.
– Es werden sich im Fortschreiten des Wachstumsprozesses, durch Eintritt in neue Lebensphasen und Beziehungen neue Probleme zeigen.
– Entscheidend ist jedoch, daß der Abhängige in der Bearbeitung seines zentralen Engpasses gelernt hat: Ich kann bedrängende Engpässe überwinden! Er hat dabei auch ein Instrumentarium an Hilfen entdeckt, die er dazu in späteren Lebenssituationen für sich einsetzen kann.

Nehmen Sie sich Zeit und fragen Sie sich:
Welche negativen Gefühle wie Depression, Selbstanklagen, Haß, Neid, Eifersucht, Schuldgefühle usw. nehme ich in mir wahr? Welche negativen Gefühle nehmen andere an mir wahr? Welche Rückmeldungen bekomme ich in der Gruppe?
Wo habe ich das Gefühl, daß ich in meinem Leben stecken geblieben bin? An welche Ereignisse muß ich immer wieder denken? Mit welchen Schwierigkeiten glaube ich, schon fertig zu sein, die ich in Wirklichkeit nur von mir wegschiebe?
Was ist mir davon so wichtig, daß ich es in die Gruppe einbringen oder mit meinem Berater darüber sprechen möchte?

7 DER ANFANG DES NEUEN LEBENS DURCH VERTRAUEN UND HOFFNUNG (Schritt 2)

Schritt 2:
»Wir kamen zu dem Glauben, daß eine Macht, größer als wir selbst, uns unsere geistige Gesundheit wiedergeben kann.«

7.1 Die Widerstände gegen die Annahme einer »Macht, größer als wir selbst«

Viele Drogenabhängige, die Schritt 2 zum ersten Mal hören, sind überrascht, vielleicht sogar entsetzt und betroffen. Sie empfinden diesen Schritt als Zumutung: »Was soll dieses religiöse Zeug in einer Therapie? In Schritt 1 macht man uns erst hilflos und klein, um uns dann in Schritt 2 von einer höheren Macht retten zu lassen!« In der Arbeit an Schritt 2 habe ich deshalb häufiger folgende Argumentationen gehört. Fragen Sie sich, ob das auch die Ihrigen sind:

(1) »Mein ganzes bisheriges Leben habe ich nicht nach einer höheren Macht gefragt. Ich habe nach dem Grundsatz gehandelt: ›Tue Recht und scheue niemand!‹ Ich weiß selbst, wie ich mich zu verhalten habe, dazu brauche ich keinen Gott!«

(2) »Als ich die höhere Macht gebraucht habe, hat sie mich im Stich gelassen. Wieviele Stoßgebete habe ich zu Gott gesandt und gefleht: ›Hilf mir doch! Wenn du existierst, dann beweise doch, daß du da bist, indem du mir hilfst! Ich will auch immer an dich glauben!‹ Aber nichts geschah, es wurde alles nur noch schlimmer.«

(3) »Ich kenne genug Leute, die an Gott glauben und in die Kirche gehen. Ich habe das selbst früher einmal gemacht. Aber wie haben mich diese Frommen enttäuscht! Am Sonntag gehen sie in die Kirche, aber am Werktag, da betrügen und lügen sie und reden schlecht hinter dem Rücken der anderen, schlimmer noch als Menschen, die nicht in die Kirche gehen. Ich will nichts mehr mit der Kirche und dem Glauben zu tun haben. Das hat mich genügend Kraft gekostet, mich davon loszumachen, ich will nicht mehr dahin zurück!«

(4) »Ich glaube zwar, daß es eine Macht gibt, die das All geschaffen hat, aber ich glaube an keinen persönlichen Gott. Wenn es ihn gäbe, wie könnte er all das Schreckliche in der Welt zulassen . . .«

Diese Argumente werden natürlich auch von Menschen gebraucht, die nicht drogenabhängig sind. Für den Abhängigen aber gewinnen sie im Zusammenhang seiner Krankheit eine spezifische Bedeutung, und es ist deshalb notwendig, daß Sie mehr Klarheit über deren Auswirkung gewinnen.

Zu Pos. (1): Wenn ich diese Position wirklich ernst nehme, ist sie eine streng moralische. Wie komme ich dann nach allem, was geschehen ist, damit zurecht, daß ich nicht immer Recht getan habe und manchen Menschen aus meiner näheren und weiteren Umgebung nicht mehr gerade in die Augen sehen kann? Wie gehe ich dann mit meinen Gefühlen der Reue, der Scham, der Verzweiflung um? Durch eine solche Position moralischer Rechtschaffenheit werden die negativen Gefühle, die für den Abhängigen so destruktiv sind, weiter abgewehrt und stehen damit seiner Wiederherstellung im Wege.

Zu Pos. (2): Der Drogenabhängige ist ein Mensch, der möchte, daß sich alles nach seinen Wünschen richtet. Er kann nicht warten. Seine Devise ist: »Ich will, was ich will, und das sofort!« Er versteht es deshalb, durch direkten Druck oder durch indirekte Manipulationen seine Umgebung seinen Wünschen gefügig zu machen. In ähnlicher Weise verfährt er auch mit Gott: durch Flehen (»Sieh, wie hilflos ich bin!«), durch Versprechungen (»Ich tue auch alles!«) und durch Drohungen (»Ich will nichts mehr von dir wissen!«) versuchte er, ihn sich gefügig zu machen. Wenn Gott nicht funktioniert, hat er auch das Recht, ihm böse zu sein und ihm die Schuld an dem Zustand zu geben: »Sieh, was du angerichtet hast mit mir!«

Zu Pos. (3): Es ist die Position der Projektion. Sie hilft mir, alles Böse nur beim anderen zu sehen und mich selbst davon zu entlasten. Ich habe damit auch ein Recht, mich von den anderen zurückzuziehen und schmollend in eine Isolation zu begeben. Am wenigsten sehe ich mich selbst dabei; so kann ich mir auch die stolze Illusion leisten: »Ich bin doch besser als ihr!«

Zu Pos. (4): Sie wird meist von Menschen vertreten, die kaum in Kontakt mit ihren Gefühlen sind. Sie wollen ihr Leben meistern durch klares, logisches Denken. Sie haben deshalb große Schwierigkeiten mit Schritt 1, weil sie zeitlebens kaum auf ihre Gefühle wirklich geachtet haben. Wenn sie an Schritt 2 kommen, führen sie entsprechend ihrer Gewohnheit zunächst lange und geistreiche Debatten über die Gottesfrage, die nichts austragen. Sie erhöhen damit nur die Mauer, mit der sie sich von ihren Gefühlen absperren.

Es ist also nicht zufällig, wenn Sie als Abhängiger Widerstände gegen Schritt 2 empfinden. Es ist für Ihre Wiederherstellung deshalb wichtig zu fragen: Was suche ich durch solche Argumentationen zu vermeiden? Ist es die Erkenntnis:

– daß ich mir selbst nicht verzeihen kann?
– daß ich mein Leben nicht manipulieren kann?

– daß auch Böses in mir ist?
– daß mich meine Gefühle bedrängen?

Wenn Sie an Schritt 2 kommen, ist es deshalb nötig, daß Sie diese Vermeidungen aufgeben. Das neue Leben beginnt damit, daß Sie sich Ihrer Realität stellen. Sie brauchen dazu keinen Glauben im Sinne einer bestimmten Konfession anzunehmen, Sie brauchen auch nicht Ihren Verstand zu opfern. Sie können mit Schritt 2 da anfangen, wo Sie im Augenblick mit Ihrem »Glauben« stehen.

7.2 Die Droge als die »höhere Macht« des Abhängigen

In Kapitel 2 wurde ausführlich beschrieben, wie sich zwischen dem, der die Droge gebraucht, und der Droge eine enge Beziehung entwickelt: Ich spüre ein Unbehagen, eine Spannung in mir; ich greife zur Droge und weiß, daß sie in einer bestimmten Menge genommen zuverlässig wirkt; viele hundert Male habe ich das erprobt, und daraus entwickelt sich so etwas wie *Vertrauen zur Droge:* Wenn die Droge vorhanden ist und ich genügend Vorrat davon habe, fühle ich mich sicher und geborgen; droht an einem Wochenende der Vorrat auszugehen, bin ich unruhig und bedrückt; der weiteste Weg ist mir dann nicht zu weit, um an die Droge zu gelangen. Ist es deshalb übertrieben, von einem »Glauben an die Droge« zu sprechen, weil Gefühle auf sie gerichtet sind, die sonst nur Gott zukommen? Probieren Sie deshalb, ob Sie sich in folgendem »Drogenpsalm« wiederfinden:

Ich liebe dich, Droge, meine Stärke!
Du bist mein Halt, meine Zuflucht, mein Erretter!
Ohne dich bin ich wie einer, der schon gestorben ist;
ich bin geworden wie ein kraftloser Mann.
Ich suche dich am Morgen und am Abend,
meine Seele dürstet nach dir,
mein Leib schmachtet nach dir
wie dürres und lechzendes Land ohne Wasser.
Was gibt es für mich außer dir?
Wenn ich nur dich habe, frage ich nach nichts sonst auf Erden.
Mag Leib und Seele mir schwinden,
wenn du bei mir bist, bin ich getröstet.

Wenn Sie dies bejahen können, dann haben Sie bereits eine »höhere Macht«, der Sie vertrauen und der Sie sich hingeben. Die Frage, ob es eine »höhere Macht« gibt, ist dann schon entschieden. Es geht dann eher um die Entscheidung, welcher »höheren Macht« Sie sich überlassen. Die Droge ist im Vergleich zu Gott ein verführerischer »Götze«, der Halt, Stärke, Zuflucht und Rettung in den Schwierigkeiten des Lebens verspricht. Was Sie tatsächlich von ihm bekommen, ist das Gegenteil: fortschreitende Verunsicherung, Zerstörung und schließlich den Tod.

7.3 Vertrauen und Hoffnung und die vier grundlegenden Einstellungen dem Leben gegenüber

Vielleicht fragen Sie sich jetzt: »Wie konnte ich nur so töricht sein, mein Vertrauen und meine Hoffnung auf etwas so Trügerisches wie die Droge zu setzen?« Eine Antwort auf diese Frage liegt vielleicht in der Erkenntnis, daß es für den Menschen ein Leben ohne Vertrauen und Hoffnung nicht gibt. Hier liegt beim Drogenabhängigen offenbar ein Mangel, der ihn nach einem solchen Strohhalm wie die Droge Ausschau halten läßt.

Neuere Forschungen haben gezeigt, daß der Grund für Vertrauen und Hoffnung, d. h. für den Mut zum Leben in den ersten zwölf Lebensmonaten gelegt wird[22]. In dieser Zeit ist der kleine Mensch völlig darauf angewiesen, von anderen versorgt zu werden. Daß wir heute leben, hat zur Voraussetzung, daß in dieser Zeit unseres Lebens Menschen da waren, die uns trocken gelegt, gebadet, gefüttert, aufgenommen, angesprochen, Wärme und Zärtlichkeit gegeben haben, so unvollkommen dies auch gewesen sein mag. Und das haben sie nicht nur einmal getan, sondern Tag für Tag, immer wieder. Aufgrund der Erfahrung dieses Angenommenseins wächst das Vertrauen zum Leben, zu den anderen, zu mir selbst.

Je nach dem, wie diese Basis ist und welche weiteren Erfahrungen hinzukommen, wird einige Jahre später mehr oder weniger bewußt eine Entscheidung über die Grundposition gefällt, die man künftig dem Leben gegenüber einnehmen will. Die Transaktionsanalyse beschreibt vier solcher *Grundpositionen:*

	Ich		
	2. Ich bin ok – Du bist nicht ok	1. Ich bin ok – Du bist ok	
Du			Du
	4. Ich bin nicht ok – Du bist nicht ok	3. Ich bin nicht ok – Du bist ok	
	Ich		

Abb. 6: Die vier grundlegenden Einstellungen dem Leben gegenüber

Um zu verstehen, was mit »Ich bin ok« gemeint ist, ist wichtig zu unterscheiden:

- sich ok fühlen
- ok handeln
- sich entscheiden, daß man ok ist.

Die vier Grundpositionen beruhen auf *Entscheidungen,* ok oder nicht ok zu sein. Menschen in der ersten, der gesunden Position fühlen sich meist ok, manchmal aber auch nicht; das hebt ihre grundsätzliche Entscheidung, ok zu sein, jedoch nicht auf. Dasselbe gilt auch für ok-Handeln. Menschen in der ersten Position machen nicht immer alles 100%ig recht, trotzdem stellt dies ihre grundsätzliche Entscheidung, ok zu sein, nicht in Frage. Diese Unterscheidung wenden sie auch auf ihre Beurteilung anderer Menschen an, bei denen sie sich bemühen, einen Unterschied zwischen der Person (die ok ist) und deren Taten zu machen.

Die erse Grundposition: Ich bin ok – Du bist ok
Dies ist die Grundposition der geistigen und seelischen Gesundheit. Sie beruht auf der Annahme meiner selbst und gibt mir die Erlaubnis, mich selbst zu verwirklichen und mir realistische und damit erreichbare Ziele zu setzen. In dieser Position akzeptiere ich auch die anderen und versuche, soweit ich kann, ihnen gerecht zu werden. Ich fordere von mir und den anderen keine Perfektion. In dieser Position finde ich das Leben lebenswert.
Die Annahme meiner selbst und des anderen ist in dieser Position eine unbedingte. Deutlich davon zu unterscheiden ist die bedingte Annahme, die sagt: »Ich bin ok, wenn . . ., Du bist ok, wenn . . .« Das ok-Sein wird damit abhängig gemacht von bestimmten Verhaltensweisen und geforderten Leistungen. Das Ergebnis der bedingten Annahme ist nicht die Entspanntheit und Offenheit, die sonst die erste Position kennzeichnen. Bedingte Annahme führt eher zur dritten bzw. vierten Position, vor allem wenn es nicht gelingt, diese Bedingungen zu erfüllen. Die bedingte Annahme steht mehr unter der Herrschaft von Gegenverfügungen wie: »Arbeite hart! Sei perfekt!«

Die zweite Grundposition: Ich bin ok – Du bist nicht ok
Menschen in dieser Position erscheinen für andere als arrogant und projizierend. Sie setzen ihr ok-Sein rücksichtslos auf Kosten der anderen und der Realität durch. Sie sind grundsätzlich der Meinung, daß sie recht, und die anderen unrecht haben. Sie vertreiben damit die anderen von sich und drücken in ihrer Einstellung den anderen gegenüber aus: Dein Leben ist mir nicht viel wert!

Die dritte Grundposition: Ich bin nicht ok – Du bist ok
Diese Position findet sich vor allem bei depressiven und mutlosen Menschen, die sich selbst für wertlos halten und nicht glauben, daß ein anderer sie liebenswert finden könnte. Die anderen halten sie für weit besser und liebenswerter als sich selbst. Da sie sich selbst

nicht annehmen, ziehen sie sich innerlich und äußerlich vor den anderen zurück und weigern sich häufig, Verantwortung für sich, ihre Gefühle und Handlungen zu übernehmen. Statt dessen erwarten sie, daß sie von den tüchtigen anderen gerettet, geleitet und bestätigt werden. Durch diese ihre Haltung bringen sie zum Ausdruck: Mein Leben ist mir nicht viel wert!

Die vierte Grundposition: Ich bin nicht ok – Du bist nicht ok
Menschen in dieser Position haben das Interesse am Leben verloren, es ist sinnlos für sie geworden. Sie halten weder sich selbst noch die anderen für liebenswert. Da sie sich selbst ablehnen, sehen sie sich auch nicht in der Lage, etwas richtig zu tun, und resigniert sagen sie zu sich: »Warum soll ich mich darüber aufregen?« Da sie auch die anderen ablehnen, glauben sie nicht, daß ihnen irgend jemand etwas Gutes geben könnte, und sie schließen daraus: »Niemand kümmert sich um mich! Niemandem kann ich trauen!« Menschen in dieser Position glauben, daß das Leben an sich nichts wert ist.

Ist die Entscheidung für eine Grundposition einmal gefallen, dann hat sie die Tendenz, sich selbst zu verstärken. Menschen in den Positionen 2 bis 4 lassen dann nur noch Erfahrungen in sich eindringen, die ihre Grundentscheidung stützen. Nicht selten geschieht es, daß Menschen in Pos. 3 positive Bestätigungen von anderen gar nicht akzeptieren, sondern sofort abwerten: »Das hat er ja nur gesagt, weil er mir etwas Gutes tun wollte; in Wirklichkeit meint er es ja gar nicht so!«
Unserer Erfahrung nach sind Drogenabhängige meist Menschen in Pos. 3. In dieser ihrer Grundentscheidung liegt wahrscheinlich einer der wesentlichen Gründe für das Entstehen negativer Gefühle im Zusammenhang mit dem Drogengebrauch (s. was in 2.3 zum Übergang in die Phase der Abhängigkeit gesagt wird). Aufgrund der Abwehr gegen die in dieser Position verstärkt auftretenden negativen Gefühle mir selbst gegenüber kann es dann zu Entscheidungen in Richtung auf Pos. 2 bzw. 4 kommen: »Du bist (auch) nicht ok.«
Für die Wiederherstellung der geistigen Gesundheit des Drogenabhängigen ist es deshalb nötig, daß er seine Grundentscheidung erkennt und sich in Richtung auf Pos. 1 neu entscheidet.

Nehmen Sie sich deshalb einige Augenblicke Zeit:
Stellen Sie sich vor, daß ein für Sie wichtiger Mensch Sie fragt: »Bist du ok oder nicht?« Was werden Sie ihm antworten?

Was sagt Ihr Verhalten zu anderen aus über Ihre Grundentscheidung im Blick auf andere Menschen? Sind sie ok oder nicht?
Welche Rückmeldungen bekommen Sie über Ihre Grundposition von der Gruppe?
Erinnern Sie sich noch daran, wann und wie Sie als Kind Ihre Grundposition gewählt haben?
Hat es sonst in Ihrem Leben auffallende Änderungen in Ihrer Grundposition gegeben? Was ist da geschehen?
Möchten Sie Ihre Grundposition ändern? In welche Richtung wollen Sie sich entscheiden?

7.4 Annehmen – Vergeben – Verändern

Wie kann diese Neuentscheidung zustande kommen? Sind wir Münchhausen, der sich an seinem eigenen Schopf aus dem Sumpf zieht?
Soviel ist uns bisher deutlich geworden: Solange ich noch gegen mich ankämpfe, kann ich mich nicht verändern; ich halte mich damit eher im Nicht-ok-Sein fest. Deshalb sind auch alle bisherigen Versuche, mit dem Trinken (Drogennehmen) aufzuhören, gescheitert. Nur was angenommen wird, kann verändert werden. Jesus erzählt im Neuen Testament (Luk. 15,11–32) eine für diesen Zusammenhang grundlegende Geschichte, die uns zeigt, welches die Kräfte der Veränderung sind und wie sie wirken. Da die Kenntnis der Geschichte heute nicht mehr überall vorausgesetzt werden kann, bringen wir zunächst ihren Text:

Ein Mann hatte zwei Söhne. Der jüngere von ihnen sagte zum Vater: Vater, gib mir den Teil des Vermögens, der mir zukommt! Der aber verteilte seine Habe unter sie. Und nicht lange danach nahm der jüngere Sohn alles mit sich und zog weg in ein fernes Land, und dort vergeudete er sein Vermögen durch ein zügelloses Leben. Nachdem er aber alles durchgebracht hatte, kam eine große Hungersnot über jenes Land und er fing an, Mangel zu leiden. Und er ging hin und hängte sich an einen Bürger jenes Landes. Der schickte ihn auf seine Felder Schweine hüten. Und er begehrte seinen Bauch mit den Schoten zu füllen, die die Schweine fraßen; und niemand gab sie ihm. Da ging er in sich und sprach: Wieviele Tagelöhner hat mein Vater, die Brot im Überfluß haben, ich aber komme hier vor Hunger um. Ich will mich aufmachen und zu meinem Vater gehen und zu ihm sagen: Vater, ich habe gesündigt gegen den Himmel und vor dir; ich bin nicht mehr wert, dein Sohn zu heißen; stelle mich wie einen deiner Tagelöhner! Und er machte sich auf und ging zu seinem Vater. Als er aber noch fern war, sah ihn sein Vater und fühlte Erbarmen, lief hin, fiel ihm um den Hals und küßte ihn. Der Sohn aber sprach zu ihm: Vater, ich habe gesündigt gegen den Himmel und vor dir; ich bin nicht mehr wert, dein Sohn zu heißen. Doch der Vater sagte zu seinen Knechten: Bringt schnell das beste Kleid

heraus und zieht es ihm an und gebt ihm einen Ring an die Hand und Schuhe an die Füße, und holt das gemästete Kalb, schlachtet es und laßt uns fröhlich sein! Denn dieser mein Sohn war tot und ist wieder lebendig geworden, er war verloren und ist wieder gefunden worden; und sie fingen an, fröhlich zu sein.
Sein ältester Sohn war auf dem Felde; und als er kam und sich dem Hause näherte, hörte er Musik und Reigentanz. Und er rief einen der Knechte herbei und erkundigte sich, was das sei. Der aber sagte ihm: Dein Bruder ist gekommen, und dein Vater hat das gemästete Kalb geschlachtet, weil er ihn gesund wiedererhalten hat. Da wurde er zornig und wollte nicht hineingehen. Doch sein Vater kam heraus und redete ihm zu. Er aber antwortete und sagte zum Vater: Siehe, so viele Jahre diene ich dir und habe nie ein Gebot von dir übertreten; und mir hast du nie einen Bock gegeben, damit ich mit meinen Freunden fröhlich wäre. Nun aber, da dieser dein Sohn gekommen ist, der deine Habe mit Dirnen aufgezehrt hat, hast du ihm das gemästete Kalb geschlachtet. Da sagte er zu ihm: Mein Sohn, du bist allezeit bei mir, was mein ist, ist dein. Du solltest aber fröhlich sein und dich freuen; denn dieser dein Bruder war tot und ist lebendig geworden und war verloren und ist wiedergefunden worden.

7.4.1 Was bedeutet Annehmen – Vergeben – Verändern für den, der verletzt hat?

Diese Geschichte, die Jesus erzählt, gilt für alle Menschen, für Drogenabhängige insbesondere. Die Zusammenhänge gehen bis in die Einzelheiten. Zunächst befassen wir uns mit dem *jüngeren Sohn;* versuchen Sie sich deshalb beim nochmaligen Lesen mit ihm zu identifizieren.
Der jüngere Sohn möchte vorzeitig sein Erbe; er kann nicht warten. Ungeduldig fordert er, was erst beim Tod des Vaters fällig gewesen wäre, sein Erbe. Als er es hat, zieht er weg in ein fernes Land und vergeudet dort all sein Gut, indem er ein »zügelloses Leben« führt. Es ist nicht das Böse und Schlechte, was er draußen sucht, sondern das Leben in seiner Fülle, ohne Einschränkungen, Grenzen und Langeweile.
Als alle seine Habe verbraucht ist, findet er sich bei den Schweinen wieder. Tiefer geht es nicht mehr: Schweine waren für einen Juden unreine Tiere und Schweinehüten eine schmachvolle und entehrende Arbeit. Statt der Fülle des Lebens hat er nun Mangel; er lebt von den Abfällen, aber auch diese gönnt man ihm nicht. – Für manche Abhängige könnte dies eine exakte Beschreibung ihres Weges mit der Droge sein: Was sie von ihr erwarteten und was sie von ihr bekamen.
Aber an dieser tiefsten Stelle der Selbsterniedrigung kommt es zur Wende. Der verlorene Sohn faßt einen Entschluß: »Ich will mich aufmachen und zu meinem Vater gehen!« Was hat ihn zu diesem

Entschluß veranlaßt? Es war die recht bruchstückhafte Erinnerung an das Leben zu Hause. Noch ahnt er nicht, was ihn dort erwartet. Er weiß nur, daß er dort sein möchte, auch wenn er sich seine Rolle nur als die eines Knechtes vorstellen kann, der seine nicht löschbare Schuld abzuarbeiten sucht.

Indem er sich aufmacht, überschreitet er die Schwelle der Scham, des Stolzes und des Trotzes, die ihm sagen: »Es gibt keinen Weg zurück, es gibt keine Vergebung für dich, du mußt deinen Weg alleine zu Ende gehen!« Auch wenn dies weh tut, wenn er sich gegen diese Stimmen in ihm entscheidet, nimmt er seine Lage realistisch an, weil er weiß: »Das ist meine einzige Chance, zu leben!«

Aber was ihn zu Hause erwartet, ist noch schmerzlicher für ihn. Eine kurzschlüssige Betrachtung, die das Verhalten des Vaters als Selbstverständlichkeit nimmt, übersieht völlig, was hier geschieht. Meinem Eindruck nach versucht sich der Sohn zunächst ganz spontan den umschließenden Armen des Vaters zu entziehen. Er ist durch diese annehmende Geste völlig verwirrt. Sein Gefühl der Erniedrigung und des Verlustes aller seiner Würde ist ihm sehr bewußt: »Ich habe kein Recht mehr, dein Sohn zu sein!« Die Annahme des Vaters ist so unmöglich anzunehmen, wie sie vorherzusehen war. Sie läßt ihm auch gar keine Möglichkeit, seine Scham, seine Reue, sein Verlangen nach Selbstbestrafung und Wiedergutmachung anzubringen. Wenn der Vater mit einer Peitsche gekommen wäre oder ihn wenigstens als Knecht anheuern würde, das wäre alles einfacher und annehmbarer als dies: sich als den annehmen zu müssen, der er tatsächlich ist, als den Sohn des Vaters. Bisher hat er in seinem Leben alles daran gesetzt, dies zu vermeiden. Aber die Arme um seinen Hals lassen keine andere Wahl, als sich selbst anzunehmen: »Ich bin der, der ich bin, mit dieser Vergangenheit, und ich bin kein anderer.«

Die Annahme der Vergebung des Vaters verlangt von ihm auch, daß er sich selbst vergibt, daß er die Reste seines falschen Stolzes, seines Trotzes und seiner Reue aufgibt, die sagen: »Ich will für das bezahlen, was ich getan habe!«

Die Annahme des Vaters annehmen bedeutet auch, die Verantwortung für sein neues Leben als Sohn des Vaters zu übernehmen. Als Zeichen seines neuen Standes empfängt er aus der Hand des Vaters Ring, Gewand und Schuhe.

Der Freudenruf des Vaters faßt am Schluß noch einmal zusammen, was hier geschehen ist: »Laßt uns essen und fröhlich sein! Denn dieser mein Sohn war tot und ist wieder lebendig geworden, er war verloren und ist wieder gefunden worden!« Aus dem Vater spricht hier die Freude eines Menschen, der in der ersten Lebensposition lebt »Ich bin ok und du bist auch ok!« Die Erfahrung des Angenommenseins bewirkt beim Sohn diesen schmerzhaften Prozeß der Neuentscheidung, sich selbst anzunehmen und damit den Wechsel von der dritten in die erste Position zu vollziehen.

Sie haben vielleicht schon bei dieser Meditation der Geschichte gemerkt, daß die Prozesse, die im verlorenen Sohn ablaufen, genau die Prozesse sind, die beim Drogenabhängigen in Schritt 2 vor sich gehen. Es ist die Schlacht zwischen dem Wunsch, angenommen und geliebt zu sein, und der Angst davor. Denn wenn ich mich annehmen lasse, sind mir die Auswege verlegt, auf denen ich bisher mich selbst und meine Verantwortung vermeiden konnte. Wenn ich mich annehmen lasse, bin ich gezwungen, ich selbst zu sein, mir selbst zu vergeben und davon auszugehen, daß ich ok bin und die anderen auch. Das ist die Schlacht, die schließlich in Schritt 3 mit der Kapitulation endet, wenn ich bereit bin, der zu sein, der ich nach dem Willen Gottes sein soll, und wenn ich dann den Frieden und die Stärke erlebe, die auf diesen Entschluß, das Angenommensein anzunehmen, folgt.

In Schritt 2 geht es darum, erste Schritte in dieser Richtung zu tun und meinen Widerstand gegen die Annahme aufzugeben. Das geschieht konkret darin, daß ich Neuentscheidungen treffe in bezug

- auf mich selbst
- auf die anderen
- auf Gott.

In 7.5 wird dazu noch einiges ausführlicher gesagt. Zunächst möchte ich mich noch mit dem älteren Sohn befassen, denn auch er spiegelt einen Teil der Dynamik wieder, die um den Drogenabhängigen herum wirksam ist.

7.4.2 Was bedeutet Annehmen – Vergeben – Verändern für den, der verletzt worden ist?

Wenn Sie ein Angehöriger oder sonst ein Mensch im Umkreis eines Drogenabhängigen sind, versuchen Sie sich beim nochmaligen Lesen der Geschichte mit dem *älteren Sohn* zu identifizieren. Sie sind in einer ähnlichen Situation wie er, wenn Sie z. B. hören, daß Ihr Ehepartner nach einer erfolgreichen Kur wieder nach Hause zurückkehrt.

Als der ältere Sohn hört, was geschehen ist, weigert er sich, hineinzugehen und mitzufeiern. Er muß an all die Jahre denken, die hinter ihm liegen, in denen er die Last der Arbeit, die Hitze und

Mühsal des Alltags allein zu tragen hatte, während sich der jüngere Bruder in der Ferne verlustierte. Er kann nicht so schnell umschalten, dazu ist er noch viel zu sehr verletzt. Aber er zeigt sein Verletztsein nicht als solches. Er verwandelt es in Vorwürfe gegen den Vater und den Bruder, und füllt sich an mit negativen Gefühlen wie Selbstmitleid, Selbstgerechtigkeit, Stolz, Neid und Eifersucht.

Er könnte einen so trotzigen Satz sagen wie: »Wenn es keine Belohnung mehr für das Gute gibt, lohnt es sich gar nicht mehr, gut zu sein. Hätte ich damals geahnt, was ich heute weiß, hätte ich nicht so hart gearbeitet, ich wäre auch auf und davon. Schade, daß ich es nicht gemacht habe!« Die Einladung des Vaters zum Mitfeiern schlägt er aus; er will nicht dabei sein, denn er fühlt sich im Recht, wenn er einsam und allein draußen bleibt.

So ist der ältere Sohn nicht weniger verloren als der jüngere, nur weiß er das nicht! Auch er läuft vor sich davon und weigert sich, er selbst zu sein: er macht seinen Schmerz zur Ungerechtigkeit der anderen, damit er sie wieder schlagen kann. In Wirklichkeit aber schlägt er sich selbst, wenn er voller Groll einsam um das Haus schleicht, in dem gefeiert wird. Er lebt jetzt ganz in der zweiten Grundposition, die sagt: »Ich bin ok, aber ihr seid nicht ok!«

Wir gewinnen an diesem Beispiel einige weitere wichtige Erkenntnisse über Annehmen – Vergeben – Verändern.

– *Vergebung ist nicht etwas, was gefordert werden kann;* sie ist ein freies Geschenk; sie erwächst aus der Erfahrung der ersten Grundposition, daß ich und der andere ok sind;

– *Vergebung darf nicht mit Verdrängung verwechselt werden.* Feststellungen wie »Ich will vergeben, aber ich kann nicht vergessen«, und »Ich will versuchen zu vergessen, aber verzeihen kann ich nicht«, gehen beide am Wesen der Vergebung vorbei. Vergeben bedeutet nicht: »Ich muß vergessen!«, das geht gar nicht; noch viel weniger kann ich vergessen, was ich nicht vergeben habe, denn die Gefühle des Verletztseins und der Rache lassen dies gar nicht zu. Vergebung erledigt Schuld auf andere Weise.

– *Vergebung ist nichts Billiges, sie verlangt einen Einsatz. Für den, der verletzt hat,* liegt der Einsatz in der Erfahrung des Schmerzes, er selbst sein zu müssen; im detaillierten Bekenntnis zu seinem eigenen Fehlverhalten; in der persönlichen Bitte um Vergebung; und in der Bereitschaft, Wiedergutmachung zu leisten, soweit dies möglich ist. Dies können auch Hilfen sein, den, der verletzt worden ist, aus seiner Verhärtung zu lösen.

– *Für den, der verletzt wurde,* ist der Einsatz noch schwerer. Vergeben heißt für ihn vor allem, sich selbst in seinem Verletztsein anzunehmen; sich damit zurückzuholen aus den Vorwürfen, aus Selbstmitleid und Selbstgerechtigkeit; Verantwortung für seine eigenen negativen Gefühle zu übernehmen; seine Mitverantwortung für die Situation zu erkennen; zu akzeptieren, daß er dafür selbst Vergebung braucht; und erst zum Schluß heißt es: den anderen anzunehmen, indem er ihm Vergebung gibt.

Gelingt dem verletzten Angehörigen dieses Annehmen – Vergeben – Verändern nur *teilweise*, dann besteht weiter eine Gefahr für die Beziehung und die Nüchternheit des Abhängigen. Bei manchen bleibt das Gefühl: »Mein Partner hat mich so enttäuscht. Ich kann, ich will ihm/ihr nicht mehr trauen. Nur die Zeit kann die Wunden heilen. Es ist jetzt an ihm/ihr zu beweisen, daß er/sie wieder vertrauenswürdig ist!« Der Abhängige spürt diesen Vorbehalt genau, der seine Schuldgefühle verstärkt und auf den er mit Trotz reagiert: »Wenn du mir schon nicht traust, dann brauche ich mir auch gar keine Mühe zu geben. Es hat dann alles keinen Zweck, dann trinke ich wieder!« Die tiefere Einsicht ist, daß beim Angehörigen hinter diesem Mißtrauen gegen den Abhängigen eigentlich ein Mißtrauen gegen sich selbst steht, das sagt: »Ich habe Angst, daß mich eine neuerliche Enttäuschung so verletzen würde, daß ich sie nicht ertragen könnte; deshalb schütze ich mich schon vorher dagegen durch mein Mißtrauen.« Durch die Angst vor der Möglichkeit eines Rückfalles wird dies jedoch direkt herbeigeführt!

Wenn es aber von beiden Seiten aus zu dem Annehmen und Vergeben kommt, vollziehen sich die erstaunlichsten Veränderungen. Es werden nicht nur die alten Beziehungen wieder hergestellt, wie sie einmal waren, sondern sie werden tiefer, inhaltsvoller und beglückender als vorher. Und das bleibt nicht auf die Ehepartner beschränkt; es wirkt sich auch auf die Kinder aus, mit denen unter Umständen vorher Schwierigkeiten bestanden.

Hans schreibt darüber in einem Brief zwei Jahre nach Abschluß seiner Therapie: »Unser Familienleben ist heute so offen und beglückend für alle, wie es vor meiner Erkrankung nie der Fall war. Ich komme mir fast blasphemisch vor, wenn ich manchmal abends in meinem Bett liege und Gott dafür danke, abhängig geworden zu sein. Ohne diese Erfahrung wüßte ich heute nicht, wie schön das Leben sein kann!« Die Vergangenheit ist nicht vergessen, aber sie ist uninteressant geworden, weil die Gegenwart so viel intensiver und erfüllender ist.

7.5 Die drei Kreise der Liebe

Was am Anfang von Schritt 2 noch so geheimnisvoll und provozierend vor uns stand als »die Macht, größer als wir selbst, die uns unsere geistige Gesundheit wiedergeben kann«, ist uns im Verlauf unseres Weges deutlicher geworden: *Es ist die Macht der Liebe, die durch Annehmen und Vergeben neue Lebensmöglichkeiten schafft.* Nun ist »Liebe« leider ein Wort, das viel gebraucht und häufig mißverstanden wird. Liebe ist in diesem Zusammenhang weniger ein romantisches Gefühl, als eine Entscheidung für Vertrauen und Hoffnung. Von dieser Entscheidung sind verschiedene Lebensbereiche betroffen. Jesus macht in einem seiner zentralen Sätze diese Einheit und Auffächerung von Liebe deutlich, wenn er sagt: »Du sollst Gott, deinen Herren, lieben von ganzem Herzen, von ganzer Seele, von allen Kräften und von ganzem Gemüt und deinen Nächsten wie dich selbst« (Luk. 10,27). Wir möchten die Aussage dieses Wortes in einer Skizze verdeutlichen:

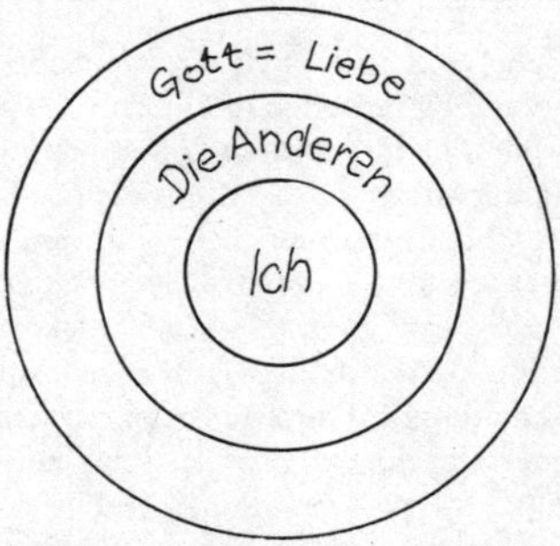

Abb. 9: Die drei Kreise der Liebe

Die konzentrischen Kreise sagen, daß die Liebe als Ganzheit in allen drei Kreisen wirksam ist, nicht nur im äußeren Kreis! Die unterschiedlichen Kreise machen deutlich, daß Liebe sich differenziert in:
- die Liebe zu mir selbst – mit dem Ziel der Ich-Findung;
- die Liebe von und zu den anderen – mit dem Ziel der Du-Findung;
- die Liebe von und zu Gott – mit dem Ziel der Gott-Findung[23].

7.5.1 Die Entscheidung, mich selbst zu lieben

Beginnen wir mit dem Ich, denn ich bin mir selbst der Nächste. Daß mit dieser Liebe zu mir selbst nicht Eigensüchtigkeit, Eingebildetsein und Bequemlichkeit gemeint sind, ist nach dem, was wir an dem verlorenen Sohn erfahren haben, wohl deutlich. Die Entscheidung, mich selbst zu lieben, mich selbst anzunehmen, ist etwas sehr Schmerzhaftes, denn es heißt, mich auch annehmen in

meinen Unvollkommenheiten und Schwachheiten. Die Liebe zu mir selbst äußert sich auch in der Sorge, die mich nicht aufgibt, sondern hofft und mich antreibt, nach meiner Bestimmung zu suchen. Diese Liebe fällt auch die Entscheidung: Ich bin ok, ich erachte mich selbst für wertvoll; ich bin bereit, mich den anderen zuzumuten, ohne mich dafür ständig zu entschuldigen.
Diese Entscheidung, mich selbst zu lieben, bedeutet für manche eine Auseinandersetzung mit ihrer christlichen Erziehung, in der sie gelernt haben, sich in einer destruktiven Weise selbst zu verleugnen. Sie haben Botschaften in sich aufgenommen, die sagen: »Du selbst bist nichts, die anderen sind alles! Achte nicht auf das, was in dir vorgeht, tue das, was die anderen von dir wollen!« Wenn sie nüchtern leben wollen, ist es notwendig, diese Botschaften durch die neue Entscheidung, »mich selbst zu lieben«, zu ersetzen.

Von *Heinrich* habe ich viel darüber gelernt, was Schritt 2 in dieser Hinsicht bedeutet. Heinrich war Hilfsarbeiter in einer großen Maschinenfabrik. Er hatte es weniger mit dem Denken, kluge Reden verwirrten ihn eher. Als er an Schritt 2 war, fragte ich ihn: »Wie geht es dir mit Schritt 2?« Er schwieg lange, dann sagte er: »Heute morgen habe ich zum ersten Mal (nach drei Wochen!) am Kaffeetisch mit meinem Tischnachbarn gesprochen.« Zunächst verstand ich nicht, inwiefern dies eine Antwort auf meine Frage sein sollte. Dann merkte ich aber, was hier Aufregendes passiert war. Heinrich hatte eine neue Entscheidung für sich getroffen; er hat sich selbst angenommen und beschlossen, sich selbst zu lieben: »Ich glaube, so wertvoll zu sein, daß ich auch den anderen etwas geben kann!« Das war sein Schritt heraus aus der Isolierung und dem Gefühl, minderwertig zu sein. Er entdeckte damit neue und größere Fähigkeiten in sich, als er vorher geahnt hatte.

Der Abhängige ist ein Mensch, der infolge seiner Selbstverneinung nur aus einem geringen Teil seiner geistigen und menschlichen Potenz lebt. Im Annehmen seiner selbst erfährt er, welche noch ungenutzten Möglichkeiten in ihm liegen und er fängt an, sie für ein erfüllteres und befriedigenderes Leben mit mehr *Selbstvertrauen* einzusetzen.

Nehmen Sie sich einige Augenblicke Zeit und fragen Sie sich:
- Wie ist meine Grundposition dem Leben gegenüber (s. 7.3)?
- Bin ich ok als Mann/Frau?
  Vater/Mutter?
  Sohn/Tochter?
  Bruder/Schwester?
- Bin ich ok in meinem Beruf, an meinem Arbeitsplatz?
- Bin ich ok als Mitglied dieser Gruppe?
- Welche Art Rückmeldungen gebe ich mir vorwiegend selbst? Bestätige ich mir nur meine Mißerfolge?

Ermutige ich mich selbst durch die Anerkennung meiner Erfolge und Fortschritte?
- Für welche Grundposition will ich mich neu entscheiden?
- Was bedeutet diese Entscheidung für mein konkretes Verhalten am heutigen Tag?

7.5.2 Die Entscheidung, die Liebe von und zu der Gruppe wirksam werden zu lassen

Liebe ist es auch, die die Beziehung zwischen mir und den anderen in der Gruppe bestimmt. Die heilende Wirkung der Gruppe beruht darauf, daß ich in ihr erlebe, angenommen zu sein. Vielen geht es aber so wie dem verlorenen Sohn: sie möchten angenommen sein, aber zugleich fürchten sie sich vor dieser Annahme. Sie können danach nicht mehr so weiterleben wie bisher. Sie brauchen dann auch eine neue Verbindlichkeit und Verantwortung für sich selbst und zu den anderen. Die Arbeit an Schritt 2 bedeutet deshalb auch, die Entscheidung treffen: *mich der Gruppe zu öffnen und anzuvertrauen.* Das ist ein schwerer, aber entscheidender Schritt.

Gert Hartmann berichtet dazu aus Hazelden ein anschauliches Beispiel[24]: »Ein katholischer Priester und Ordensbruder hatte drei Wochen lang keinen Kontakt gefunden, kaum gesprochen und nie gelächelt. Die Gruppe hatte sich öfters erfolglos bemüht, sie reagierte nun eher traurig als unwillig. Schließlich unternahm sie einen weiteren ›letzten Versuch‹: was immer ihn bedrücke, er möge es sagen, man würde ihn nicht hinauswerfen, und das Dach würde sicherlich auch nicht einstürzen.

Es bedurfte noch einiger anderer Ermutigungen, bis er endlich von einer fünfzehn Jahre zurückliegenden Liebesgeschichte erzählte, nach weiteren Ermunterungen, von einem Abenteuer vor sieben Jahren berichtete und schließlich mit der gegenwärtigen Bindung an eine Frau herauskam und seinem Konflikt, entweder diese Bindung lösen oder seinen Orden verlassen zu müssen. Während seiner kaum zehn Minuten dauernden Erzählung hatte er sich spürbar verändert. Er konnte frei reden und riskierte zuletzt sogar einen Scherz: er fühle sich nun durchaus frei, an geselligen und therapeutischen Gesprächen teilzunehmen, aber man möge Geduld mit ihm haben, denn die hier gelegentlichen üblichen Straßenwörter seien ihm nicht so geläufig. Ein anderer Priester, ebenfalls Patient in dieser Gruppe, der in dieser Hinsicht keine Schwierigkeiten hatte, nahm die Herausforderung an und konterte: ›You are an old fucker.‹ Bei dem jetzt losbrausenden Gelächter wäre das Dach doch fast eingestürzt. Ein Gelächter, frei von hämischer oder verharmlosender Freude, in dem die Gruppe sich von der ungeheuren Spannung befreite, in der sie sich befunden hatte, und das mich bei aller Säkularität an das Halleluja mancher Oratorien erinnerte und an Worte wie ›Es wird Freude im Himmel sein über einen Sünder, der Buße tut.‹«

Nehmen Sie sich einige Augenblicke Zeit und fragen Sie sich:
- Wie ist meine Einstellung der Gruppe gegenüber? Überwiegen

Angst, Mißtrauen, Schuldgefühle, die Befürchtung abgelehnt zu werden, der Wunsch, mich selbst behaupten und bewahren zu wollen? Oder überwiegen Vertrauen, Hoffnung und Offenheit?
- Nehme ich körperliche Spannungen während der Gruppensitzungen bei mir wahr: Magendruck, Kopfschmerz, Schweißausbrüche, Herzklopfen?
- Gibt es Personen in der Gruppe, vor denen ich besonders Angst habe, auch wenn ich diese nicht begründen kann?
- Gibt es Personen in der Gruppe, von denen ich mich unterstützt und ermutigt fühle?
- Will ich anfangen, über diese Gefühle zu sprechen?
- Für wieviel Offenheit möchte ich mich heute entscheiden? Welches Risiko möchte ich heute dabei eingehen?

7.5.3 Die Entscheidung, die Liebe von und zu Gott zuzulassen

Für nicht wenige Abhängige ist die Basis ihrer Nüchternheit, daß sie wieder Zugang zu ihrem Glauben an Gott gefunden haben. Dadurch erleben sie im Gebet, im Gottesdienst, im Abendmahl, im Lesen der Bibel, im Gespräch mit anderen intensiv und mit überwältigender Freude das Angenommensein und die Vergebung von einer Instanz, die größer ist als wir selbst, die wir nicht fassen, die wir nicht denkend definieren und der wir uns sachgemäß nur betend nähern können. Ein Gebet, das die Erfahrungen und die Gefühle nüchtern gewordener Abhängiger ausspricht, die sich wieder Gott zuwenden, findet sich in Psalm 32. Vielleicht ist Ihnen dieser Psalm eine Hilfe, Ihre Gefühle Gott gegenüber fassen und formulieren zu können:

Wohl dem, dem die Übertretungen vergeben sind, dem die Sünde bedeckt ist!
Wohl dem Menschen, dem der Herr die Schuld nicht zurechnet,
in dessen Geist kein Trug ist.
Denn da ich es wollte verschweigen,
verschmachteten meine Gebeine
durch mein tägliches Klagen.
Denn deine Hand lag Tag und Nacht schwer auf mir,
daß mein Saft vertrocknete,
wie es im Sommer dürre wird.
Darum bekannte ich dir meine Sünde
und meine Schuld verhehlte ich nicht.
Ich sprach: Ich will dem Herrn meine Übertretungen bekennen.
Da vergabst du mir die Schuld meiner Sünde.
Deshalb werden alle Heiligen zu dir beten zur Zeit der Angst.
Darum, wenn große Wasserfluten kommen, werden sie nicht an sie gelangen,
du bist mein Schirm;

du wirst mich vor Angst behüten,
daß ich errettet gar fröhlich rühmen kann.

Die Entscheidung, meinen Glauben an Gott neu zu beleben, macht notwendig, das aufzunehmen und zu prüfen, was bisher an Glauben in meinem Leben vorhanden gewesen ist. Bei vielen Menschen in unserem Lande bleibt die geistliche Entwicklung auf dem Stand ihrer Konfirmationszeit stehen, da sie die Kontakte zur Kirche und zum Glauben abgebrochen und nicht weiter daran gearbeitet haben. Manche müssen deshalb sehr weit in ihrem Leben zurückgehen.

Wenn Sie das tun, finden Sie u. U. *positive Erfahrungen,* an die Sie wieder anknüpfen können: Sie erinnern sich vielleicht an einen Pfarrer, von dem Sie sich angenommen fühlten, der Ihnen Vorbild und Hilfe war. Sie denken an Ihre eigenen Eltern oder Großeltern, die Ihnen vorlebten, daß ihnen der Glaube an Gott half, mit schwierigen Lebenssituationen fertig zu werden, und ihnen Mut zum Leben gab.

Auf diesem Gang zurück in die eigene Glaubensgeschichte werden Sie u. U. auch auf Erfahrungen stoßen, die Ihnen ein *Hindernis im Glauben* sind (s. 7.1). Es ist deshalb notwendig aufgrund Ihrer heutigen Erkenntnis auszusortieren, was Ihnen in Ihrer Glaubensgeschichte hilfreich bzw. hinderlich ist. Wenn Sie dies nicht tun und einfach einen früheren Glauben fortsetzen, kann es geschehen, daß ein alter, ungelöster Engpaß auch in dieser neuen Entscheidung bestehen bleibt bzw. noch weiter verengt wird[25].

Ich habe dies bei *Siegfried* erlebt. Er war 35 Jahre alt, unverheiratet und lebte noch bei seiner Mutter. Sie war eine sehr fromme Frau. Was Siegfried nicht geschafft hatte, war, sich auf seine eigenen Füße zu stellen und von seiner Mutter freizumachen. Er hatte Angst, ihr weh zu tun, und fühlte sich gerade aus christlicher Verantwortung verpflichtet, bei ihr zu bleiben und für sie zu sorgen. In seinem Glauben gab es nur das Gebot: »Du sollst deinen Vater und deine Mutter ehren!« Das andere Wort: »Darum verläßt der Mann Vater und Mutter und hängt seinem Weibe an« (1. Mose 2,24) ist nicht in sein Bewußtsein gedrungen. Es war jedoch auch eine rebellische Seite in ihm, die gerne diese Freiheit und Selbständigkeit gehabt hätte. Deshalb gab es alle paar Monate heftige Auseinandersetzungen und Streitgespräche, die ihn wieder mit Schuldgefühlen belasteten und zum Alkohol trieben. Den entscheidenden Schritt, sich von seiner Mutter zu lösen, schaffte er jedoch nicht. Im Laufe seiner Drogenabhängigkeit hatte er sich auch vom Glauben abgewandt, nachdem Gott ihm nicht so half, wie er wollte. In der Therapie entschied er sich in Schritt 2, seinen alten Glauben wieder zu beleben. Aber da er es tat, ohne ihn kritisch zu überprüfen, geriet er in den alten Zwiespalt. Er fühlte sich weiterhin unfrei und bedrückt. Eines Tages stieß er beim Bibellesen auf ein Wort, das bei ihm einschlug: »Jede Sünde und Lästerung wird den Menschen vergeben werden; aber die Lästerung wider den Geist wird nicht vergeben werden« (Matth. 12,31).

Hier glaubte er den Schlüssel zu seinem inneren Zustand gefunden zu haben: »Ich habe Gott gelästert, als er mir nicht half, und nun trifft mich seine Strafe dafür!« Dieser Gedanke kreiste Tag und Nacht in seinem Kopf. Was früher der Alkohol tat, ihn von seinem wirklichen Leben abzuhalten, bewirkte nun dieser Vorwurf. Er richtete sich einerseits gegen ihn selbst, andererseits gegen Gott: »Wie kann Gott nur so grausam sein, mich in diese Lage zu bringen, daß ich ihm fluche, um mich dann auf ewig zu verdammen?« Was sich ursprünglich in der Beziehung zur Mutter abspielte: der ständige Kreislauf zwischen seiner Rebellion und seiner anschließenden Unterwerfung wurde jetzt von Siegfried auf seine Beziehung zu Gott übertragen und weitergeführt. Wichtig wäre für Siegfried die Neuentscheidung, sich nicht für seine Rebellion zu bestrafen, sondern bewußt zu ihr zu stehen, weil darin seine einzige Chance zu einem Leben in Selbständigkeit und Selbstverantwortung liegt. Siegfried hat Gott zu einem »bösen Dämon« gemacht, der ihm das Leben verwehrt, was er sich selber nicht gestattet. In der Durcharbeitung seines Engpasses kann ihm die Begegnung mit dem wahren Gott des Neuen Testaments hilfreich sein, der ihm sagt: »Ich gebe dir die Erlaubnis zu leben, ich will, daß du ein selbstverantwortliches und selbständiges Leben führst, ohne destruktive Schuldgefühle!«

Nehmen Sie sich einige Augenblicke Zeit und fragen Sie sich:

- Wie ist meine Einstellung heute Gott gegenüber?
  Überwiegen Gleichgültigkeit, Ablehnung, Angst, Mißtrauen, Schuldgefühle, Vorwürfe;
  oder Vertrauen, Vergebung und Freude?
- Welche Art Glaube habe ich in meiner Kindheit mitbekommen?
  War es ein Glaube der Ok-Position: voll Vertrauen, Geborgenheit, Selbständigkeit und Freude?
  War es ein Glaube einer Nicht-ok-Position: voller Selbstgerechtigkeit, Schuldgefühle, Unselbständigkeit und Depression?
- Welche Neuentscheidung möchte ich heute Gott gegenüber treffen?
- Welche konkrete Erlaubnis, zu leben, bekomme ich heute von ihm?
  Wie verwirkliche ich sie?

7.6 Kann auch ein Atheist den 2. Schritt vollziehen?

Diese Frage war mir auch zweifelhaft, bis ich eines Tages Alice traf.

Alice, Mitte der Fünfziger, war alkohol- und tablettenabhängig. Bis zum Tode ihres Mannes vor zehn Jahren hat sie kontrolliert getrunken, danach wurde ihr Gebrauch von Alkohol wesentlich anders. Als ich Alice traf, war sie zum zweiten Mal in der Therapie, sie hatte einen Rückfall erlitten. Schon in unserem ersten Gespräch über Schritt 2 versicherte sie mir sofort, daß sie Atheistin sei und mit diesem Schritt deshalb nichts anfangen könne. Ihr

Glaube sei die Religion der Nächstenliebe, für die sie keinen Gott brauche. Ich sagte: »Gut, Alice, das akzeptiere ich. Mir fiel in den Gruppensitzungen auf, daß du immer nur von den anderen und für die anderen sprichst, aber nie von dir selbst. Ich habe den Eindruck, daß du dich in deine Religion der Nächstenliebe nicht mit eingeschlossen hast.« »Das ist mir noch gar nicht aufgefallen«, antwortete Alice. Wir beendigten dieses Gespräch, indem wir uns darauf einigten, daß Alice als ihre Form der Arbeit an Schritt 2 künftig in der Gruppe nur noch von anderen reden sollte, wenn sie vorher über sich selbst gesprochen hatte. In den nächsten Gruppensitzungen machte Alice mit etwas gequältem Gesicht, wobei sie mich jedes Mal ansah, mühsame Ansätze, ein bißchen von sich der Gruppe mitzuteilen. Die anderen hörten sofort die Änderung in Alices Worten und reagierten sehr erfreut darauf. Aber auch diese Unterstützung änderte Alices Verhalten nicht grundlegend. Der Abteilungsleiter hat Alice dann ohne mein Wissen zu den Schritten 4 und 5 weitergehen lassen, obwohl meinem Gefühl nach der Knoten bei ihr noch nicht gelöst war. Ich sah sie das nächste Mal, als sie den Schritt 5 mit mir machen wollte. In diesem Schritt geht es darum, daß der Abhängige eine gründliche und furchtlose Inventur seines Lebens in Gegenwart eines anderen macht. Sie holte ihren Zettel hervor und las mir ihre vorbereitete Inventur in einer Weise vor, die mich sehr beunruhigte. Sie wirkte vor allem in dem, wie sie es sagte, sehr distanziert und unbeteiligt. Sie war noch voll in Kontrolle der Situation. Als sie an das 6. Gebot kam (Du sollst nicht ehebrechen) und meinte, daß auch dieser Punkt nicht auf sie zuträfe, erhob ich Einspruch. In dem ersten Gespräch hatte sie mir erzählt, daß sie einige Jahre nach dem Tod ihres Mannes einen anderen Mann kennengelernt habe, der allerdings verheiratet war. Diese Freundschaft bedeutete sehr viel für sie, hat sie aber von ihrem Alkoholismus auch nicht befreit, im Gegenteil. Obwohl sie sich mit ihrem Verstand sagte: Aus dieser Beziehung wird keine Ehe, ich möchte ihn auch gar nicht heiraten, war in ihrem Gefühl dieser Wunsch doch vorhanden. Sie hat sich selbst aber nicht offen damit auseinandergesetzt. Dieser Wunsch machte sich erst im Laufe der Jahre bemerkbar, als sie ihrem Freund gegenüber immer gereizter und gespannter wurde, nachdem sie sah, daß er sich nicht scheiden ließ, sondern sich, wie er sagte, wegen seiner heranwachsenden Kinder wieder stärker der Familie zuwandte. Schließlich hielt sie die Spannung nicht mehr aus und faßte den Entschluß, sich von ihm zu trennen und in eine mehrere hundert Kilometer entfernte Stadt zu ziehen. Sie fuhr dorthin, um sich eine Wohnung anzusehen. Am Abend nach ihrer Rückkehr von dieser Reise unternahm sie einen ernsthaften Suizidversuch. Nur durch einen Zufall wurde sie von ihrem Sohn entdeckt und gerettet. Wahrscheinlich hatte sie bei dem Besuch in der neuen Stadt gemerkt, wie einsam sie dort sein würde und wie sie dorthin auch ihre alten Probleme mitnehmen würde. Der Tod schien ihr der einzige Ausweg aus dieser Klemme zu sein. Im Anschluß an diesen Suizidversuch kam sie zum ersten Mal in die Therapie. Nach deren Abschluß zog sie doch in die neue Stadt. Sie gewann hier auch Anschluß an eine AA-Gruppe, aber bald war sie von den tonangebenden Frauen in dieser Gruppe so enttäuscht, daß sie wieder einen Grund hatte, sich zurückzuziehen und zu trinken. Mit Hilfe der AA-Gruppe kam sie zum zweiten Mal in die Therapie, und mein Gefühl in diesem 5. Schritt war, daß es in dieser Form mit ihr weiterginge, wenn sich nichts Entscheidendes ändern würde. Ich sagte deshalb: »Stop, Alice, ich bin nicht deiner Meinung, wenn du sagst, daß das 6. Gebot auf dich nicht zuträfe. Ich mache dir keinen Vorwurf daraus, daß du diese

Beziehung zu einem verheirateten Mann hattest. Aber mein Eindruck ist, daß du mit diesen Erfahrungen und Enttäuschungen, die du dabei gehabt hast, noch nicht fertig bist. Und mir schiene wichtig, daß du mit diesen Gefühlen in wirklichen Kontakt kommst.« Alice bestritt heftig, damit noch nicht fertig zu sein, meinte aber, die Aufschlüsselung des 5. Schrittes in einzelne Fragen mache es ihr unmöglich, sich mit diesen Gefühlen auseinanderzusetzen. Ich schlug ihr deshalb vor, von dem Formular der Inventur abzuweichen und zusammenhängend aufzuschreiben:

1. Was sich in den letzten zwei Jahren für sie ereignet hat und
2. welche Gefühle sie dabei gehabt hat.

Ich merkte, daß Alice über diese Unterbrechung ihres 5. Schrittes etwas ungehalten war, aber sie ging. Nach drei Tagen kamen wir zur Fortsetzung des 5. Schrittes wieder zusammen. Sie hatte fein säuberlich aufgeschrieben, bis in die Einzelheiten, was in diesen letzten zwei Jahren geschehen war. Das las sie nun vor. Was aber gänzlich fehlte, war ein Hinweis auf die Gefühle, die sie dabei gehabt hatte. Ich sprach Alice darauf an und sagte ihr, daß sie nur die erste Hälfte meiner Auflage erfüllt habe, die zweite, für sie wohl schwierigere, stünde noch aus. Es kostete mich einige Überwindung, hier fest zu bleiben. Eine Stimme in mir sagte: »Wenn sie es nicht will, laß sie laufen, es ist ihre Entscheidung.« Aber eine andere Stimme sagte: »Wenn Alice nicht zu ihrer Verantwortung steht, werde ich zu meiner stehen und es zumindest von ihr verlangen. Was sie dann tun wird, ist allerdings ihre Sache.« Als ich daraufhin auch ihren zweiten Ansatz zum 5. Schritt abbrach mit der weiteren Auflage, ihre Gefühle ebenfalls aufzunehmen, spürte ich, wie sie mich zornig und feindselig anblickte. Ohne einen Gruß verließ sie das Zimmer. In den nächsten zwei Tagen muß es gewaltig in ihr gekämpft haben. Wie sie mir nachher erzählte, war sie kurz davor, ohne Abschluß des 5. Schrittes und ohne Zustimmung der Berater abzureisen. Aber dann hat sie doch selbst den entscheidenden Schritt vollzogen. Ich merkte das sofort, als sie das dritte Mal mir gegenüber saß, um ihren 5. Schritt zu machen. Sie war auch äußerlich eine völlig veränderte Frau: sie war ruhig und gesammelt und sprach mit einer warmen und beteiligten Stimme von dem Auf und Ab der Gefühle, die sie in den letzten zwei Jahren so hin und her gerissen hatten in bezug auf den Freund, auf die anderen Menschen und auf die AA-Gruppe in ihrer neuen Heimat. Sie hatte in diesen Tagen wirklich erfahren, wie sehr sie vor sich selbst davongelaufen ist und wie sie die anderen dazu benutzt hat, dies zu tun. Dieser 5. Schritt wurde zu einem der intensivsten, die ich je erlebt habe. Die größte Überraschung kam für mich am Schluß, als die sonst auch in ihrer Körperhaltung distanziert wirkende Frau auf mich zukam, mich in ihre Arme nahm und sagte: »Helmut, ich wußte die ganze Zeit, was du von mir wolltest. Aber da war der Trotz in mir, den ich schon die ganze Zeit in mir hatte und der sagte: ›Gib den andern nicht das, was sie von dir haben wollen!‹ Ich bin jetzt so glücklich, daß ich diesen Schritt gewagt haben!« Alice hat seither keinen Rückfall mehr gehabt.

Seit dieser Erfahrung mit Alice bin ich davon überzeugt, daß jeder, ob er ein an Gott Glaubender oder ein Atheist ist, mit Schritt 2 etwas anfangen kann. Wichtig ist, daß er da anfängt, wo er steht. Für Alice, die sich im zweiten Kreis (s. 7.5), d. h. in der »Religion der Nächstenliebe« eingeigelt hatte, war es nötig anzufangen, sich

selbst zu lieben und sich in ihren negativen Gefühlen anzunehmen.
Für andere ist es notwendig, sich für eine Gruppe zu öffnen. Es gibt deshalb viele Abhängige, die an die Stelle der »höheren Macht« die Gruppe setzen. Ich weiß, was sie damit zum Ausdruck bringen wollen: daß die Gruppe für sie eine Voraussetzung zum neuen Leben ist und daß sie bleibend auf sie angewiesen sind. Trotzdem zögere ich, der Gruppe diese Eigenschaft der »höheren Macht« zu geben, denn letzte Autorität können Gruppen bzw. Menschen für sich nicht beanspruchen. Ich möchte die Beziehung eher so bestimmen: *Die Gruppe ist der Ort, wo die »höhere Macht« besonders wirksam wird. Die höhere Macht selbst ist die Liebe, die verändernde Kraft des Annehmens.* Der Glaubende sieht, daß diese höhere Macht die in Jesus Christus offenbarte Liebe Gottes ist. Viele Abhängige, die vorher Glaubensfragen gegenüber gleichgültig oder ablehnend waren, haben auf Grund ihrer Erfahrungen mit der verändernden Kraft des Angenommenseins eine Wendung vollzogen und sich für den Glauben an einen persönlichen Gott entschieden. Dieser Glaube ist die Basis ihrer Nüchternheit. Vor allem im täglichen Gebet haben sie die Möglichkeit, mit sich, den anderen und mit Gott in Kontakt zu bleiben.

Nehmen Sie sich einige Augenblicke Zeit und fragen Sie sich:
Wo stehe ich jetzt mit Schritt 2?
- Habe ich erlebt, daß ich angenommen bin? Hat mich dies verändert? Wehre ich mich noch dagegen?
- Habe ich mich selbst so angenommen, wie ich bin? Lehne ich mich noch ab, oder mache ich Einschränkungen: »Ich bin annehmbar, wenn . . .«?
- Habe ich mich von den anderen, z. B. von meinen Gruppenmitgliedern annehmen lassen oder ziehe ich mich vor ihnen zurück? Bin ich bereit, sie anzunehmen, wie sie sind? Was sind meine Vorbehalte und Einschränkungen?
- Habe ich mich von Gott annehmen lassen?
  Habe ich ihn im Glauben angenommen? Wenn er mir noch zu unvorstellbar ist, bin ich bereit, zunächst einmal so zu leben, »als ob« es ihn gäbe?
  An welchen Punkten möchte ich mit dem Annehmenlassen und Annehmen heute anfangen bzw. fortfahren?

8 DER ENTSCHLUSS, SICH DEM LEBEN ZU ÜBERLASSEN (Schritt 3)

Schritt 3:
»Wir faßten den Entschluß, unseren Willen und unser Leben der Sorge Gottes – wie wir ihn verstanden – anzuvertrauen.«

Wenn Sie Schritt 3 lesen, haben Sie wahrscheinlich zunächst ebenso wie bei Schritt 2 den Eindruck, daß dies eine fremde Sprache ist. Was aber in Schritt 2 noch etwas distanziert klingt als Äußerung einer Glaubensüberzeugung, das rückt in Schritt 3 bedrohlich nahe und wird zur Aufforderung: »Wir faßten den Entschluß!« In Schritt 3 ist es also vorbei mit der Unverbindlichkeit, hier werden Entscheidungen verlangt. Schritt 3 setzt sich direkt mit der Neigung des Drogenabhängigen auseinander, Entscheidungen auszuweichen. Schritt 3 macht deutlich, daß das bisherige Ausweichen vor Entscheidungen auch schon eine Entscheidung war: nämlich alles so zu belassen wie bisher, und damit die Zerstörung des eigenen Lebens fortzusetzen. Welcher Art ist die Entscheidung, die in Schritt 3 gefordert wird? Sie klingt bedrohlich in ihrer Totalität: »unseren Willen und unser Leben der Sorge Gottes anzuvertrauen!« Auch bei diesem Schritt hilft uns zunächst ein Blick auf die Struktur der Drogenabhängigkeit, um zu verstehen, warum gerade jetzt dieser Schritt im Prozeß der Wiederherstellung notwendig ist.

8.1 Die Neigung des Drogenabhängigen zu Extremen

Beginnen wir mit einer Beobachtung, die jeder Drogenabhängige bei sich selbst machen kann: es fällt ihm schwer, Spannungen auszuhalten. Drogenabhängige neigen häufig zu extremen Verhaltensweisen; sie finden schwer ein Mittelmaß. So können sich beide Extrempole eines Spannungsfeldes bei ein und demselben Menschen finden, oft in rascher zeitlicher Abfolge. Vielleicht entdecken Sie einige von den folgenden Extrempositionen bei sich:
Die Stimmung schwankt von »himmelhoch jauchzend« bis »zu Tode betrübt«; das Mittelmaß dagegen ist weniger vorhanden.
Im Beruf sind Abhängige entweder supertüchtig und verdienen mehr als andere; oder/und sie sind wenig interessiert, bequem und verdienen weniger als andere.

Im Kontakt zu anderen Menschen passen sie sich ungeheuer an, fast bis zur Unterwürfigkeit; oder/und sie stehen in totaler Opposition und im Trotz.
Sie produzieren entweder oberflächliche Späße oder/und tiefsinnigste Philosophie.
Sie sind überempfindlich gegen jede Kritik und sind selbst die schärfsten Kritiker.
Einerseits sind sie sehr distanziert und verschlossen; andererseits haben sie ganz starke Bedürfnisse nach Nähe und Wärme.
Diese Liste ließe sich noch lange fortsetzen. Machen Sie deshalb am besten Ihre eigene Liste mit solchen extremen Verhaltensweisen, die Sie bei sich entdecken.
Im weiteren wollen wir uns drei Spannungsfelder genauer ansehen, weil sie für die Drogenabhängigkeit von grundlegender Bedeutung sind:
Kontrolle – Kontrollverlust
Allmacht – Ohnmacht
Freiheit – Abhängigkeit.

8.1.1 Der Drogenabhängige im Spannungsfeld von Kontrolle und Kontrollverlust

Dieses Spannungsfeld ist bei Drogenabhängigen hoch besetzt, denn was sie fürchten und worunter sie leiden, ist der Kontrollverlust. Trotzdem wage ich die kühne Behauptung:

Der Drogenabhängige leidet unter einem Zuviel an Kontrolle!

Um das zu verstehen, müssen wir nochmals zu 1.3.2 zurück und zu dem, was dort über die psychische Abhängigkeit gesagt ist. Der Kernsatz lautet: »Der Abhängige lernt, mit Hilfe einer chemischen Substanz gezielt die eigenen Gefühle zu kontrollieren, zu beeinflussen, bzw. zu verändern.« Der Drogenabhängige hat den Wunsch, seine Gefühle, seine Spannungen, die Probleme seines Lebens in die Hand zu bekommen, zu beherrschen und zu manipulieren. Die Droge ist dazu ein sehr verführerisches Mittel, denn jedes Mal, wenn er niedergeschlagen ist oder eine Schwierigkeit nicht hat meistern können, wenn er zornig auf seinen Chef ist oder Spannungen mit seinem Ehepartner hat, nimmt er eine Droge. Sie wirkt zuverlässig, und ihre Anwendung ist stets wiederholbar, ganz einfach und ohne großen Aufwand.
Dieses Bedürfnis nach Kontrolle steckt als Motor auch hinter den so destruktiven Abwehrmechanismen der Rationalisierung, Verleugnung, Verharmlosung und Projektion. Man kann sagen: *der*

Wunsch nach Kontrolle über seine Gefühle und über sein Leben ist das eigentliche Kernproblem des Drogenabhängigen. Aufgabe der Therapie ist es, daß der Abhängige lernt, anders mit den Gefühlen umzugehen als mit Hilfe der Kontrolle durch die Droge. Dieser Lernprozeß, der in Schritt 1 und 2 angefangen hat, soll in Schritt 3 nun zu seinem entscheidenden Höhepunkt kommen.

Gefühle sind etwas ganz Wesentliches für uns. Das lateinische Wort für sie, »Emotionen«, besagt, daß sie die Kraft sind, die uns in Bewegung hält. Gefühle sind dazu da, daß wir verantwortlich damit umgehen: d. h. zunächst einmal, daß wir Gefühle überhaupt *wahrnehmen.* Wir können davon ausgehen, daß jeder Mensch in bestimmten Situationen bestimmte Gefühle hat. Allerdings behaupten manche Menschen, daß sie gar keine Gefühle hätten. Das kann einmal daran liegen, daß sie Verfügungen haben, die lauten: »Habe keine Gefühle«, »Nehme deine Gefühle nicht wahr« oder »Zeige deine Gefühle nicht«. Im letzteren Fall werden die Gefühle durchaus wahrgenommen, aber es besteht eine Unfähigkeit, sie nach außen mitzuteilen.

Nehmen wir einmal an, ein Mensch nimmt diese Gefühle in sich wahr, z. B. daß er gespannt, gereizt oder freudig bewegt ist, dann ist der zweite Schritt, daß er diese Gefühle verarbeitet. Dies bedeutet zunächst, daß er sie zur Kenntnis nimmt und eine *Entscheidung darüber trifft, was er mit diesen Gefühlen anfangen will:* ob und wie er sie anderen mitteilt, ob und wie er daraus Aktionen entstehen läßt, durch die er sich selbst und/oder seine Umwelt verändert. Diese Verarbeitung der Gefühle ist allerdings oft ein sehr mühsames Geschäft. Wenn ich einem anderen meine Gefühle mitteile, kann er mich abweisen, mich verletzen, mich mißverstehen oder auch versuchen, mich von sich abhängig zu machen. Die Veränderung meiner Umwelt erfordert auch einige Kraftanstrengung. Es sind also viele Widerstände in mir selbst, bei den anderen und in meiner Umgebung zu überwinden.

Daß die Verarbeitung von Gefühlen wesentlich anstrengender ist als ihre Kontrolle, möchte ich an einem Beispiel verdeutlichen, das ich in der Zeit nach Hazelden im Umgang mit mir selbst erlebt habe. Bevor ich nach Hazelden ging, hatte ich den Eindruck, daß mein Arbeitgeber die mir ursprünglich in den Anstellungsverhandlungen gegebenen Zusagen nicht eingehalten hat. Das hat mich geärgert und bedrückt, und ich versuchte dies dadurch zu lösen, daß ich meinem Arbeitgeber zu beweisen versuchte, was für ein tüchtiger Mann ich sei, daß er doch endlich selber merken müßte, welche Ungerechtigkeit er hier beging. Aber er merkte das natürlich nicht, weil er gar nicht mehr an die gemachten Zusagen dachte. Daraufhin rührten sich bei mir Gefühle des Selbstmitleides und der Niedergeschlagenheit, da ich mir in meiner Situation leid tat: du schaffst so viel und bekommst nicht das dafür, was dir versprochen worden ist! In Hazelden wurde ich aufmerksamer auf die Notwendigkeit, auch als Nichtabhängiger sorgfältiger mit meinen Gefühlen umzugehen. Ich sah mich vor die Entscheidung gestellt, entweder mich mit der Situation abzufinden und damit auch die Gefühle des Ärgers und des Selbstmitleides aufzugeben oder etwas zur Durchsetzung meines vermeintlichen Anspruches zu tun. Aus Hazelden zurückgekehrt, habe ich mich zum letzteren entschlossen. Dies war auch kein leichter Weg, denn es wurde eine Auseinandersetzung daraus, die schließlich einen dicken Aktenordner füllte. Im Rückblick habe ich allerdings den Eindruck, daß der Gewinn den Aufwand wert gewesen ist. Vom Finanziellen einmal abgesehen, war es vor allem das gute Gefühl, zu mir selber gestanden zu haben und dadurch auch innerlich ein Stück weitergekommen zu sein.

Unsere Absicht ist nicht, daß Sie dieses Beispiel kopieren sollten, indem Sie bei Ihrer Rückkehr nach Hause mit Ihrem Arbeitgeber oder Ehepartner um jeden Preis eine Auseinandersetzung anfangen. Wir möchten vielmehr, daß Sie sensibler werden dafür, wo Spannungen in Ihren Beziehungen sind, die Sie bisher übergangen haben. Und daß Sie sich dann fragen: »Was will ich damit tun?« Dieser ungewohnte Prozeß der Verarbeitung ist mühsamer und anstrengender als der Griff zum Glas, zur Tablette oder Spritze. Er bringt auch mit den Ängsten in Kontakt, die Sie bisher durch diese Kontrolle von Ihrem Bewußtsein fern gehalten haben und die sagen: »Wenn du nicht aufpaßt und alles kontrollierst, dann bricht das Chaos herein, dann ist alles verloren!« Irgendwann einmal in Ihrem Leben hat es sicher eine solche Situation gegeben, in der Sie aufpassen und sich behaupten mußten. Daraus ist eine Dauereinstellung geworden, die Sie nun unbemerkt und ungeprüft weiterführen.

Die Auswirkung dieser Kontrolle ist in Kap. 1.3.2 und Kap. 2 ausführlich beschrieben. Sie besteht darin, daß die Gefühle im Drogenabhängigen eingeschlossen werden und dort eine Dauerspannung erzeugen. Der Abhängige spürt diese Spannungen auch körperlich. Sie führen häufig zu Schlaflosigkeit, für die man wieder neue Mittel nimmt. So entsteht ein Teufelskreis: Man benutzt neue und andere Drogen, um die bereits bestehende Abhängigkeit und den damit entstandenen Kontrollverlust rückgängig zu machen. So versuchen z. B. manche, die harte Drogen gebrauchen, durch den Übergang auf Alkohol die Kontrolle über ihre Abhängigkeit wieder zu erlangen. Dieser Versuch führt aber nicht zu dem gewünschten Erfolg, da der Teufel durch Beelzebub nicht auszutreiben ist. Ähnliches gilt auch für die Absicht, vom Alkohol durch die Einnahme von Psychopharmaka loszukommen. Das Endergebnis ist in den meisten Fällen, daß dann beides zusammen genommen wird. Dadurch wird die Abhängigkeit nur verstärkt.

Das Problem ist nur dadurch zu lösen, daß ich mich meiner Realität

stelle. Dazu gehört die Anerkenntnis, daß ich mein Leben und meine Gefühle und alles, was damit zusammenhängt, nicht in dieser absoluten Weise kontrollieren kann, wie es der Drogenabhängige möchte. Ich habe mich meinem Leben zu stellen; ich kann mich nicht *darüber* stellen und es beherrschen, ich kann mich nur *hineinstellen* im Durcharbeiten und Erleiden.
Wir stoßen hier auf das nächste Spannungsfeld, das für den Drogenabhängigen von entscheidender Bedeutung ist.

8.1.2 Der Drogenabhängige im Spannungsfeld von Allmacht und Ohnmacht

In dem Bemühen des Drogenabhängigen, eine so weitgehende Kontrolle über sein Leben auszuüben, zeigt sich, was auch sonst in seinen Vorstellungen sichtbar wird: *sein Wunsch, allmächtig zu sein.* Mit und ohne Rausch erlebt er Allmachtsgefühle, die ihn anschwellen lassen: der Stärkste, der Schlauste, der Tüchtigste, der Schnellste, der Größte zu sein. In der Ernüchterung folgt dann der Umschlag zum anderen Pol, zur *Ohnmacht:* er fühlt sich schwach, klein, hilflos, schuldig, langsam, unterlegen, als Versager usw. Das bedrückt ihn und er möchte diesem Gefühl entrinnen; deshalb nimmt er wieder Drogen usw. So pendelt er zwischen beiden Polen dieses Spannungsfeldes hin und her.
Die Auseinandersetzung mit dem Thema Allmacht und Ohnmacht hat beim Abhängigen schon eine lange Vorgeschichte. Jeder Mensch hat sich mit ihm auseinanderzusetzen, normalerweise im Alter von zwei bis drei Jahren, wenn das Kind anfängt, seine Fähigkeit zu denken zu entdecken. Es merkt, daß es nicht nur mit seiner durch das Greifen und Laufen neu gewonnenen Beweglichkeit etwas tun kann; es kann auch in seinem Denken etwas tun, ohne es real zu tun. Es ist eine überwältigende Erfahrung, wenn das Kind erlebt, daß es die Welt auch in sich trägt und in der Phantasie damit umgehen kann, freier noch als in der Wirklichkeit: da kann es an der Decke laufen, Dinge herbeizaubern oder verschwinden lassen, die höchsten Berge besteigen, die größten Riesen bezwingen und den tollsten Prinzen heiraten. Das Kind hat in diesem Alter noch nicht so die Fähigkeit zur Kontrolle seiner Phantasie an der Realität; daher kann es sich das unter Umständen noch lange leisten, Phantasie für Wirklichkeit zu halten.
Andererseits erlebt der kleine Mensch in der Auseinandersetzung mit der Realität, daß er im Verhältnis zu den Erwachsenen klein und ohnmächtig ist. Er kann vieles nicht, was die Großen mit Leichtigkeit können. Manche verwinden diesen Schmerz nie. Sie

versuchen im Ausgleich dafür, um so stärker an ihrer Allmacht festzuhalten, je mehr sie diese Ohnmacht erlebt haben.
Dieses Schaukeln auf der Allmacht-Ohnmacht-Wippe hat auch einige Vorteile: es erspart die peinvolle Erfahrung, daß ich Grenzen habe, daß ich mich anstrengen muß, um die Grenzen meiner Kräfte auszuprobieren, daß ich dabei scheitern kann. Ich kann z. B. auch meine Schwäche und Ohnmacht als Stärke einsetzen. Drogenabhängige entwickeln sich aus diesem Grund zu Meistern der *Manipulation.* Sie manipulieren nicht nur sich und ihre Gefühle, *sie manipulieren auch ihre Umgebung:* drohen, erpressen, Mitleid erregen, andere retten, um sie dadurch für sich zu verpflichten, den einen gegen den anderen ausspielen, jedem nach dem Munde reden und selbst dabei als der Größte dastehen, das sind nur einige ihrer Manipulationstechniken, die natürlich auch von Nichtabhängigen gebraucht werden.
Zum Umgang mit dem Spannungsfeld Allmacht – Ohnmacht verhilft die Erkenntnis, daß ich eine *begrenzte Macht* habe: Ich bin weder allmächtig noch ohnmächtig, sondern zwischen beiden Polen liegt der Bereich, in dem ich mein Leben zu führen habe. In diesem Bereich habe ich stets (selbst in der aussichtlosesten Zwangslage) die Möglichkeit der Entscheidung, nicht im Sinne einer absoluten, wohl aber einer begrenzten Freiheit. Wenn ich die Situation selbst nicht ändern kann, habe ich doch die Möglichkeit, meine Einstellung dazu selbst zu bestimmen.

8.1.3 Der Drogenabhängige im Spannungsfeld von Freiheit und Abhängigkeit

Was der Drogenabhängige durch die Kontrolle über sein Leben erstrebt, ist absolute Freiheit. Zum Überspringen der Grenzen, die seine Freiheit in Frage stellen, setzt er die Droge ein. Er möchte, daß es nach seinem Willen geht, daß er nicht dem Zwang der Verhältnisse unterliegt. Was er aber im Bemühen um absolute Freiheit wirklich gewinnt, ist destruktive Abhängigkeit, in deren Fortschreiten er auch die begrenzte Freiheit verliert, die normalerweise dem Menschen möglich ist.
Lenken wir am Ende dieser Betrachtung über die drei Grundpolaritäten des Drogenabhängigen unseren Blick noch einmal auf Schritt 2 zurück, dann sehen wir, daß eine innere Logik in der Abfolge dieser Schritte besteht:
– Schritt 2 bearbeitet das Thema der ersten Lebensphase im ersten Lebensjahr: Vertrauen und Hoffnung als die Grundlage des

Lebens, und wie ich heute als erwachsener Mensch dazu kommen kann;

- Schritt 3 befaßt sich mit dem Thema der daran anschließenden Phase des zweiten und dritten Lebensjahres, mit dem Spannungsfeld von Allmacht und Ohnmacht und dem, wie ich heute realistisch meine Grenzen finden kann, ohne sie zu eng oder zu weit zu setzen.

Da die 12 Schritte von Drogenabhängigen selbst entwickelt wurden, sehen wir in dieser von ihnen gewählten Abfolge eine Bestätigung für die schon von anderen geäußerte Vermutung, daß Drogenabhängige häufig Menschen sind, die in den ersten drei Lebensjahren lückenhafte oder unvollständige Erfahrungen machten, die zu ihrer Drogenabhängigkeit mit beitragen. Sie machen es nötig, daß in der Therapie das Fehlende oder Lückenhafte dieser Grundprägungen durch neue Erfahrungen und durch Neuentscheidungen korrigiert wird.

Nehmen Sie sich deshalb an dieser Stelle Zeit und fragen Sie sich:
In welcher Weise habe ich versucht, meine Gefühle und mein Leben zu kontrollieren?
Wo und wann fühle ich mich allmächtig, grenzenlos?
Wo und wann fühle ich mich ohnmächtig?
Wann und wie habe ich mich selbst und andere manipuliert?
Wo und wann habe ich Drogen eingesetzt, um Freiheit zu gewinnen (z. B. um über die Grenzen meiner Leistungsfähigkeit hinaus zu arbeiten)?
Wie habe ich dadurch meine Freiheit verloren und bin abhängig geworden?
Was möchte ich daran ändern?

8.2 Der Drogenabhängige im Spannungsfeld von Sünde und Erlösung

Wenn ich hier das Wort Sünde im Zusammenhang mit dem Drogenabhängigen gebrauche, dann nicht deshalb, weil ich glaube, daß er ein größerer Sünder ist als andere Menschen. Ich habe eher den Eindruck, daß er infolge seiner Krankheit mit ihrer tiefgehenden Entfremdung und Zerstörung deutlicher erkennt als der sog. Gesunde in seiner »Normalität«, wie ausweglos die Situation des Menschen tatsächlich ist und wo der Weg weiterführt, den Gott in der Erlösung für uns schon bereitet hat. Dies jedenfalls ist die Erfahrung der Entdecker der 12 Schritte[26]. Sie haben erlebt, wie

dabei Kräfte in sie einströmten, die aus einem anderen Bereich stammten als aus ihrer eigenen, kleinen Individualität. Sie nannten diesen Bereich deshalb die »spirituelle Dimension«. Die 12 Schritte sind letztlich eine Anleitung, wie man sachgemäß und ohne Schaden zu nehmen mit dieser Dimension in Kontakt kommen kann. Ihr Drang nach der Droge enthüllte sich ihnen in diesem Zusammenhang als ein unbewußtes und blindes (und deshalb destruktives) Suchen nach dieser »Macht, die größer ist, als wir selbst«. Dieser »Durst« kann nur gestillt werden und kommt damit zur Ruhe, wenn der Abhängige zu Gott als der Quelle seines Lebens findet. C. G. Jung hat diesen spirituellen Aspekt der Drogenabhängigkeit auf die kürzeste Formel gebracht, wenn er in seinem Brief an Bill, einen der Gründer der AA, am Schluß schreibt: »Spiritus contra spiritum«, der Heilige Geist treibt den Alkohol-Geist aus![27]
Drogenabhängige beschäftigen sich deshalb intensiv mit der Bibel. Sie brauchen sie

- um zur Klärung und zu einem neuen Verständnis ihrer Lebenssituation zu gelangen;
- um in Beziehung zu Gott, dieser Macht größer als wir selbst, zu kommen.

Sie haben dabei eine sehr direkte und unbekümmerte Art, mit der Bibel umzugehen[28]. Viele Stellen, die anderen Schwierigkeiten bereiten, sind ihnen auf Grund ihrer Erfahrung unmittelbar einleuchtend und erhellend. Ich erlebte dies sehr eindrucksvoll in meinem ersten Gottesdienst, den ich von Hazelden aus zusammen mit anderen Patienten besuchte. Der Pfarrer predigte über Matth. 12,43–45. Jesus spricht in dieser Bildrede gleichnishaft von einem Menschen, aus dem ein böser Geist ausgetrieben worden ist:

> »Wenn der unsaubere Geist ausgefahren ist, so durchwandelt er dürre Stätten, sucht Ruhe und findet sie nicht. Da spricht er denn: Ich will wieder umkehren in mein Haus, daraus ich gegangen bin. Und wenn er kommt, so findet er's leer, gekehrt und geschmückt. Dann geht er hin, nimmt zu sich sieben andere Geister, die ärger sind als er selbst; und wenn sie hineinkommen, wohnen sie allda; und es wird mit demselben Menschen hernach ärger, als es zuvor war.«

Den Abhängigen unter den Zuhörern war sofort klar, daß es hier um ihre Situation in der Therapie ging. Der »Weingeist« war durch den Entzug aus ihnen entfernt worden. Die zurückbleibende Leere spürten sie manchmal recht quälend in sich. (Erfahrungen der inneren Leere sind mir auch als Nichtabhängigem bekannt als ein Zustand, der beunruhigend sein kann.) Die Frage, die die Drogenabhängigen aus dieser Predigt mitnahmen, war die zentrale spirituelle Frage: Wie werde ich so vom Heiligen Geist, vom neuen Leben erfüllt, daß ich nicht wieder dem Drogengeist verfalle. Im folgenden befassen wir uns mit dieser Frage und der anderen, welche Klärung und welches vertiefte Verständnis der Abhängige aus der Auseinandersetzung mit dem Spannungsfeld von Sünde und Erlösung für das Verständnis seiner Lebenssituation gewinnt.

Nicht wenige Christen, Abhängige und Nichtabhängige, halten Drogenabhängigkeit, und davon besonders die Trunksucht, für etwas Böses und darum für Sünde, da dieses Verhalten unkontrolliert, nur an Lust orientiert ist und dazu verleitet, sich und anderen Schaden zuzufügen. Dies ist eine moralische Beurteilung der Abhängigkeit, die mit dem biblischen Verständnis von Sünde nichts zu tun hat! Das Beispiel von Siegfried (s. 7.5.3) zeigt, wie wichtig es für alle Beteiligten ist, hier klarer zu sehen, sowohl was die Drogenabhängigkeit als auch was die biblischen Begriffe von Sünde und Erlösung angeht.

Wenn die Bibel von Sünde spricht, tut sie es zunächst in der Einzahl als *»Sünde«*. Sie bezeichnet damit keine einzelnen unmoralischen Handlungen, sondern *die gestörte Beziehung des Menschen zu Gott:* Sie besteht in der Auflehnung des Menschen gegen Gott, und äußert sich darin, daß er allmächtig sein und sein Leben selbst bestimmen will. Sie zeigt sich auch in seinem tiefen Mißtrauen gegen Gott, das meint, dieser verweigere ihm das Leben in seiner Fülle und er müsse es sich gegen ihn selbst beschaffen[29]. Der Sünder ist der Mensch in seinem Widerspruch zwischen seiner wahren Bestimmung, als Geschöpf in Beziehung zu seinem Schöpfer zu leben, und seinem tatsächlichen Sein.

Die einzelnen *»Sünden«* (Mehrzahl) dagegen sind erst die Folge der Sünde. Unter den Sünden werden auch Völlerei, Trunksucht, Schwelgerei u. a. erwähnt (z. B. Gal. 5,19–21).

Warum ist die Unterscheidung von »Sünde« und »Sünden« so wichtig? Die Bedeutung dieser Unterscheidung zeigt sich vor allem in der *»Lösung«* des Sündenproblems. Der christliche Glaube ist primär nicht auf die Beseitigung der »Sünden« aus. Dieses Ziel hat der moralische und gesetzliche Eifer, der das Böse durch Gebote, Verbote und durch den Appell an den guten Willen zu überwinden sucht. Der Abhängige weiß, wie wirkungslos das ist. Die Lösung des christlichen Glaubens zielt dagegen auf die Überwindung der »Sünde« durch die »Erlösung«, d. h. auf die Wiederherstellung der Beziehung zwischen Mensch und Gott. Daraus folgt dann auch ein neues Handeln.

Bringen wir die Drogenabhängigkeit in Beziehung mit dem Begriff »Sünde«, dann entsteht eine viel tiefere Einsicht sowohl in die Drogenabhängigkeit als auch in die Sünde. Wir überwinden damit

die Plattheit der moralischen Anschauung, die vielfach noch vorherrschend ist.
Wir stellen zunächst eine Beziehung her zwischen dem, was wir eben über »Sünde« gesagt haben und dem, was in 8.1.1–3 über Drogenabhängigkeit ausgeführt worden ist zu den Stichworten »Kontrolle«, »Allmacht« und »Freiheit«. *Theologisch gesehen zeigt sich uns Drogenabhängigkeit danach als Ausdruck des Unglaubens und des Mißtrauens gegen Gott:* Der Abhängige lebt aus der Angst, daß Gott ihm nicht das gibt, was gut für ihn ist und was er braucht. Deswegen glaubt er, selbst für sich sorgen und alles unter seine Kontrolle bringen zu müssen. Solche Gefühle des Mißtrauens gegen Gott kenne ich auch als Nichtabhängiger bei mir selbst und anderen Nichtabhängigen. Der Abhängige hat aber mit Hilfe der Droge die Möglichkeit, dieses Gefühl direkt zu aktualisieren. Er macht damit sichtbar, was den Menschen im allgemeinen gegenüber Gott und dem Leben bewegt.
Die Entsprechung zwischen Drogenabhängigkeit und Sünde geht aber noch weiter: Da der Sünder die Beziehung zu seinem Schöpfer verloren hat, fehlt ihm die Lebenssicherheit. Er versucht sie statt dessen aus den Dingen dieser Welt zu gewinnen, über die er verfügt, z. B. durch Anhäufung von Besitz und Macht, durch andere Menschen, Ruhm, Sexualität, Nahrung, sogar durch Religion und Frömmigkeit. Aber das Ergebnis ist, daß der Mensch von den Dingen, von denen er sich Freiheit und Sicherheit erhofft, abhängig wird und dadurch sein Leben zerstört[30]. Jesus spricht von diesem Zusammenhang sehr deutlich, wenn er sagt: »Wer sein Leben retten will, der wird es verlieren; wer aber sein Leben verliert um meinetwillen, der wird es finden; denn was wird es dem Menschen nützen, wenn er die ganze Welt gewinnt, an seinem Leben aber Schaden nimmt? Was hat er dann noch, was er dafür geben könnte?« (Matth. 16,25 f). Genau diese Erfahrung macht der Abhängige, sehr hautnah und direkt: er möchte Freiheit, Sicherheit und Leben in Fülle gewinnen, aber die Droge, von der er sich dieses erhofft, wird zur Macht, die ihn beherrscht, immer mehr einengt und schließlich zerstört.
Wie wir in Kap. 2.3.2 und 2.3.3 ausführlich beschrieben haben, ist dem Abhängigen dieser Vorgang nicht bewußt. *Er ist in diesem seinem Verhalten ein Abbild der Situation des Sünders, der auch nicht weiß, wie verloren er ist.* Dieser hält u. U. sein Leben nach seinen Maßstäben betrachtet sogar für einen Erfolg. Die Gefährdung und das Elend seines Lebens wird ihm erst deutlich aus der Erfahrung des neuen Lebens im Glauben. Paulus spricht davon eindrucksvoll im Blick auf sein eigenes Leben in Röm. 7,7–8,17. Er

beschreibt hier, wie er als gesetzestreuer Jude sein Leben mit dem »Mittel« des Gesetzes hatte gewinnen wollen. Was er letztlich gewann, war die Versklavung an dieses Mittel, das ihn nur noch mehr unter die Herrschaft der Sünde brachte, d. h. sein innerer Zwiespalt wurde sichtbar und unerträglich (das merkt er aber erst hinterher). Unter der Herrschaft der Sünde verkehrten sich sogar seine besten Bemühungen ins Gegenteil. Er war unfähig, seine wahren Ziele zu erreichen. Noch schlimmer: er verlor sich selbst dabei, sein Ich »starb« (7,10). – Die Wende kommt für Paulus durch einen Herrschaftswechsel: War er vorher unter der Macht der Sünde, so ist er jetzt unter der Herrschaft Gottes, in Beziehung zu ihm (»im Geist«, »in Christus«). Der Wunsch, er selbst sein zu wollen durch das Mittel des Gesetzes (dafür könnte man auch andere Mittel einsetzen wie Droge, Besitz, Macht usw.), hat sich als Illusion erwiesen: *Wenn ich nicht im Glauben unter Gott bin, dann bin ich unter der Macht der Sünde. Eine dritte Lösung gibt es nicht.*
Für den aber, der unter der Macht Gottes steht, bekommt das Leben ein neues Vorzeichen. Die Verdammnis, der Zwiespalt, die anklagende Schuld, die Verzweiflung usw. sind nun vorbei. *Indem Paulus die Abhängigkeit von Gott annimmt, gewinnt er die wirkliche Freiheit, die sein ganzes Leben mit neuer Begeisterung durchdringt:* Diese Abhängigkeit ist keine »Knechtschaft«, sie ist die Abhängigkeit des Kindes vom Vater, das in dieser Beziehung sein Leben empfängt. Das heißt nicht, daß ich kindisch und unmündig bleibe. Erst in dieser Haltung der Hingabe und des Empfangens, in der ich das bin, was ich sein soll, Kind Gottes, kann auch Wachstum stattfinden, daß der Glaubende heranwächst zum »vollen Mannesalter Christi«, zur Verantwortung für sich selbst und seine Welt (1. Kor. 13,11f; Eph. 4,13 ff).
Der Übergang vom alten zum neuen Leben vollzieht sich im Akt des Glaubens. *Glaube als Hingabe an Gott ist allerdings etwas, das ich nicht durch einen Willensentschluß erzeugen kann.* Das gelingt genauso wenig, wie der Drogenabhängige aufgrund eines Willensentschlusses aufhören kann, Drogen zu nehmen. Diese Entscheidung vollzieht sich in einem Bereich, der meinem direkten Zugriff entzogen ist. Der Glaube ist das Werk des neuschaffenden Geistes, der dieses neue Leben begründet und leitet. *Dieser Geist* zieht nicht erst ein, wenn ich glaube; er *ist schon längst vorher in mir wirksam.* Paulus erkennt dies im Rückblick auf sein früheres Leben, wenn er sagt, daß er damals schon mit seinem »inneren Menschen« in Kontakt mit Gott stand. Er ließ unter der Herrschaft der Sünde jedoch diesen Kontakt nicht wirksam werden; so verstärkte er eher

noch seinen inneren Zwiespalt (Röm. 7,22). Was ich daher »tun« kann, ist, meine Kontrolle, meinen Widerstand gegen das neue Leben aufzugeben, damit es in mir Platz greifen kann, wie es in der Bitte eines Menschen, der hilfesuchend zu Jesus kommt, heißt: »Ich glaube, lieber Herr; hilf meinem Unglauben!« (Mark. 9,24). Ein ähnliches Gebet stand auch am Anfang der AA-Bewegung, wie Bill, einer ihrer Begründer, berichtet: »In der äußersten Verzweiflung rief ich aus: ›Wenn es einen Gott gibt, – will ER selbst sich mir dann zeigen?!?‹ Sofort trat bei mir eine Erleuchtung ein, die eine enorme Wirkung auslöste. Ich habe seitdem versucht, dies in dem Buch ›Anonyme Alkoholiker‹ zu beschreiben. Meine Befreiung vom Zwang zum Trinken trat unmittelbar ein. Und gleichzeitig wußte ich auch, daß ich ein freier Mensch bin.«[31] Bill erkennt aber auch, daß dieser plötzliche Vorgang das Ende eines schon länger laufenden Prozesses gewesen ist, dessen Anfang dort lag, wo er seine Machtlosigkeit erkannt hatte, aus eigener Kraft sein Leben zu meistern. Er hat diese Erkenntnis dann in Schritt 1 formuliert. Er bemerkt auch, daß dieser Vorgang, zum Glauben zu kommen, sehr verschiedene Formen haben kann und nicht so dramatisch verlaufen muß wie bei ihm.

Das neue Leben entsteht daher nicht, ohne daß das alte Leben unter der Herrschaft der Sünde in uns stirbt: unser Trotz, unsere Allmacht, unsere Kontrollwünsche und Selbstbehauptung, unser Sich-Isolieren, Sich-Zurückziehen, Manipulieren usw. Das ist ein schmerzlicher Vorgang, aber er geschieht in der »Nachfolge« dessen, der durch seinen Tod und durch seine Auferstehung das neue Leben in die Welt gebracht hat: »Es sei denn, daß das Weizenkorn in die Erde falle und ersterbe, so bleibt es allein, wo es aber erstirbt, bringt es viele Frucht« (Joh. 12,24).

Dieses neue Leben kann ich nicht erzwingen, ich kann es nur in mir geschehen lassen. Wie kann ich dann wissen, ob ich es überhaupt habe? Jesus antwortet auf diese Frage mit dem Hinweis, daß sich das neue Leben selbst kundtut, wie man auch einen guten Baum an seinen Früchten erkennt (Matth. 7,16 f). Paulus nennt einige dieser Früchte des Geistes, die die Gewißheit des neuen Lebens vermitteln: »Die Frucht des Geistes ist Liebe, Freude, Friede, Langmut, Güte, Rechtschaffenheit, Treue, Freundlichkeit, Selbstzucht (Gal. 5,22 f; ferner Röm. 8,16).

Freilich ist die Erlösung, die der Glaubende empfängt, eine Erlösung auf Hoffnung. Das heißt nicht, daß das, was ich jetzt erfahre, keine Realität besitzt, es ist eher so, daß die volle Erlösung, die eine geglaubte, zukünftige ist, jetzt schon hier in aller Vorläufigkeit sichtbar und wirksam wird. Die Erlösung entnimmt mich nicht meiner Lebenswirklichkeit: ich habe weiter Konflikte, Schmerzen, Unvollkommenheiten, aber sie werfen mich nicht mehr um, weil ich weiß, sie sind nicht das Letzte und Endgültige. Auch dieser »eschatologische Aspekt« (Zukunftsaspekt) des christlichen Glaubens ist für den Abhängigen handgreiflich erfahrbar. Er erlebt ihn z. B. darin, daß er trotz der im Glauben erfahrenen Befreiung weiterhin von der Droge abhängig bleibt in dem Sinne, daß er sie künftig in seinem Leben nicht mehr zu sich nehmen darf, wenn er nicht wieder in Knechtschaft von ihr geraten will. In seinem Glauben bedrückt ihn das jedoch nicht, weil er weiß, daß die volle Befreiung auch für ihn das Ziel ist, auf das er zugeht.

Nehmen Sie sich einige Augenblicke Zeit und fragen Sie sich:

- Welcher Herrschaft unterstehe ich heute: der Herrschaft der »Sünde« oder der Herrschaft Gottes?
  Wo leiste ich dem neuen Leben noch Widerstand? Wo lasse ich mich noch nicht los?
- Erlebe ich heute die »Früchte des Geistes« an mir: Befreiung, Friede, Freude, Begeisterung?
- Wie stehe ich zu meiner Vergangenheit?
  Muß ich sie abwehren und völlig verteufeln?
  Bin ich noch heimlich stolz auf sie und prahle mit ihr?
  Kann ich sehen, daß Gott bereits da schon am Werk bei mir war, als ich es noch gar nicht merkte?
  Kann ich heute Gott danken für meine Vergangenheit, weil ich dadurch zu ihm kam? (s. 7.4).
- Wie sehe ich meine Zukunft?
  Wie erlebe ich die Fülle und die Bruchstückhaftigkeit der Erlösung? Kann ich meine Grenzen, z. B. auch die der bleibenden Abhängigkeit annehmen, ohne dies als Makel und Defekt zu empfinden?

8.3 Das Aufgeben der Kontrolle als Weg zur Befreiung

In den vorausgehenden Abschnitten haben wir beschrieben, wie der Abhängige durch eine absolute Kontrolle über sich selbst und seine Umgebung versucht, Freiheit zu gewinnen. Da dies, wie wir gesehen haben, nicht möglich ist, geht Schritt 3 den entgegengesetzten Weg: *durch die Anerkennung der bestehenden Abhängigkeit zur Freiheit.* Ich möchte das in einem Bild ausdrücken. Unser Leben ist wie ein Schiff. Der Drogenabhängige versucht, dieses Schiff auf seinem Rücken zu tragen; das ist ungeheuer schwer, und

er schafft es trotz aller Anstrengung nicht. Er kann dieses Schiff aber auch dem Wasser anvertrauen und es von ihm tragen lassen, mit allen Risiken, die dies mit sich bringt. Er erlebt dabei, daß er sein Schiff jetzt mit sehr viel geringerer Anstrengung bewegen, steuern und noch mit zusätzlicher Last beladen kann.
Wie gelingt nun diese Hingabe, um die es in Schritt 3 geht?
Der amerikanische Psychiater Harry M. Tiebout hat sich intensiv mit den Vorgängen in Schritt 3 befaßt. Er fand, daß es zwei Formen gibt, Schritt 3 zu vollziehen, die sich sehr deutlich voneinander unterscheiden:
(1) die Anpassung
(2) die Kapitulation.

8.3.1 Schritt 3 als Anpassung

Wenn der Patient in einer Sechs-Wochen-Therapie an Schritt 3 kommt, ist er bereits drei bis vier Wochen in der Klinik. Die großen Aha-Erlebnisse, das Auf und Ab der ersten Wochen sind vorbei. Er hat sich in seiner neuen Existenz eingerichtet und eine gewisse emotionale Stabilität erreicht, in der er sich einigermaßen wohlfühlt. Von seiner bewußten Erkenntnis her stimmt er der Auffassung zu, daß er abhängig ist und Hilfe braucht. Er fühlt sich nach Schritt 2 von der Gruppe angenommen und hat sich auch selbst mehr akzeptiert. Er hat sich im großen und ganzen ganz gut an die Klinik-Situation angepaßt. Was soll da noch groß passieren?
Das Entscheidende steht aber noch aus. Der bisherige Therapieprozeß hat im wesentlichen nur die Oberfläche, d. h. das Bewußtsein erreicht. Hier sagt der Abhängige ja zur Therapie und zu seiner Realität, wie er sie nun erlebt. Darunter aber liegt das Unbewußte mit seinen unveränderten Strukturen und seinen anhaltenden Allmachtsphantasien. Hier regiert noch das Nein gegenüber der Realität. Das an der Oberfläche herrschende Gefühl der Zufriedenheit ist also trügerisch. Im Grunde ist die Lage sehr gefährlich, denn es besteht eine Spannung zwischen dem Ja an der Oberfläche und dem Nein in den tieferen Schichten. Alice (s. 7.6) ist ein Beispiel dafür, was passiert, wenn ein Abhängiger in diesem Zustand die Klinik verläßt. Der Rückfall kommt spätestens dann, wenn eine äußere Spannung, z. B. eine Enttäuschung an einem für ihn wichtigen Menschen, sein inneres Gleichgewicht stört. Dann bricht das innere Nein mit Macht wieder hervor und der alte Zustand beginnt von neuem. Durch diese Spannung veranlaßt führt der Abhängige selbst auch solche Enttäuschungen herbei. Meine Auseinanderset-

zung mit Alice in Schritt 5 war tatsächlich eine Kraftprobe: Ist Alice zur Kapitulation bereit oder nicht? Alice hat in Schritt 5 nachgeholt, was eigentlich die Arbeit an Schritt 3 gewesen wäre. Sie kam dadurch zu dem entscheidenden Durchbruch, nach dem es für sie bisher nicht mehr zu einem Rückfall gekommen ist.
Der Übergang von Schritt 2 zu Schritt 3 bedarf deshalb Ihrer besonderen Aufmerksamkeit, damit Sie sich nicht infolge einer allzu raschen Selbstzufriedenheit in falscher Sicherheit wiegen. Die bewußte Absicht, nüchtern zu bleiben, genügt nicht!

8.3.2 Schritt 3 als Kapitulation

Harry M. Tiebout bestätigt von ganz anderer Seite her, was wir schon im theologischen Abschnitt (8.2) feststellten, daß sich Schritt 3 als Akt der Kapitulation und Hingabe an das Leben, als ein Akt des Glaubens, nicht mit dem Willen machen läßt. Das ist für den Drogenabhängigen, der alles so gerne manipulieren und nach seinem Willen haben möchte, eine ungemein irritierende Erfahrung. Ohnmächtige Wut, Überaktivität oder Resignation können die Reaktion darauf sein.
Wie in 8.3.1 schon angedeutet wurde, ist Schritt 3 ein Vorgang, der sich vor allem im Unbewußten, zum Teil bis in körperliche Vorgänge hinein vollzieht. Ich möchte dies an einem Beispiel veranschaulichen, das ich mit *Hans* erlebte.

Hans war Mitte Fünfzig, Landmaschinenhändler, und hatte eine lange Drogengeschichte hinter sich: Alkohol kombiniert mit Tabletten. Sein Entzug war entsprechend schwierig. Er saß die ersten 20 Tage in der Gruppe, ohne etwas zu sagen; man merkte, daß er noch nicht ganz da war. Da kaum etwas aus ihm herauskam und man auch nicht recht wußte, was in ihm vorging, entstand bei den meisten der Eindruck, daß Hans durch den langen Drogenmißbrauch bereits einen erheblichen organischen Abbau erlitten habe. Der Fall erschien uns hoffnungslos. Eines Tages ging die Kunde durch die Abteilung, Hans sei auf dem Korridor zusammengebrochen. Meine erste Reaktion darauf war: »Ja, nun ist klar, daß bei ihm nichts mehr zu machen ist!« Aber es kam anders. Nach einigen Tagen war Hans wieder auf der Abteilung und zwar als ein völlig veränderter Mensch. Er sprach offen von sich in der Gruppe und sagte auch, was in ihm vorging. Er konnte plötzlich sehr genau über seine eigenen Gefühle reden und berichtete uns, wie er bis dahin an großer Schlaflosigkeit gelitten hatte, auch in den ersten 20 Tagen, die er in der Klinik war. Der Zusammenbruch war für ihn der Augenblick, wo er mit diesem alten Verhalten der Schlaflosigkeit gebrochen hatte. Zurückgebracht in die Aufnahmestation, in der Obhut der Schwestern, konnte er zum ersten Mal einige Stunden ohne Medikamente schlafen. Die Daueranspannung, die offenbar aus seinem Verlangen nach Überkontrolle stammte, hatte aufgehört, und er konnte von da an besser und länger schlafen, ein Zeichen, daß etwas Tieferes in ihm geschehen war, als es auf der Ebene eines Willensentschlusses möglich gewesen wäre. Im

Rückblick habe ich den Eindruck gewonnen, daß Hans in diesem Zusammenbruch Schritt 3 für sich vollzogen hat. Dies war für ihn der entscheidende Schritt zur Heilung, daß er bereit und fähig war, diese Hingabe in der Tiefe seines Wesens, ja bis ins Körperliche hinein zu vollziehen. Ich stehe mit Hans noch in brieflicher Verbindung und weiß, daß er heute, nach vier Jahren, immer noch nüchtern ist und daß sich durch ihn erstaunliche Veränderungen in seiner Familie ergeben haben. Er hatte dort viele Probleme, vor allem mit seinem Sohn. In seiner nassen Zeit war er zum Teil in wüste Schlägereien mit ihm verwickelt. Heute verstehen die beiden sich gut und arbeiten im Geschäft zusammen. Auch seine jüngere Tochter, die persönliche Schwierigkeiten hatte, hat am Beispiel des Vaters gelernt und ihre eigenen Probleme bewußter angegangen. Das Wachstum, das bei ihm angefangen hatte, setzte sich in seiner Familie fort.

Aus dem bisherigen ist deutlich geworden, daß Schritt 3 als Kapitulation, Aufgeben der Kontrolle und Hingabe an das Leben ungemein wichtig ist für die Stabilität der neugewonnenen Nüchternheit. Wenn ich Schritt 3 nicht bewußt vollziehen kann, wie weiß ich dann, wann ich ihn vollzogen habe? Diese Frage ist berechtigt, und Harry M. Tiebout hat versucht, eine Antwort darauf zu geben. Die wirkliche Übergabe im Unterschied zur Anpassung bedeutet, daß die Kräfte der Abwehr, die Allmachtsphantasien ihre Wirksamkeit verlieren, daß ich offener und bereiter werde für meine Realität, daß ich hören kann, ohne mich verteidigen zu müssen. Der, der Schritt 3 wirklich vollzogen hat, ist offen für das Leben und kämpft nicht mehr gegen das Leben. Er nimmt Gefühle der Verbundenheit und des Einsseins mit seiner Umgebung und mit der Welt wahr, und diese Gefühle sind die Quelle eines inneren Friedens und einer Gelassenheit, die deutlich als neue und bisher nicht erfahrene Gefühlsqualität wahrgenommen werden. Abhängige, die dies berichten, meinen auch, daß es genau diese Erfahrungen gewesen seien, die sie durch die Drogen zu erreichen versucht hätten, aber auf diese Weise natürlich nicht finden konnten. Das Ergebnis von Schritt 3 ist eine Freude und ein innerer Friede, der die innerste Sehnsucht erfüllt. Dieses Gefühl ist freilich kein Dauerzustand, so als ob man sich in einem permanenten High bewegen würde; es ist mehr wie ein Grundstrom, der mir hilft, meinen Alltag mit all seinen Schwierigkeiten leichter durchstehen zu können. Ich brauche mir auch keine Sorge um die Zukunft zu machen, es genügt mir, für 24 Stunden nüchtern zu leben.

Wenn ich Schritt 3 nicht aktiv mit meinem Willen vollziehen kann, was kann ich dann tun?

Schritt 3 kann ich nicht angehen in der verbissenen Entschlossenheit, die sagt: »Ich will, ich kann, ich muß es schaffen!« Schritt 3 erfordert eine Haltung der Entspannung und der Meditation. Ich möchte Ihnen im folgenden entsprechend den drei Kreisen in 7.5

drei Übungen vorschlagen, die Ihnen helfen, in diese meditative Haltung, die für Schritt 3 eine Voraussetzung ist, hineinzukommen.

(1) Setzen Sie sich auf einen Stuhl, schließen Sie die Augen, ballen Sie die Fäuste und beißen Sie Ihre Zähne zusammen. Stellen Sie sich vor, wie Sie sich gegen andere verteidigen und sie nicht an sich heranlassen. Versuchen Sie dabei wahrzunehmen, was in Ihnen vorgeht: Wie fühlen Sie sich? Wie erleben Sie sich in Beziehung zu Ihrer Umgebung? Gegen wen kämpfen Sie? Ist Ihnen die Anspannung in Ihrem Körper eine vertraute Empfindung?
Lösen Sie nun die Anspannung; entspannen Sie sich, indem Sie einige Male tief ausatmen, jeweils nach dem Ausatmen eine Pause machen und warten, bis der Atem wieder von selbst in Sie einströmt. Formen Sie aus Ihren Händen, die locker auf Ihren Knien ruhen, eine Schale. Stellen Sie sich vor, daß jemand zu Ihnen kommt und Ihnen etwas in diese Schale gibt. Versuchen Sie darauf zu achten, was in Ihnen vorgeht: Wie fühlen Sie sich? Ist dieses Gefühl, etwas zu bekommen, neu für Sie oder haben Sie es schon einmal gehabt? Wann war das? Wer war es, der in Ihrer Vorstellung zu Ihnen kam, um Ihnen etwas zu geben?

(2) Vertrauensübungen in der Gruppe
a) Führen und Geführtwerden
Es bilden sich Zweiergruppen. Einer steht vorne, der andere hinter ihm. Der Vordere schließt die Augen, der Hintere legt dem Vorderen die Hände auf die Schulter und führt ihn ca. 5 Min. im Raum umher. Danach wechseln die Partner: der Geführte führt nun. Achten Sie auf Ihre Gefühle bei der Übung. Fiel es Ihnen leichter zu führen oder geführt zu werden?
b) Vertrauensfall
Die Gruppe bildet einen Kreis. Alle stehen eng beieinander, die Hände in Schulterhöhe. In der Mitte steht einer mit geschlossenen Augen, der sich in den Knien steif macht und nach hinten in den Kreis fallen läßt. Die Gruppenmitglieder im Kreis fangen ihn auf und reichen ihn weiter. Der Gruppenleiter achtet darauf, daß die stärkeren Mitglieder gleichmäßig auf den Kreis verteilt sind und daß die Bewegung nicht zu heftig wird. Wenn Sie im Mittelpunkt des Kreises sind, fragen Sie sich: Was für Gefühle habe ich, wenn ich mich fallen lasse? Wie erlebe ich es, von den anderen aufgefangen zu werden? Wenn Sie im äußeren Kreis stehen, fragen Sie sich: Was für Gefühle habe ich, wenn ich Menschen auffange, die sich fallen lassen?

(3) Meditation

Als Text für Ihre Meditation schlage ich Ihnen ein Gebet von Friedrich Christoph Oetinger (1702–1782) vor, das heute bei vielen Drogenabhängigen auf der Welt verbreitet ist und von ihnen gebetet wird, da es offenbar sehr genau ihre Situation zum Inhalt hat. Suchen Sie sich einen Platz, an dem Sie ungestört sind, und meditieren Sie das Gebet in seinen einzelnen Abschnitten.

Gib mir,
Gott,
die Gelassenheit,
Dinge hinzunehmen,
die ich nicht ändern kann.
Gib mir den Mut,
Dinge zu ändern,
die ich ändern kann.
Gib mir die Weisheit,
das eine
von dem anderen
zu unterscheiden.

Stellen Sie sich zunächst Dinge vor, die Sie nicht ändern können: z. B. die Tatsache Ihrer Drogenabhängigkeit, die Entscheidungen Ihres Ehepartners bzw. Ihres Arbeitgebers in bezug auf Sie. Was fühlen Sie dabei? Ist es Spannung, Ärger, Gelassenheit?

Fragen Sie sich dann, was Sie verändern wollen, vor allem bei sich selbst. Nennen Sie konkret einige Dinge, von denen Sie wissen, daß Sie sie zu ändern haben. Achten Sie dabei auf Ihre Gefühle. Sind es Gefühle der Spannung, Mutlosigkeit, Stärke?

Fragen Sie sich dann, bei welchen Punkten Sie unsicher sind, ob Sie sie hinnehmen oder verändern wollen. Gehört dazu z. B. die Frage, ob Sie doch noch mit der Droge experimentieren können, vielleicht mit einer anderen? Benennen Sie konkret einige Punkte, an denen Sie unsicher sind. Was fühlen Sie dabei, Unsicherheit, Verwirrung, Hilflosigkeit, Verlangen nach Klärung?

Wenn Sie am Schluß das Gebet noch einmal durchlesen, setzen Sie an den Stellen, wo »Dinge« steht, jeweils die konkreten Dinge ein, die Ihnen eingefallen sind. Fragen Sie sich am Schluß:

Hat sich im Verlauf dieser Meditation etwas bei mir verändert?
Will ich vom Ergebnis dieser Meditation in der Gruppe sprechen?
Will ich aus dieser Meditation ein Gebet machen?

9 LEITFADEN ZUR KONFRONTATION MIT DER VERGANGENHEIT, UM FREIZUWERDEN FÜR DIE ZUKUNFT[32] (Schritt 4)

Schritt 4:
»Wir machten eine gründliche und furchtlose Inventur in unserem Inneren.«

9.1 Über die Bedeutung des 4. Schrittes

Der vierte Schritt setzt sich mit dem Hauptproblem des Drogenabhängigen auseinander: seiner Neigung, die Realität seines Lebens, den Umfang seines Drogenmißbrauchs, den Verfall seines Körpers, den Verlust seines Berufes, die Zerstörung seiner Familie und der Beziehungen zu anderen, kurz das ganze Elend seines Lebens zu leugnen, zu verharmlosen, Entschuldigungen dafür zu finden oder gar andere dafür verantwortlich zu machen.
In Schritt 1 haben Sie den ersten Durchbruch durch die Mauer der Verleugnung erzielt, hinter der Sie sich ängstlich versteckt hielten. Sie haben zugegeben, daß Sie dem Alkohol und anderen stimmungsverändernden Drogen gegenüber machtlos sind und daß Sie Ihr Leben nicht allein meistern können. Das ist der Anfang der befreienden Wahrheit.
In Schritt 2 gewannen Sie die Überzeugung, daß es einen Weg heraus, eine Hoffnung gibt. In Schritt 3 haben Sie sich entschlossen, das Kämpfen aufzugeben. Sie wurden bereit, Hilfe anzunehmen. Sie konnten sich wieder dem Leben überlassen und sich ganz der Sorge Gottes, wie Sie ihn verstehen, anvertrauen. Gestärkt durch diese neue Erfahrung der Hoffnung und des Angenommenseins gewannen Sie den Mut, sich so zu sehen, wie Sie sind in Beziehung zu sich selbst, zu Ihren Mitmenschen, zur Gesellschaft und zu Gott.
In Schritt 4 geht es nun darum, gewissenhaft und furchtlos Inventur in uns selbst zu machen. Befreit von dem Zwang, uns selbst und unserer Umgebung ständig etwas vormachen zu müssen, können wir unsere Kräfte jetzt ganz darauf konzentrieren, uns objektiver zu sehen mit unseren Schwächen *und* Stärken. Wir gewinnen damit auch Mut, uns den anderen offener und freier zuzuwenden. Wenn wir uns selbst annehmen, wie wir sind, können wir auch eher glauben, daß die anderen uns annehmen, wie wir sind in unserer

begrenzten Menschlichkeit. Wir können dann weiterschreiten, um in Schritt 5 das Risiko zu erproben, uns mit dieser Bestandsaufnahme unseres Lebens einem anderen Menschen zu öffnen: »Wir gaben Gott, uns selbst und einem anderen Menschen gegenüber unverhüllt unsere Fehler zu.« Mit Schritt 5 ist das Ziel der klinischen Sechs-Wochen-Therapie erreicht. Die Schritte 6 bis 12 sind außerhalb der Klinik zu vollziehen. Das, was in Schritt 4 einmal exemplarisch angefangen hat, wird dann täglich weitergehen, wie Schritt 10 sagt: »Wir setzten die Inventur bei uns fort, und wenn wir unrecht hatten, gaben wir es sofort zu.«

9.2 Hinweise für den Benutzer des Leitfadens

Es ist wichtig, von Anfang sich dessen bewußt zu sein, daß Sie diesen Schritt nicht für einen anderen tun, z. B. nicht für den Menschen, mit dem Sie Schritt 5 machen werden; noch daß ein anderer diesen Schritt für Sie tun kann. Hier geht es ganz um Sie selbst, um die Entdeckung: »Wer bin ich?« Diese Frage hat jeder zu beantworten, so gut er nur kann. Natürlich kann diese Frage nie erschöpfend beantwortet werden, aber es ist eine Frage, die ernst genommen sein will, vielleicht zum ersten Mal in Ihrem Leben. Im 5. Kapitel des Buches »Anonyme Alkoholiker« erzählen uns die Gründer der AA, wie sie die Bedeutung einer persönlichen Inventur für sich entdeckt haben. Dieses Kapitel kann eine gute Vorbereitung sein, die Sie ermutigt, genau auf Ihre Gefühle, Einstellungen und Verhaltensweisen zu achten und sich ganz realistisch zu sehen.

Was wir in dem folgenden Leitfaden anbieten, sind eine Reihe von Fragen, die zu einer eingehenden Selbstprüfung helfen wollen. Dieser Leitfaden stammt aus der Erfahrung von Drogenabhängigen und muß deshalb gründlich gelesen werden. *Denken Sie über jeden Satz nach und schreiben Sie die zwei wichtigsten Vorfälle aus Ihrem Leben auf, die Ihnen dazu einfallen.* Der Leitfaden will helfen, konkret zu werden. Es geht nicht darum, in allgemeinen Sätzen Ihre Gesinnung darzustellen, sondern daß Sie in den Ereignissen, die Sie aufschreiben, Ihrer selbst ansichtig werden. *Eine weiterführende Frage* dabei ist: »Wie hängt die Einstellung, die in diesem Ereignis zum Ausdruck kommt, mit meiner Drogenabhängigkeit zusammen?«

Trotz dieses Hinweises auf die Ernsthaftigkeit und Bedeutung dieses Leitfadens will er nicht als ein Gesetz mißverstanden werden. Wenn Ihnen etwas anderes einfällt, das hier nicht aufge-

führt ist, notieren Sie auch dieses. Wenn Ihnen zu einem Punkt gar nichts einfällt, lassen Sie ihn offen. Vielleicht wird sich in Schritt 5 der Zusammenhang deutlicher darstellen.
Sollte Sie Schritt 4 belasten, in eine Depression oder in Verzweiflung stürzen, suchen Sie Hilfe in Ihrer Gruppe oder bei Ihrem Berater. Schritt 4 ist eine schmerzhafte aber gerade deshalb auch heilsame Erfahrung, die Sie im Prozeß Ihrer Wiederherstellung weiterbringen kann.
Wenn Sie mit der Ausarbeitung von Schritt 4 fertig sind, sagen Sie dies Ihrem Berater, damit Sie mit seiner Zustimmung dann zu Schritt 5 weitergehen können.

9.3 Leitfaden für den 4. Schritt

Bei jedem Menschen gibt es Positives und Negatives. Wir Drogenabhängige sind nicht schlechter als andere Menschen, aber wir müssen uns intensiver mit unseren negativen Seiten auseinandersetzen, weil sie in enger Verbindung zu unserer Drogenabhängigkeit stehen. Wir beginnen deshalb mit Verhaltensweisen, die wir Drogenabhängige häufig bei uns beobachten und die sich negativ auf uns und unsere Beziehungen auswirken.
Stellen Sie fest, welche davon Sie bei sich selbst entdecken können. *Notieren Sie konkrete Beispiele*, in denen sich diese Verhaltensweisen zeigen. Manche dieser Begriffe sind eng miteinander verwandt; treffen Sie deshalb eine Auswahl der verschiedenen Verhaltensweisen, die Ihnen am meisten entspricht.

9.3.1 Negative Verhaltensweisen

(1) Ich verleugne, wie es wirklich um mich steht. Ich suche nach Begründungen und Entschuldigungen für mein Verhalten. Es macht mir nichts aus, sogar die Unwahrheit zu behaupten, wenn ich mich dadurch retten kann. In jedem Fall sind die anderen schuldig.
(2) Ich bin voller Zorn und Feindschaft gegen die anderen. Sie haben es auf mich abgesehen. Den Ärger habe ich in mich hineingefressen, aber ich sage niemandem etwas davon. Ich bin nur ständig gereizt und ungeduldig. Am meisten bin ich zornig auf mich selbst.
(3) Ich denke allein an meine Bedürfnisse. An andere denke ich nur, wenn ich sie meinen Zielen und Bedürfnissen nutzbar machen kann. Ich beneide die anderen um das, was sie haben. Es macht mir nichts aus, Dinge zu nehmen, die mir nicht gehören. Warum soll

ich mich so plagen oder heute tun, was ich morgen tun kann? An meine Versprechungen von gestern fühle ich mich heute nicht mehr gebunden.

(4) Das kann ich mir doch nicht bieten lassen, ich habe meinen Stolz! Ich werde ihnen schon zeigen, daß sie das nicht mit mir machen können! Was bin ich doch für ein toller Kerl, viel besser als die anderen! Mir gelingt immer alles! Bei mir muß alles 150%ig sein. Ich möchte es jedem recht machen. Ich kann auch von meiner Überzeugung abgehen, wenn ich meine, es bringt mir etwas ein. Nur keinen Streit!

(5) Wie bemitleidenswert bin ich doch! Keiner mag mich! Warum soll ich den anderen sagen, was ich brauche, das müßten sie doch von selbst wissen! Keiner nimmt Rücksicht auf mich! Ich habe ein Recht, mich von den anderen zurückzuziehen.

(6) Ich habe solche Angst und weiß nicht warum. Ich bin ein Versager. Nach allem, was ich getan habe, verdiene ich die Achtung der anderen nicht mehr. Ich habe den Glauben an mich völlig verloren. Vor allem Möglichen habe ich Angst, was mir früher gar nichts ausgemacht hat.

9.3.2 Auswirkungen der Drogenabhängigkeit

Nachdem wir in diesem ersten Teil der Inventur angefangen haben, die Verantwortung auch für unsere negativen Gefühle zu übernehmen und sie auszusprechen, wenden wir uns unseren Beziehungen zu, in denen wir leben. Hier ist das Feld, in dem sich die negativen Wirkungen besonders zeigen.

(1) *Auswirkungen auf die Familie*

Was bedeutet mir Partnerschaft?

Wo bin ich meiner Rolle als Ehepartner, als Vater (Mutter), Sohn (Tochter), als Geschwister nicht gerecht geworden?

Wie habe ich diese Menschen enttäuscht? Kann ich akzeptieren, wie sie heute zu mir stehen?

(2) *Auswirkungen auf den Beruf*

Wie stand es mit meiner Pünktlichkeit und Zuverlässigkeit?

Habe ich andere Menschen dadurch in Gefahr gebracht? Geschädigt? Habe ich die Kollegen in ihrem Bemühen zurückgewiesen? Habe ich mich zum Spielball ihrer Späße gemacht?

(3) *Auswirkungen auf das Verhältnis zu meinen Freunden, zur Nachbarschaft und zur weiteren Gemeinschaft, in der ich lebe.*

(4) *Auswirkungen auf mich selbst*

Wie bin ich mit meinem Körper umgegangen? Welche Warnsignale hat er mir gegeben? Habe ich ihn als Gegenstand behandelt?

Welche psychischen Symptome konnte ich bei mir wahrnehmen: Nervosität, Überreiztheit, Halluzinationen, Angstträume, Depressionen etc.? Welche Einstellung habe ich zur Sexualität? Wie wurde sie durch die Drogenabhängigkeit verändert?
(5) *Auswirkungen auf meine Beziehung zur Droge*
Was erwartete ich von ihr? In welcher Weise gebrauchte ich sie? Wie sehr fürchtete ich ihren Verlust?
Machen Sie hier eine Pause. Gehen Sie spazieren oder tun Sie sonst etwas anderes. Denken Sie daran, daß es zu unserem süchtigen Verhalten gehörte, keine Pausen zu machen und immer in Spannung zu bleiben.

9.3.3 Die Möglichkeit eines neuen Lebens

(1) *Glaube, Hoffnung und Liebe*
Sie sind die Grundlage des neuen Lebens.
Woran glaube ich heute? Was ist mir ganz entscheidend wichtig? Woran hängt mein Herz? Worauf setze ich meine Hoffnung? Welcher Art ist die Verbindung, in die diese drei mich zu anderen Menschen bringen?
(2) *Der neue Realismus: Akzeptieren, Verändern, Unterscheiden*
An dieser Stelle können Sie nochmals Ihre Meditation am Ende von Schritt 3 zu dem Gebet Oetingers aufnehmen und sich fragen:
Kann ich mein Leben empfangen, oder muß ich es noch selbst kontrollieren? Bin ich bereit, das Unveränderbare zu akzeptieren, z. B. meine Drogenabhängigkeit, meine Verluste, die Scheidung, die mangelhafte Gesundheit etc.? Bin ich bereit zu ändern, was ich ändern kann? Welche konkreten Dinge möchte ich ändern? Wo suche ich mir Hilfe für mein Urteil?
(3) *Ein Plan, wie ich meinen Tag einteile*
Wie kann ich das folgende Programm zu meinem eigenen machen? Wo möchte ich meine eigenen Schwerpunkte setzen?
Will ich das 24 Stunden-Programm leben?: Das Gestern ist vergangen, das Morgen braucht es nicht zu geben, das Heute gehört uns!
Gerade am heutigen Tag will ich nur für diesen Tag leben und nicht versuchen, mein ganzes Lebensproblem auf einmal zu lösen. Gerade am heutigen Tag möchte ich glücklich sein, weil ich glaube, daß Abraham Lincoln recht hat, wenn er sagt: »Die meisten Menschen sind so glücklich, wie sie sein wollen.«
Gerade am heutigen Tag möchte ich mich auf das, was da ist, einstellen und nicht versuchen, alles nach meinen Wünschen zu richten. Gerade am heutigen Tag möchte ich meinen Geist stärken.

Ich möchte etwas Nützliches lernen. Ich möchte nicht geistig taub werden, sondern etwas lesen, was meine Anstrengung, Aufmerksamkeit und Konzentration erfordert. Gerade am heutigen Tag möchte ich ein Programm haben. Ich brauche es nicht exakt zu befolgen, aber ich habe es. Es wird mich vor zwei Übeln bewahren: vor Gehetztsein und Unentschlossenheit.

Gerade am heutigen Tag will ich eine ruhige halbe Stunde nur für mich haben und entspannen. In dieser halben Stunde möchte ich versuchen, eine bessere Perspektive für mein Leben zu bekommen.

Gerade am heutigen Tag möchte ich ohne Angst sein. Ganz besonders möchte ich keine Angst haben, mich an der Schönheit zu freuen und zu glauben, daß die Welt in dem Maße gibt, wie ich ihr gebe.

Gerade am heutigen Tag will ich annehmbar sein; ich will so gut aussehen, als ich kann, verständlich reden, zuvorkommend handeln, andere nicht kritisieren, keine Fehler aufspüren und niemanden verändern wollen außer mich selbst.

(4) *Wie ist mein neues Verhältnis*
zu mir selbst?
zu meiner Familie?
zu meiner Arbeit?
zu meinen Freunden, Nachbarn und zur weiteren Gesellschaft?
zur Gruppe der AA oder einer anderen Selbsthilfegruppe?
zu Gott?
Welche Erfahrungen habe ich schon gemacht, die mich bestärken, damit fortzufahren?

10 DAS GESPRÄCH ÜBER DIE PERSÖNLICHE INVENTUR ALS TIEFENBEGEGNUNG MIT MIR SELBST UND EINEM ANDEREN MENSCHEN (Schritt 5)

Schritt 5:
»Wir gaben Gott, uns selbst und einem anderen Menschen gegenüber unverhüllt unsere Fehler zu.«

10.1 Die Widerstände gegen Schritt 5

Mit diesem Schritt schließt die erste intensive Phase der 12 Schritte ab. Zeitlich gesehen ist der Patient in einer mittelfristigen Therapie nach ca. sechs Wochen an diesem Punkt angelangt. Er ist in diesen Wochen nüchtern geworden, hat neue Erfahrungen durch die Schritte 1 bis 3 gemacht und hat sich in Schritt 4 mit sich selbst konfrontiert, mit seinen Stärken und Schwächen. Man könnte meinen, daß es nun ein leichtes sei, den letzten Schritt zu tun: mit einem anderen Menschen die in Schritt 4 gemachte Inventur zu besprechen. Aber dem ist nicht so. Obwohl die Patienten sehen, wie befreit und gelöst ihre Mitpatienten aus dem 5. Schritt herauskommen, liegt er doch wie ein großer Berg vor ihnen. Sie haben ein Gefühl wie vor einem schweren Examen oder wie vor ihrem eigenen letzten Stündlein. Tatsächlich ist Schritt 5 auch so etwas wie ein »letztes Stündlein« für das bisherige Verhalten des Abhängigen, denn was hier geschieht, hat er bisher in seinem Leben noch nicht getan: sich so offen sich selbst und einem anderen Menschen an seinem verletzbarsten Punkt gezeigt. So kommt es, daß sich in der Vorbereitung auf Schritt 5 noch einmal alle Reste der alten abhängigen Einstellung zusammenballen:

- die Angst, nicht akzeptabel zu sein; das kann sich darstellen in der Angst, sich nicht ausdrücken zu können, nicht verstanden zu werden;
- die Scham über so manches, was man getan hat und für das man sich noch immer die heftigsten Vorwürfe macht und das man deshalb einem anderen nicht sagen möchte;
- das Gefühl, klein und häßlich zu sein; man fürchtet, sich einem anderen auszuliefern und dann ohnmächtig vor ihm dazustehen; es genügt schon, wenn man für sich allein dieses Gefühl hat;
- der Wunsch, die Situation in Kontrolle zu behalten; man bleibt

dann sehr allgemein und unspezifisch und verbirgt, was einen wirklich angreifen und belasten könnte.

Das alles sind die negativen Gefühle und Einstellungen, die wir bereits auf dem Weg über die Schritte 1 bis 4 kennengelernt haben, die sich hier in Schritt 5 nochmals als Versuchung einstellen. Es wird daran deutlich, daß Schritt 5 ein tiefgehender und entscheidender Durchbruch durch die Abwehr des Abhängigen ist und damit besonders wichtig für eine beständige und belastungsfähige Nüchternheit.

Nehmen Sie sich deshalb einige Augenblicke Zeit und fragen Sie sich:

- Was sind meine Gefühle im Blick auf Schritt 5?
  Erlebe ich Angst, Scham, Unruhe, Ohnmacht, Kontrollwünsche, das Bedürfnis, mich zu verstecken?
- Welche Gefühle habe ich meinem Gesprächspartner gegenüber?
  Sehe ich ihn als Examinator, als Richter, als Detektiv usw.?
- Erkenne ich darin mein früheres Verhalten?
- Was will ich im 5. Schritt daran ändern?

10.2 Was geschieht in Schritt 5?

Was in Schritt 5 geschieht, wird stärker noch als bei den vorausgehenden Schritten von dem, der diesen Schritt macht, selbst bestimmt. Normalerweise bringt er dazu seine schriftlichen Aufzeichnungen aus Schritt 4 mit, die er mit Erläuterungen versehen vorliest oder frei vorträgt. Der Gesprächspartner hat in Schritt 5 mehr die Rolle eines Begleiters, der zuhört und durch sein Dabeisein eine neue Dimension der Verbindlichkeit und Offenheit über Schritt 4 hinaus erzeugt. Er beschränkt sich im wesentlichen auf

- Fragen, wo Dinge unklar sind;
- sparsame Hinweise auf Zusammenhänge, die dem Betreffenden noch nicht so deutlich sind;
- Unterstützung, wo es diesem schwerfällt, Belastendes auszusprechen; er wird aber nicht drängen;
- Rückmeldungen über seinen Gefühlseindruck von der Echtheit und Aufrichtigkeit des 5. Schrittes.

Das Letztere ist vor allem dann von Bedeutung, wenn die vorausgehenden Schritte nicht oder nur teilweise gemacht worden sind. Dies wird sich unweigerlich in Schritt 5 an irgendeiner Stelle zeigen, z. B. in einer Tendenz, sehr allgemein und verschwommen zu bleiben. Je nach dem Grad und der Art des Widerstandes hat der Begleiter verschiedene Möglichkeiten, darauf zu reagieren:

- er spricht seinen Eindruck von der mangelnden Offenheit aus; dies kann für den Patienten hilfreich sein, anfängliche Angst- und Minderwertigkeitsgefühle auszusprechen und damit zu überwinden;
- er unterbricht den 5. Schritt für eine kurze Spanne von ein bis zwei Tagen, damit bestimmte Fragen nachgearbeitet werden;
- er bricht den 5. Schritt ganz ab mit dem Angebot, ihn nach einem längeren Zeitraum nochmals zu unternehmen, wenn die Therapie weitere Fortschritte gemacht hat;
- er nimmt den 5. Schritt so unvollkommen an, wie er nun einmal ist, aufgrund der Tatsache, daß die letzte Verantwortung der Betreffende für seinen 5. Schritt selbst trägt. Mancher braucht in der Tat einen oder mehrere Rückfälle, bis er zu seinem entscheidenden Durchbruch kommt.

Jede dieser Maßnahmen ist mit einem Risiko verbunden, das nicht mit letzter Sicherheit abzuwägen ist. Das Beispiel von Alice (s. 7.6) macht dies deutlich. Die Bearbeitung noch vorhandener Grundkonflikte in Schritt 5, wie sie in diesem Beispiel geschehen ist, sollte aber die Ausnahme und nicht die Regel sein. Dies setzt allerdings voraus, daß bei den vorangehenden Schritten gründlich gearbeitet worden ist.

Eine Frage, die im Zusammenhang mit Schritt 5 häufig gestellt wird, lautet: *»Ist Schritt 5 eine Beichte?«* Diese Frage ist berechtigt, denn Schritt 5 hat tatsächlich einige Züge, die an die Beichte erinnern:

- Es besteht eine Vereinbarung zwischen den beiden Gesprächspartnern, daß alles, was im Zusammenhang mit dem 5. Schritt gesagt wird, nur zwischen diesen beiden Menschen bleibt. Dies gilt auch für die Therapie in der Klinik. Im Unterschied zu den Ergebnissen der früheren Schritte wird der Berater über den Schritt 5 eines Patienten im Team nichts mitteilen.
- Schritt 5 ermöglicht wie die Beichte, Belastendes und Schuldhaftes auszusprechen. Daß ich dies nicht mehr vor mir selbst und anderen verbergen muß, entlastet ungemein und setzt Kräfte zu neuem Handeln frei, die vorher in Schuldgefühlen und Verdrängung gebunden waren. Indem ein anderer Mensch mich in Schritt 5 mit meinen negativen Seiten annimmt, geschieht so etwas wie Vergebung und Versöhnung mit mir selbst und Heilung des inneren Zwiespaltes, an dem der Abhängige besonders leidet (s. 7.6).

Es gibt aber auch unübersehbare Unterschiede zwischen der Beichte und Schritt 5:

- In Schritt 5 kommt nicht nur Schuldhaftes und Negatives zur Sprache. Er ist mehr eine Inventur, in der es auch um die Stärken und neuen Möglichkeiten geht.
- Schritt 5 ist nicht von einem religiösen Verständnis dieses Vorganges abhängig. Es fehlen auch die Hauptmerkmale einer Beichte: 1. das Bekenntnis der eigenen Fehler als Sünde gegenüber Gott, 2. die Lossprechung von den Sünden bzw. das Gebet um Vergebung (Absolution). Um den 5. Schritt zu machen, ist man deshalb nicht an einen bestimmten Glauben bzw. an eine bestimmte Person (z. B. Priester oder Pfarrer) gebunden.

Die Frage, »Ist Schritt 5 eine Beichte?« ist deshalb trotz mancher Ähnlichkeiten mit »Nein« zu beantworten. Entscheidender als diese Definitionsfrage ist jedoch, wie dieser Vorgang von den einzelnen selbst erlebt wird. Die mir bekannten Äußerungen darüber sind sehr unterschiedlich:

- Viele, meist katholische Christen sind verwundert und meinen, daß sie erst jetzt nach dem 5. Schritt wissen, was eine Beichte leisten könnte und wie wichtig sie für sie ist. Sie haben durch Schritt 5 einen neuen Zugang zur Beichte bekommen.
- Andere sagen nach dem 5. Schritt: »Ursprünglich wollte ich Sie im Zusammenhang mit dem 5. Schritt um die Beichte bitten, aber jetzt habe ich gar nicht mehr das Bedürfnis danach. Die Beichte wäre für mich jetzt nur eine formelle Nachholung von dem, was schon geschehen ist.«
- Für einige ist es allerdings wichtig zu wissen, daß sie in Schritt 5 nicht nur sich selbst und einem anderen Menschen, sondern auch Gott gegenüber ihre Schuld bekennen und Absolution zugesprochen erhalten. In diesen Fällen habe ich die Beichte als eigenen Akt an den 5. Schritt angeschlossen.

Das bisher Gesagte läßt nur ahnen, was in Schritt 5 geschieht. Was tatsächlich vor sich geht, läßt sich nur schwer beschreiben. Zum einen, weil kein Schritt 5 dem anderen gleicht; jeder Mensch hat seine eigene Lebensgeschichte und seinen spezifischen Ausdruck. Zum anderen liegen die wesentlichen Vorgänge in Schritt 5 im emotionalen Bereich, über den sich nicht so einfach berichten läßt. Wir haben diese Dimension in der Überschrift zu diesem Kapitel in dem Begriff »Tiefenbegegnung« anzudeuten versucht. Normalerweise hat ein 5. Schritt eine Dauer von zwei bis fünf Stunden. Ich bin immer wieder überrascht und betroffen von der außerordentlichen »Verdichtung«, zu der es in diesem Prozeß der Selbstbegegnung kommt. Auch als Zuhörer kann man sich dieser Dynamik

nicht entziehen. In meiner zwanzigjährigen psychotherapeutischen und seelsorgerlichen Praxis habe ich viele Lebensschicksale gehört und spannende Prozesse dabei erlebt. Meine Erfahrungen mit Schritt 5 zählen zu den intensivsten und bewegendsten, die ich gemacht habe. Gefühle der Niedergeschlagenheit, der Verzweiflung und der Angst wechseln mit Gefühlen der Erleichterung, der Erleuchtung, der Nähe und des Vertrauens. Es sind am Ende eines gelungenen Schrittes 5 sehr deutlich die Gefühle, die bereits am Ende von Schritt 3 als Folge der »Kapitulation« beschrieben wurden (s. 8.3.2), das Gefühl des inneren Friedens, der Freude und der Gelassenheit. Aus meiner eigenen Erfahrung mit Schritt 5 und aus der Korrespondenz mit Menschen, die den 5. Schritt mit mir gemacht haben, weiß ich, welche anhaltende und bleibende Veränderung daraus für das weitere Leben entstanden ist.
Leider haben in unserem Land selbst unter den AA-Mitgliedern bisher nur wenige diesen Schritt gemacht. Die oben angedeuteten Ängste und Risiken sind offenbar ein nicht so leicht zu überwindendes Hindernis. Aufgrund der vorliegenden Erfahrungen möchte ich Ihnen Mut machen, diesen Schritt zu unternehmen, auch wenn Sie schon einige Zeit nüchtern leben. Sie werden einen persönlichen Gewinn und eine Stärkung Ihrer Nüchternheit davon haben.

10.3 Mit wem können Sie Schritt 5 machen?

Diese Frage sollten Sie sorgfältig bedenken. Grundsätzlich können Sie Schritt 5 mit jedem Menschen machen, zu dem Sie Vertrauen besitzen. Dieses Vertrauen sollte aber nicht blind sein, sondern auf geprüfter Erfahrung beruhen, daß der Betreffende tatsächlich vertrauenswürdig ist. Mangelnde Verschwiegenheit z. B. könnte zu persönlichen Nachteilen für Sie führen.
Eine weitere Voraussetzung scheint mir zu sein, daß der Betreffende selbst für sich schon den 5. Schritt gemacht hat. Er sollte wissen, worum es geht, bevor er diesen Schritt mit einem anderen unternimmt. Leider gibt es in unserem Land selbst in AA-Gruppen nur wenige, die diese Voraussetzung erfüllen. Eine Zwischenlösung wäre in dieser Lage z. B., daß Abhängige in Kleingruppen von drei bis vier Teilnehmern gemeinsam ihren 5. Schritt machen.
In den Therapiestätten werden es im Augenblick vor allem noch die Berater sein, die auf Wunsch der Patienten den 5. Schritt mit ihnen machen.
Manche suchen sich für den 5. Schritt ganz bewußt einen Pfarrer,

da er ja von berufswegen dazu da ist, Vertrauliches zu hören und unter Schweigepflicht steht. Wenn Sie sich einen Pfarrer wählen, dann sollte es einer sein, der von Alkoholismus bzw. Drogenabhängigkeit etwas versteht. Es könnte sonst sein, daß er aus einem moralistischen Mißverständnis der Abhängigkeit die destruktiven Schuldgefühle des Abhängigen noch verstärkt, oder daß er sich aus falsch verstandenem Mitleid von der Abwehr des Abhängigen einwickeln läßt, statt ihn zu konfrontieren. Zu wünschen wäre, daß im Laufe der nächsten Jahre in den Therapiestätten, die nach diesem Programm arbeiten, genügend Pfarrer vorhanden sind, die auf Grund ihrer Tätigkeit ausreichende Erfahrung im Hören des 5. Schrittes besitzen. Jeder Patient, der dies wünscht, kann dann seine Therapie in der Klinik mit diesem Schritt abschließen. Da wir heute noch nicht so weit sind, ist es wesentlich Ihrer Initiative überlassen, sich jemand Geeigneten zu suchen. Ihre Selbsthilfegruppe bzw. Ihre Therapiestätte kann Sie darin beraten.

11 DIE BEWÄHRUNG DER NEU GEWONNENEN NÜCHTERNHEIT IM ALLTAG (Schritte 6–12)

11.1 Die Schritte 6 und 7

Schritt 6:
»Wir waren völlig bereit, all diese Charakterfehler von Gott beseitigen zu lassen.«
Schritt 7:
»Demütig baten wir ihn, unsere Mängel von uns zu nehmen.«

Schritt 5 hat uns eine Tiefenerfahrung vermittelt, die zugleich auch eine Höhenerfahrung ist, erkennbar an dem Hochgefühl, das sie hinterläßt. Manchen ergeht es dabei wie den Jüngern auf dem Berg der Verklärung (Matth. 17,1–8), die sprachen: »Herr, laß uns hier Hütten bauen!«, sie wollen diese Hochstimmung festhalten, aber der Weg führt weiter, vom Berg hinunter in die Konflikte und Bewährung des Alltags.
Es ist auffallend, welchen Nachdruck die Entdecker der 12 Schritte auf die Bearbeitung der in Schritt 5 bekannten Charakterfehler legen, daß sie dieser zwei Schritte widmen. Was hat das zu bedeuten?
Zum ersten macht es deutlich, daß Erkennen und Verändern zweierlei sind.

Jack hat dies seinem überraschten Berater unüberhörbar verständlich gemacht. Zum Abschluß seines 5. Schrittes sagt er plötzlich: »Ja, das weiß ich, daß dies meine Fehler sind, aber aufgeben möchte ich sie nicht!« Man kann sich darüber entrüsten und fragen, was Schritt 5 bei einer solchen Einstellung für einen Sinn haben soll. Aber ich habe eher den Eindruck, daß Jack nur ehrlicher war als manche andere, die sich an dieser Stelle etwas vormachen. Jack war die Tatsache deutlich, daß das Erkennen und Bekennen seiner Fehler nur ein erster Schritt ist, dem der zweite zu folgen hat: die Bereitschaft, sie zu verändern.

Schritt 6 weist in seiner Formulierung darauf hin, daß es verschiedene Grade der Bereitschaft gibt: »Ich will es mal versuchen!« Ich werde es dann und dann tun!« oder »Ich will es tatsächlich heute und jetzt!« Nur dann, wenn ich ganz hinter dem Änderungswunsch stehe, werde ich auch Erfolg damit haben.
Auffallend ist auch, daß sowohl in Schritt 6 wie in Schritt 7 die eigentliche Aktivität zur Überwindung der Charakterfehler von Gott ausgeht. Wie ist das zu verstehen?

Ein naives, magisches Verständnis könnte es so sehen, daß Gott ohne unser Zutun etwas Geheimnisvolles an uns tut, so daß wir uns plötzlich anders verhalten. Dies ist sicher ein Mißverständnis. Mein Eindruck ist, daß die Entdecker der 12 Schritte hier nicht an etwas Geheimnisvolles dachten, sondern die Erkenntnisse des 2. und 3. Schrittes konsequent anwandten:
Die Auseinandersetzung mit seinen Charakterfehlern ist für den Abhängigen eine versuchliche Situation, denn die alten destruktiven Einstellungen könnten wieder zum Tragen kommen: »Ich kann, ich muß es erreichen! Jetzt sofort und alles auf einmal! Ich muß es 150%ig schaffen! Rückfälle darf es nicht geben!« Daran würde nur deutlich, daß die Allmachtsphantasien, der Wunsch nach völliger Kontrolle, die Ungeduld, das Übers-Knie-brechen der Probleme noch die Herrschaft innehätten. Das Ergebnis wäre leicht vorherzusagen: Großer Anlauf mit entsprechenden Vorsätzen, Mißerfolg, Resignation, Verzweiflung, neue Schuldgefühle und Bestätigung: »Ich schaffe es doch nicht, es war alles umsonst!«, neue Drogenepisode.
Was in Schritt 6 und 7 als das Wirken Gottes bezeichnet wird, ist das neue Wachstum, das aus der Erfahrung des Angenommenseins entsteht. In diesem Wachstum kämpfe ich nicht gegen etwas an, sondern ich vertraue darauf, daß das Neue sich durchsetzen wird (s. Mark. 4,26–29). Die neue Haltung, die in den Schritten 6 und 7 zu bewähren ist, besteht aus *Demut und Geduld;* sie sind das Gegenbild zur früheren Einstellung des Abhängigen: Allmacht und Ungeduld. Was bedeuten nun Demut und Geduld, wenn man sie konkret auf die Situation des Abhängigen in Schritt 6 und 7 anwendet?

11.1.1 Den Wachstumspunkt finden

Alle Charakterfehler auf einmal lassen sich nicht bearbeiten. Es hat auch wenig Sinn, irgendwo anzufangen. Entscheidend ist, den Charakterfehler herauszufinden, der im Augenblick eine Schlüsselfunktion inne hat. Um es in einem Bild zu sagen: Beim Flößen von Baumstämmen kommt es vor, daß sich ein Stau bildet. Man kann nun versuchen, sich von hinten her mit großer Mühe durch den Stau hindurchzuarbeiten. Einfacher ist es, vorne am Stau das querliegende Holz zu beseitigen und den Stau dadurch aufzulösen.

Peter hatte herausgefunden, daß das Selbstmitleid eine solche zentrale Bedeutung für ihn hatte. Wenn er z. B. Menschen traf, sah er nur, um wieviel besser es ihnen ging, was sie alles besser konnten, mehr besaßen, wie erfolgreicher sie waren usw. Er machte sich mit seinem Selbstmitleid selbst klein und hilflos und hatte wieder einen Grund, sich mit der Droge zu trösten. Er kam zu dem Entschluß: »Ich höre auf mit dem Selbstmitleid! Jedesmal, wenn die alte Leier wieder anfangen will, schalte ich sie ab und sage mir, was ich heute bin und habe: ›Ich habe die Kur durchgestanden! Ich habe neue Freunde gewonnen, die mich lieben und die ich auch schätze! Ich bin mit Schwierigkeiten fertig geworden und brauche mich nicht zurückzuziehen usw.‹« Statt der früheren Resignation und Isolation spürt er jetzt in solchen Situationen ein Gefühl der Wärme und der Stärke in sich, das es ihm leichter macht, befriedigende neue Beziehungen aufzubauen. Dies stärkt wiederum sein Selbstgefühl und ermutigt ihn, damit fortzufahren. Die Auseinandersetzung mit seinem Selbstmitleid wurde so zu seinem gegenwärtigen Wachstumspunkt, der ihm hilft, in der ganzen Breite seines augenblicklichen Lebens weiterzukommen.

Wachstumspunkte können sich ändern. Wichtig ist deshalb, herauszufinden, welches der entscheidende Wachstumspunkt im Augenblick ist. Es ist meist der Punkt, der einem besondere Schwierigkeiten bereitet und wo man auch Widerstände gegen eine Veränderung in sich verspürt. Wir haben bereits am Anfang in Kap. 1.2.3 darauf hingewiesen, daß Drogenabhängigkeit meist dann entsteht, wenn es bereits zu einer Wachstumshemmung gekommen ist. Um nüchtern leben zu können, ist es deshalb notwendig, in der Auseinandersetzung mit seinen Charakterfehlern Wachstumsfortschritte zu machen.

11.1.2 Mit Geduld und Ausdauer kleine Schritte der Änderung unternehmen

Alte, über viele Jahrzehnte eingeübte Einstellungen lassen sich nicht von heute auf morgen verändern. Diese Prägungen brauchen einige Zeit, bis sie aus unserem Verhaltensrepertoir gelöscht sind.

Peter hat in dem oben erwähnten Beispiel noch über Monate hin Ansätze zu seiner alten Reaktion »Selbstmitleid« an sich wahrgenommen. Er war darüber nicht verzweifelt oder beschämt: »Schon wieder das verdammte Selbstmitleid!«, sondern er nahm sie gelassen hin, um sie dann bewußt abzubrechen und mit seiner neuen Vorstellungskette fortzufahren. Ganz allmählich wurden die Reaktionen des Selbstmitleides immer seltener und das neue positive Denken wurde ihm immer selbstverständlicher. Wenn er müde und erschöpft ist, kann es ihm heute noch passieren, daß das alte Selbstmitleid wieder auftaucht, aber es belastet ihn nicht mehr so wie früher, daß er dadurch unausweichlich zum Trinken verleitet wird.

Es sind also keine großen dramatischen Ereignisse, sondern eine Folge kleiner Schritte, die zu dauerhafter Veränderung führen.

11.1.3 Sich positive Verstärkung geben

Die neue Vorstellungskette, die Peter anstelle des Selbstmitleides einschaltete, bestand aus einer positiven Verstärkung seines Selbst-

wertgefühles. Sie enthielt keine illusionären Allmachtsphantasien, sondern ganz reale neue Erfahrungen, die er mit sich gemacht hatte. Und jedesmal, wenn es ihm gelang, das alte Selbstmitleid zu unterbrechen und dafür seine neue Vorstellung von sich einzubringen, quittierte er sich diesen »Erfolg« mit einem anerkennenden Schmunzeln über sich selbst.
Diese Art, mit sich umzugehen, ist dem abhängigen Verhalten völlig entgegengesetzt. Waren es früher Schuld- und Versagensgefühle, die gesammelt worden sind, so sind es jetzt positive Gefühle der Selbstannahme, Ausdruck der 1. Lebensposition (Ich bin ok, du bist ok), die die neue Einstellung verstärken und mich ermutigen, den nächsten kleinen Schritt zu tun.

Nehmen Sie sich einige Augenblicke Zeit und fragen Sie sich
- Wo ist mein gegenwärtiger Wachstumspunkt? Was macht mir besondere Schwierigkeiten? Wo spüre ich besondere Widerstände gegen eine Veränderung? Wo will ich heute anfangen, mich zu verändern?
- Welchen kleinen Schritt der Veränderung will ich heute an diesem Punkt tun?
- Welche positive Verstärkung will ich mir für einen gelungenen kleinen Schritt der Veränderung heute geben?

11.2 Die Schritte 8 und 9

Schritt 8:
»Wir machten eine Liste aller Personen, denen wir Schaden zugefügt hatten, und wurden willig, sie um Verzeihung zu bitten.«
Schritt 9:
»Wir machten bei diesen Menschen alles wieder gut – wo immer es möglich war –, es sei denn, wir hätten dadurch sie oder andere verletzt.«

Die Schritte 8 und 9 befassen sich mit der Wiederherstellung unserer mitmenschlichen Beziehungen. Vor allem in Schritt 4 haben wir uns bereits deutlich gemacht, wie sehr sich unser Verhalten auch destruktiv auf die Menschen um uns und unsere Beziehungen zu ihnen ausgewirkt hat. Nach allem, was geschehen ist, können wir nach unserer Wiederherstellung nicht einfach so weitermachen, als ob es das Vorausgegangene nicht gegeben hätte.

Ungeklärte Beziehungen, unvergebene Schuld, unterschwelliges Mißtrauen sind häufige Ursachen von Rückfällen (s. 5.8). Die Verantwortung für uns selbst und für die Beziehungen, in denen wir leben, veranlaßt uns, gerade an diesem Punkt sehr sorgfältig zu sein (s. 7.4).

Die Schritte 8 und 9 verlangen vom Abhängigen ein Verhalten, das seinem bisherigen völlig entgegengesetzt ist. Deshalb können die beiden Schritte einerseits als belastend, andererseits aber auch als neu und beglückend erlebt werden, weil sie uns intensiver mit anderen Menschen in Verbindung bringen. Wenn wir die Schritte 8 und 9 vollziehen, setzen wir uns ganz aktiv mit unseren alten Einstellungen auseinander:

- Wir handelten nach der Devise: »Warum an das Unangenehme rühren, lieber verdrängen und vergessen!« (s. 2.3.3).
- Wenn sich die Anklagen der anderen gar nicht umgehen ließen, versuchten wir, uns zu entschuldigen, zu rechtfertigen oder sie mit Hilfe von Projektionen anzugreifen. Vielleicht kommen solche Regungen auch jetzt hoch, die sagen: »Die anderen waren aber auch böse zu mir!«
- Wir hatten Angst, offen von unserer Schuld zu reden und um Verzeihung zu bitten, weil wir glaubten, dann klein und häßlich dazustehen. Wir fürchteten, das sei die völlige Kapitulation, durch die wir unser »Gesicht« verlören. Auch jetzt kann die Angst auftauchen: »Wie stehe ich da, wenn mir einer die Verzeihung verweigert, mich statt dessen angreift oder vielleicht sogar lächerlich macht?«
- Früher war die Bitte um Verzeihung meist Ausdruck von Katzenjammer, Selbstbeschuldigung und Selbsthaß, übertrieben und mit großen Versprechungen versehen. Werde ich jetzt das nüchterne Maß finden, mich nicht selbst zu erniedrigen, aber auch nicht zu verstecken?
- Am Verbergen hatten wir ein aktives Interesse, um unsere Lage nicht noch schlimmer zu machen. Sollen wir nun auch Taten und Sachverhalte aufdecken, die die anderen noch gar nicht gemerkt haben? Was tun, wenn die Folgen (z. B. finanzieller Art) unsere Möglichkeiten zur Wiedergutmachung weit übersteigen?

All diese Erwägungen und Gefühle könnten uns davon abhalten, uns auf die Bearbeitung dieser Schritte ernstlich einzulassen. Schritt 8 will entgegenwirken, indem er etwa sagt: »Denke jetzt nicht so sehr an die möglichen Folgen und Komplikationen, markte und feilsche nicht in dir über ›Wer hat mehr Schuld?‹ und dergleichen. Nimm ein Papier und mache eine Liste all der Personen, von denen du den Eindruck hast, daß du ihnen einen Schaden zugefügt hast, sei es materieller, geistiger oder gefühlsmäßiger Art.« Wir schreiben alles auf, was uns einfällt. Es ist wichtig, daß wir das ganze Ausmaß dessen, was wir getan haben, vor uns sehen.

Außerdem will Schritt 8 uns durch dieses Verfahren auch davor bewahren, in unserer ersten Begeisterung über das neugefundene Leben allzu unbedacht und spontan andere Menschen mit unserem Geständniswunsch und unserem Bedürfnis, uns zu entlasten, zu überfahren. Schritt 8 sagt uns dazu: »Bevor du etwas in dieser Richtung unternimmst, schreib es dir erst einmal auf und überlege, wen du alles verletzt hast und welcher Art die Verletzungen gewesen sind, die du ihnen zugefügt hast.«

Schritt 9 führt dann weiter zu den Überlegungen, ob und wie wir es dem anderen sagen sollen, wobei wir auch seine Bedürfnisse und seine Situation mit zu berücksichtigen haben. Dabei können u. a. folgende Fragen zu bedenken sein:

- Wann sage ich etwas? Bei der ersten sich bietenden Gelegenheit, oder ist es besser, etwas zu warten, bis das Vertrauen wieder gewachsen ist und eine Basis für das Gespräch bietet? Muß ich hier unterschiedlich verfahren und unterscheiden zwischen Menschen, die mir die nächsten sind, bei denen ich vielleicht nicht so lange warten darf, und Menschen, die mir ferner stehen?
- Sage ich alles auf einmal (was vielleicht meiner alten Art entsprechen würde) oder stückweise, so daß es der andere auch verarbeiten kann?
- Muß ich alles sagen? Geht es mir dabei nur darum, mir ein gutes Gewissen zu machen, ohne Rücksicht auf die Belastung, die ich damit dem anderen zumute? Muß ich z. B. alle meine sexuellen Abenteuer, die ich im Zustand des Drogengebrauches gehabt habe, meinem Ehepartner bis ins letzte Detail schildern? Ist dies eine Hilfe oder eine Blockierung für unsere weitere Beziehung?
- Wie ist das bei Menschen, die noch gar nicht wissen, daß ich sie geschädigt habe, z. B. bei meinem Arbeitgeber oder bei begangener Unfallflucht usw.? Welche Folgen könnte eine Offenbarung für mich und meine Familie haben, z. B. fristlose Entlassung, Freiheitsstrafe usw.? Wie kann ich weiter leben mit dem Druck eines solchen Geheimnisses, das noch verborgen ist, aber doch eines Tages bekannt werden könnte? Muß ich in einem solchen Fall, bevor ich etwas unternehme, nicht auch mit den Menschen sprechen, die von den Folgen mit betroffen werden, d. h. mit meiner Familie?

Bei all diesen Fragen haben wir stets zu prüfen, ob es nicht unsere Angst und Konfliktscheu ist, die uns davon abhält, die notwendigen Schritte zu tun. Allzuleicht können wir uns hinter der Sorge

um die anderen verstecken, wo wir Mut bräuchten, zu uns selbst zu stehen.
Diese Fragen sind schwierig und die Gefahr groß, daß wir uns dabei etwas vormachen. Es kann deshalb hilfreich sein, wenn wir uns mit anderen darüber besprechen, z. B. mit unserem Berater oder mit unserer Selbsthilfegruppe. Die letzte Entscheidung bleibt freilich uns selbst vorbehalten, da wir in jedem Fall auch die Folgen zu tragen haben.
In den Schritten 8 und 9 fallen wichtige Entscheidungen für die Grundlagen unserer Nüchternheit. Sie festigt sich gerade in unserer wachsenden Bereitschaft, für die Konsequenzen unserer Taten der Vergangenheit einzustehen und für unsere gegenwärtigen Beziehungen zu anderen Menschen voll die Verantwortung zu übernehmen.

Nehmen Sie sich ausreichend Zeit für die Bearbeitung dieser beiden Schritte:

- Fertigen Sie eine Liste der in Frage kommenden Personen bzw. Institutionen an, die Sie verletzt oder sonst wie geschädigt haben.
- Fragen Sie sich dann, ob, wann und wie Sie die Beziehung zu diesen Menschen wiederherstellen wollen.
- Fragen Sie sich vorher, ob Sie auch bereit sind, zu akzeptieren, daß Ihnen jemand nicht verzeiht, seinen Groll gegen Sie behält und Sie eventuell zur Rechenschaft zieht.
- Sind Sie bereit, Verzeihung als ein Geschenk zu erbitten, auf das Sie keinen Rechtsanspruch haben?

11.3 Schritt 10

Schritt 10:
»Wir setzten die Inventur bei uns fort, und wenn wir unrecht hatten, gaben wir es sofort zu.«

In Schritt 10 wird das, was Sie in Schritt 4 zum ersten Mal gemacht haben, zu einer ständigen Übung des Alltags: die persönliche Inventur. Sicher hat die tägliche Inventur nicht die gleiche Intensität wie der 4. und 5. Schritt; ihre Aufgabe ist auch eine andere. Sie richtet sich nicht so sehr auf die Vergangenheit, sondern mehr auf die Gegenwart und das augenblickliche Geschehen. Sie soll verhindern, daß sich negative Gefühle und Einstellungen aufstauen bzw. aufbauen, bis sie zu unüberwindbaren Hindernissen werden und die neugewonnene Nüchternheit infrage stellen. Die Bereitschaft, ständig Inventur bei sich selbst zu machen, kann sich in drei verschiedenen Formen äußern:

(1) *Die Sofort-Inventur.* Sie dient dazu, während oder kurz nach einem belastenden Ereignis zu einer Besinnungspause zu kommen und uns zu fragen: »Was geht hier vor? Was habe ich dazu beigetragen, und was die anderen? Was erregt mich so im Augenblick? Wo fühle ich mich verletzt? Wo habe ich die anderen verletzt? Was kann ich tun zur Lösung der Situation: um Verzeihung bitten, mein Verletztsein kundtun, mich aus dieser destruktiven Beziehung zurückziehen?« usw.

(2) *Die regelmäßige Inventur am Ende eines Tages.* Am besten bestimmen wir uns eine feste Zeit dafür, vielleicht einige Augenblicke vor dem Einschlafen. Sie dienen dazu, unser »Kontoblatt« auf dem Laufenden zu halten. Wir können darauf eintragen, was uns der Tag an Positivem und Negativem erbracht hat, wo uns Lösungen gelungen sind oder wo wir in unser altes Verhalten zurückgefallen sind. Es kann auch zu Umwertungen kommen, daß wir manches, was zunächst negativ erschien, als etwas Positives erkennen und umgekehrt. Diese Augenblicke der Selbstbesinnung sind wichtig, um in Kontakt mit uns selbst zu bleiben; wir sollten sie deshalb nicht vertagen z. B. mit der so beliebten Entschuldigung, daß wir zu müde seien usw.

(3) *Die umfassendere Inventur in längeren Abständen.* Manche Menschen machen es sich zur Regel, alle paar Monate oder mindestens einmal im Jahr eine solche gründliche Bestandsaufnahme vorzunehmen. Sie fragen sich dann aus etwas größerem, auch zeitlichem Abstand: »Was ist in diesem Zeitabschnitt geschehen? Wie habe ich mich verhalten? Was sind meine Grundgefühle? Was ist mein augenblicklicher Wachstumspunkt? Wo habe ich Fortschritte erzielt? Wo möchte ich weitermachen?« usw.

An diesen Beispielen wird deutlich, daß die ständige Inventur in ihren drei Formen ein wichtiges Instrument unseres fortschreitenden Wachstums ist. Es ist also kein ständiges negatives Um-sich-selbst-Kreisen damit gemeint, sondern ein Vorgang, der etwas von Abenteuer und Entdeckung neuer, unbekannter Bereiche an sich hat. Solche Übung ist für alle Menschen hilfreich, für den Abhängigen aber in besonderer Weise. Sie verhindert, daß er unbemerkt und unversehens wieder in seine alten Verhaltensweisen und Gewohnheiten zurückfällt. Er braucht dieses Bewußtsein von sich selbst, um gesund zu bleiben. Zunächst mag diese Übung wie alles Neue noch etwas gekünstelt und aufgesetzt erscheinen. Im Laufe der Monate und Jahre wird sie durch die tägliche Übung zu einer spontanen Praxis, ohne die ich dann gar nicht mehr leben will und möchte. Vor allem steht mir die Fähigkeit zur Selbstreflexion dann auch in Streß-Situationen zur Verfügung, in denen ich sonst mit Verwirrung, Rückzug oder blinder Aggression reagiert habe.

Beginnen Sie deshalb mit der Praxis der regelmäßigen Inventur:
- *Am Ende des Tages* fragen Sie sich: Was ist heute gewesen? Was ist noch offen und unerledigt? Wo habe ich ein gutes Gefühl, weil ich meine neuen Ziele verwirklichen konnte (auch wenn es nur teilweise gelungen ist)?
- Legen Sie *in oder kurz nach belastenden Vorkommnissen* eine kurze Inventurphase ein (Fragen s. o. unter 1).
- Bestimmen Sie selbst den für Sie notwendigen Zeitraum, in dem Sie eine *umfassendere Inventur* zusammen mit einem anderen Menschen oder gemeinsam mit einer kleineren Gruppe machen.

11.4 Schritt 11

Schritt 11:
»Wir suchten durch Gebet und Besinnung die bewußte Verbindung zu Gott – wie wir ihn verstanden – zu vertiefen. Wir baten ihn, seinen Willen für uns erkennen zu lassen und um die Kraft, ihn auszuführen.«

In den Schritten 8 und 9 ging es darum, in Kontakt mit unseren Mitmenschen zu kommen. Schritt 10 will Hilfe sein, in Kontakt mit mir selbst zu bleiben. Das Ziel von Schritt 11 ist, den Kontakt mit Gott, wie wir ihn verstehen, aufrechtzuerhalten. Schritt 11 setzt damit das fort, was in den Schritten 2 und 3 angefangen hat. Wir brauchen das dort Gesagte nicht nochmals zu wiederholen. Es empfiehlt sich, die dort vorgeschlagenen Übungen, Meditationen und Gebete sich nochmals vorzunehmen.
Auch wenn ich nicht an Gott glaube, hat Schritt 11 eine Bedeutung für mich. Er wendet sich gegen die Haltung, die das Leben aus eigener Kraft allein meistern und kontrollieren will. Wir haben in Schritt 3 besonders darüber gesprochen. Gebet und Meditation sind der praktische Vollzug der Lebenseinstellung, die nicht mehr aus eigener Allmacht manipulieren und kontrollieren will. Es sind die Haltungen der Demut und Geduld, wie sie uns auch in den Schritten 6 bis 10 wichtig geworden sind.
Um diese dem Abhängigen zunächst fremde und neue Lebenseinstellung zu gewinnen, ist es nötig, sie über längere Zeit ganz bewußt zu üben. Ähnlich wie bei der täglichen Inventur ist auch

hier die regelmäßige Praxis von Bedeutung. Zur täglichen Andacht gibt es verschiedene Hilfen, z. B. das »24-Stunden-Buch«, das für jeden Tag auf einer Seite einen Gedanken, eine Meditation und ein kurzes Gebet anbietet[33].

Dieses Andachts- bzw. Meditationsbuch ist vor allem als Hilfe für die Besinnung am Morgen gedacht, um einen guten Einstieg in den Tag zu gewinnen. Ein anderer fester Punkt kann die Inventur am Schluß eines jeden Tages sein, die wir in einem persönlichen Gebet ausklingen lassen.

Ähnlich wie bei der Sofort-Inventur kann auch aus jeder belastenden Situation des Alltags in ein Gebet übergegangen werden. Viele bezeugen, wie sich dadurch die Situation verändert, die Gedanken geklärt und neue Perspektiven ergeben haben.

In Schritt 11 sind wir aber nicht nur auf die individuelle Andacht und Meditation gewiesen. Wir erleben uns in diesem Schritt auch in der Gemeinschaft der Menschen, die mit uns zusammen beten und glauben. Das bedeutet einmal, daß Schritt 11 uns darin unterstützt, die Gruppe, durch die auch die höhere Macht zu uns reden kann, regelmäßig zu besuchen. Viele Rückfälle beginnen damit, daß man hier nachlässig wird und meint, diese Hilfe nicht mehr nötig zu haben. Schritt 11 legt auch nahe, Gebet und Meditation in Gottesdienst, Predigt und anderen kirchlichen Angeboten zusammen mit anderen Glaubenden zu unternehmen. Dies kann unser eigenes Beten und Meditieren anregen und uns davor bewahren, eigenen Lieblingsgedanken zu verfallen und einer verengten Perspektive zu erliegen.

Nehmen Sie sich einige Augenblicke Zeit und fragen Sie sich:
- Was waren die Ihnen wichtigen Erfahrungen in den Schritten 2 und 3? Was bedeuten Sie Ihnen?
- Wie möchten Sie diese Erfahrungen fortsetzen und weiter pflegen?
- Welche Hilfen sind Sie bereit, dazu anzunehmen?
- Wie ist ihre Beziehung zu Ihrer Selbsthilfegruppe und mit welcher Verbindlichkeit halten Sie sich zu ihr?
- Was bedeutet es für Sie, gemeinsam mit anderen zu beten und zu meditieren und Gottes Wort zu hören?

11.5 Schritt 12

Schritt 12:
»Nachdem wir durch diese Schritte ein geistiges Erwachen erlebt hatten, versuchten wir, diese Botschaft an Alkoholiker weiterzuge-

ben und unser tägliches Leben nach diesen Grundsätzen auszurichten.«

In Schritt 12 wendet sich der Abhängige über den persönlichen Bereich hinaus nach außen der weiteren Gesellschaft und seinen Aufgaben darin zu. Ein neues Selbstbewußtsein spricht aus diesem Schritt: er ist nicht mehr der einseitig Hilfsbedürftige, der ganz am Boden liegt und sein Leben selbst nicht mehr führen kann. Er hat auf dem Weg der 12 Schritte, der mit der Anerkenntnis seiner Machtlosigkeit angefangen hat, etwas bekommen. Er ist wach und lebendig geworden und er hat etwas, was er weitergeben kann: eine neue Art, sein Leben zu führen. Er merkt, daß dies etwas ist, was nicht sehr viele Menschen besitzen, und er beginnt vielleicht sogar dankbar zu werden für sein schweres Schicksal, weil es ihm etwas gegeben hat, das ihm kostbar ist und das er nicht mehr missen möchte. Er ist sensibler und wahrnehmungsfähiger für sich und seine Umgebung geworden. Der Kontakt zu sich selbst, zu anderen Menschen und zu Gott ist intensiver als vorher. Seine Wertvorstellungen haben sich tiefgreifend geändert: Erfolg, Perfektion und Ehrgeiz bedeuten ihm nicht mehr das Letzte. Er weiß, wie destruktiv dieses Streben für ihn ist. Menschliche Nähe, Wärme und Vertrauen sind ihm zu höheren Gütern geworden. Das Gefühl der Leere und Stagnation, das ihn so belastet hat, ist einem Gefühl der Begeisterung, der Freude und Hoffnung gewichen, weil er spürt, daß der Prozeß des Wachstums weitergeht und eine Richtung hat, der er sich überlassen kann.

11.5.1 Die empfangene Hilfe an andere Abhängige weitergeben

Zu diesem Leben gehört unumgänglich hinzu, daß der Abhängige dieses Geschenk, das er empfangen hat, auch weitergibt. Ohne dieses Weitergeben kann er dieses Leben auf die Dauer nicht behalten. Wem kann er es weitergeben? Zunächst einmal den Menschen, die ihm am nächsten sind, in der Familie und am Arbeitsplatz. Hier geschieht das Weitergeben ganz ungewollt in der neuen Weise des Zusammenlebens und im alltäglichen Austausch miteinander.

Darüber hinaus sieht sich der Abhängige besonders seinen Leidensgenossen verpflichtet, die noch keine Hilfe gefunden haben. Er weiß, daß der nüchtern gewordene Abhängige eine besondere Chance hat, dem Abhängigen zu helfen, weil er seine Lage aus eigener Anschauung kennt. Er glaubt, ihm aus seiner Erfahrung eine Hilfe geben zu können.

Indem er anderen Abhängigen die Kunde weitergibt, tut der Helfer aber auch etwas für sich selbst. Er sieht an den noch Alkohol und andere Drogen gebrauchenden Abhängigen, wo er herkommt, und wo er wieder hinkommen kann, wenn er mit seiner Wachheit nachläßt. Die Arbeit mit anderen bewahrt ihn davor, sorglos und sicher zu werden und das Vergangene allzu rasch zu vergessen.
Helfer zu sein für andere Drogenabhängige ist nicht einfach und nicht ohne Gefahren. Die Tatsache, daß ich etwas Wertvolles anzubieten habe, kann die alten Allmachtsphantasien und Größenvorstellungen wieder mobilisieren. Dann kann ich anfangen, Spiele zu spielen, die mir und den anderen nicht gut tun, z. B. das Spiel »Retter, Opfer, Ankläger«[34]. Es beginnt damit, daß ein Retter einen anderen als Opfer retten möchte. Aber dieser tut ihm nicht den Gefallen, sich retten zu lassen, er trinkt weiter; er greift sogar den Retter an und beschuldigt ihn, daß er versagt habe, seine Methode würde auch nichts nützen. Jetzt ist der Retter das Opfer und das Opfer der Ankläger. Das neue Opfer setzt das Spiel fort, indem es zum Ankläger wird und das ehemalige Opfer beschuldigt, nicht ernstlich genug mitgearbeitet zu haben usw.
Für die Weitergabe der Kunde ist grundlegend, daß ich in der Praxis der 12 Schritte bleibe und vor allem Schritt 1 in diesem Zusammenhang anwende: »daß ich dem Alkoholismus und der Drogenabhängigkeit des anderen gegenüber machtlos bin«. Ich bin sein Helfer, nicht sein Retter. Die Verantwortung bleibt ganz bei ihm, was er aus der angebotenen Kunde für sich macht. Ich darf mir aber auch die Freude und Befriedigung zugestehen, wenn mein Beistand für einen anderen zur lebensrettenden Hilfe geworden ist.

11.5.2 Der politische Beitrag der wiederhergestellten Abhängigen

Die zweite Hälfte des 12. Schrittes hat noch eine umfassendere Reichweite: Die neue Form zu leben soll alle unsere Handlungen bestimmen. Mein Eindruck ist, daß diese zweite Hälfte des 12. Schrittes bisher noch zu wenig zum Tragen gekommen ist. Die Bewegung der AA hat die Genesung des einzelnen durch die Gruppe in den Mittelpunkt ihrer Bemühungen gestellt; die gesellschaftlichen Zusammenhänge der Drogenabhängigkeit sind dabei noch zu wenig reflektiert worden. Zur Hilfe für Drogenabhängige gehörte auch die Entwicklung eines politischen Bewußtseins, was dazu führt, daß Drogenabhängige aus den Erkenntnissen ihrer Therapie einen politischen Beitrag leisten. Vielleicht wissen wir aufgrund der Anonymität auch gar nicht, wieviele trockene Alkoholiker bzw. Drogenabhängige bereits in politischen Parteien, kommunalen Gremien, Landes- oder Bundesparlamenten tätig sind.

Als spezieller gesellschaftlicher Beitrag der nüchtern lebenden Abhängigen wäre vorstellbar:

- die Darstellung eines neuen Gemeinschaftsbewußtseins und Überwindung der Isolation des einzelnen, wie sie in den Selbsthilfegruppen effektiv praktiziert werden;
- ein neuer Lebensstil der Offenheit, Konfliktfähigkeit, Verzicht auf Manipulation und Bereitschaft, sich selbst und seine bisherigen Gewohnheiten infrage zu stellen. Dazu gehörte auch die Fähigkeit, neue Wertvorstellungen zu entwickeln, die mehr auf Person- als auf Sachwerte ausgerichtet sind;
- stärkeres Bewußtsein für die Probleme der Abhängigen in der Öffentlichkeit; entsprechende Gesetzgebung und Abbau der immer noch bestehenden Vorurteile.

III. Hilfsagenturen für Alkoholiker und andere Drogenabhängige

Natürlich kann jeder Mensch einem anderen in dieser Notlage zum Helfer werden. Einige Gruppen sind aber zu dieser Hilfe besonders geeignet, da sie in engem Kontakt mit den Kranken stehen. Wir denken dabei besonders an:

- *die Familie des Abhängigen,*
- *den Arbeitgeber und die Arbeitskollegen,*
- *den Hausarzt,*
- *den Pfarrer und die christliche Gemeinde (entsprechend dazu Sozialarbeiter usw.).*

12 DIE FAMILIE DES DROGENABHÄNGIGEN ALS HILFSAGENTUR

12.1 Die Situation der Familie vor der Therapie

Drogenabhängigkeit (wozu auch der Alkoholismus zählt) ist eine Krankheit, die auch die Umgebung des Kranken in Mitleidenschaft zieht und krank macht. Der Familie geht es ähnlich wie dem Kranken selbst: sie verleugnet zunächst den wahren Zustand. Sie hofft immer noch, durch Ermahnungen, Kontrollen und Vorwürfe den Abhängigen auf die rechte Bahn zu bringen. Aber schließlich kann man vor der Tatsache nicht mehr die Augen verschließen, daß alles nicht weiterhilft. Verzweiflung, Zorn, Verletztsein nehmen überhand. Die Familie erkennt, daß sie der Abhängigkeit ihres Familienmitglieds gegenüber machtlos und hilflos ist. Diesen Zustand kann man als die Krankheit der Familie bezeichnen, für die sie Hilfe braucht.

Die wichtigste Erkenntnis ist deshalb: *Zunächst braucht die Familie selbst Hilfe für sich, bevor sie dem Abhängigen Hilfe geben kann.* Alle Versuche, sich selbst auszuklammern und nur für den Abhängigen etwas zu tun, sind zum Scheitern verurteilt. Dazu gehören auch die Formen versteckter Beeinflussung durch heimlich zugeführte Medikamente, die den Alkoholgenuß verleiden sollen.

Der erste wichtige Schritt für Sie als Angehörige ist deshalb, sich über Alkoholismus und Drogenabhängigkeit eingehend zu informieren (s. Kap. 1.2). Sie erfahren in Kap. 3, wie sich die Abhängigkeit auf die Umgebung, besonders die Familie auswirkt. Stellen Sie daran fest, in welcher Phase des familiären Krankheitsprozesses Sie sich befinden.

Die Erkenntnis, daß Abhängigkeit eine Krankheit ist, hilft Ihnen etwas, mit Ihren Gefühlen des Verwirrt- und Verletztseins fertig zu werden, weil Sie erkennen, daß es nicht die Bosheit, sondern die Krankheit des Abhängigen ist, die ihn so handeln läßt.

Gefühle, die über eine lange Zeitspanne hin sich aufgebaut haben, lassen sich aber nicht einfach abschalten. Ein weiterer Punkt ist auch die Erkenntnis, daß z. B. Ehepartner von Abhängigen eine zu diesen passende Persönlichkeitsstruktur haben. Was ist damit gemeint? Es sind Menschen, die gerne das Spiel »Retter-Opfer-Ankläger« spielen. Da es in den Ehen von Abhängigen so häufig vorkommt, erwähnen wir es hier etwas ausführlicher:

Unter *»Spiel«* wird hier im Sinne von Eric Berne ein Verhalten verstanden, das nach festen Regeln abläuft, sich immer wiederholt und für alle Beteiligten einen »Gewinn« bringt[35].
Am Anfang des Spieles »Retter-Opfer-Ankläger« steht ein »Opfer«, zunächst der Abhängige. Er findet dann jemand, der ihn durch seine Liebe retten möchte. Meist ist dieser »Retter« ein Mensch, der gern für andere Verantwortung übernimmt und für sie sorgt. Für sich selbst sorgt er weniger. Er befindet sich meist ebenfalls in einer Lebensposition des »Ich bin nicht ok, du bist ok« (s. 7.3). Entsprechend stark ist auch sein Bedürfnis, Kontrolle über andere auszuüben. Eine Zeitlang funktioniert dies auch, bis der Abhängige diese Kontrolle durchbricht. Dann wird der »Retter« zum »Ankläger«: er macht Vorwürfe und Vorhaltungen usw. Das »Opfer« trinkt sich Mut an, kommt nach Hause und wird nun zu einem »Ankläger«: »Weil du mich so beschimpfst, muß ich trinken« usw. Z. T. kommt es auch zu körperlichen Angriffen. Jetzt ist der ursprüngliche Retter zum »Opfer« geworden. Das Opfer wendet sich an einen anderen Retter, z. B. den Pfarrer seiner Gemeinde. Am Abend liegt der Mann wieder als betrunkenes, hilfloses Opfer vor der Tür. Es ist kalt draußen; jetzt ist die Frau wieder der Retter, der das arme Opfer aufnimmt usw. Der Partner in der Retterrolle hat davon soviel »Gewinn«, daß er nicht sagt: »Schluß jetzt, ich habe genug!« Daher kommt es auch, daß besonders manche Frauen unter widrigsten Umständen über Jahre hin ein Martyrium auf sich nehmen!

Die in diesem Buch dargestellte Therapie der 12 Schritte (Kap. 6–11) ist auch für Sie, die Angehörigen des Abhängigen, angezeigt als eine Hilfe, sich mit Ihren eigenen spürbaren oder verborgenen Gefühlen und Wünschen auseinanderzusetzen. *Schritt 1 lautete dann z. B. für Sie:*
»Wir geben zu, daß wir dem Alkoholismus (Drogenabhängigkeit) unseres Familienmitgliedes gegenüber machtlos sind – und unser Leben nicht mehr meistern können.«
Dieser Schritt bedeutet dann, daß Sie aufhören,
- das Verhalten des Abhängigen zu kontrollieren, z. B. durch Aufstöbern und Ausgießen von Flaschen, durch Vorwürfe und Drohungen, die Sie dann doch nicht ausführen, durch Tränen und vorwurfsvolle Blicke usw.;
- den Abhängigen vor den Folgen seines Tuns zu bewahren, z. B. durch Beseitigung der Verunreinigungen oder durch Fürsprache beim Arbeitgeber.

Achten Sie vielmehr darauf, mit sich selbst und Ihren eigenen Gefühlen, vor allem den negativen, in Kontakt zu kommen. In 7.4.2 wird deshalb z. B. besonders auf die Gefühle des Verletztseins bei den Angehörigen eingegangen.
Erst wenn Sie sich so durch den Weg der 12 Schritte selbst

vorbereitet haben, sollten Sie daran gehen, sich Gedanken darüber zu machen, wie Sie Ihrem Angehörigen direkt helfen. In Kap. 4 finden Sie dazu Anleitungen und ein Beispiel. Diese Form gezielter Intervention ist eine wirksame Möglichkeit, dem Abhängigen dazu zu verhelfen, seinen Abwehrring zu durchbrechen und sich in eine lebensrettende Therapie zu begeben. Hilfe für Ihren eigenen Therapieprozeß und für diese Intervention finden Sie in Selbsthilfegruppen für Angehörige (Al-Anon bzw. Al-Ateen), bei Beratungsstellen für Suchtgefahren und anderen Institutionen (Adressen für weitere Informationen s. Anhang Nr. 4 und 5 und Literaturverzeichnis)[36].

12.2 Die Situation der Familie während und nach der Therapie

Abhängige, die sich in einer Therapie befinden, klagen immer wieder darüber, wie wenig Verständnis sie mit ihren neu gewonnenen Einsichten über ihre Krankheit bei ihren Angehörigen finden. Sie stehen unter dem Eindruck, einen Zweifrontenkrieg führen zu müssen: einmal gegen die oft feindliche und unverständige Welt draußen, zum anderen gegen die eigene Familie, von der sie mehr Unterstützung und Verständnis erwartet hätten. Viele Kräfte werden durch diese Konflikte aufgezehrt, die der Abhängige an anderer Stelle dringender bräuchte. Hierbei spielt vor allem das Thema der künftigen Abstinenz des Abhängigen von allen stimmungsverändernden Substanzen eine Rolle. Manche Angehörige suchen diese neugewonnene Position zu erschüttern, indem sie sie als »Spinnerei der Berater« abtun und meinen, so ab und zu ein Schluck könne doch nicht schaden. Wenn Sie die Kapitel 1 bis 11 inzwischen gelesen haben, werden Sie wissen, wie gefährlich ein solcher Ratschlag ist. Im Hintergrund steht bei den meisten Angehörigen, die so etwas sagen, die Angst, wenn der Abhängige heimkehrt, selbst nichts mehr trinken (bzw. keine Tabletten mehr nehmen) zu dürfen.

Es erleichtert die Situation, wenn Sie noch während der Kur oder bei der Rückkehr darüber eine klare Absprache treffen, wie z. B. künftig in der Familie der Gebrauch von Alkoholika gehandhabt werden soll. Jede Familie hat in dieser Frage aufgrund ihrer speziellen Situation ihre eigene Lösung zu finden. Häufig höre ich von Abhängigen von einer »mittleren Lösung«, die darin besteht, daß in der Zeit nach der Rückkehr in die Familie keine Alkohol- (bzw. Tabletten-) Vorräte im Hause gehalten werden und in Gegenwart des Abhängigen auch kein Alkohol getrunken wird. Wenn die

Nüchternheit nach einiger Zeit gefestigt ist, einigt man sich darauf, auch in Gegenwart des Abhängigen Alkohol zu trinken. Dies entspricht der Situation bei Einladungen und Parties und stellt eine Einübung für diese versuchlichen Situationen dar.

Aber schon dieses einfache Beispiel macht deutlich, daß es für beide Seiten um mehr geht als nur um die Aufnahme von Informationen. Der wesentliche Prozeß läuft auf der Ebene der Gefühle. Auf dieser Ebene haben auch die Angehörigen zu lernen, offener und verantwortlicher mit ihren Gefühlen und denen des Abhängigen umzugehen. Wir haben darauf schon in den Kapiteln 3, 4, 5 und 7 ausführlich hingewiesen. Ich möchte hier deshalb nochmals auf die Situation eingehen, wenn der Abhängige nach der Therapie nach Hause kommt. Beide, Familie und Abhängiger, sehen diesem Augenblick mit Spannung entgegen.

Der Abhängige kommt angefüllt mit seinen neuen Erfahrungen, voller Freude über das, was er in der Therapie mitbekommen hat. Schon das allein kann für die Zuhausegebliebenen wie ein rotes Tuch wirken. Nach allem, was geschehen ist, schiene es ihnen angemessener, wenn er klein und reuevoll ankäme. Mißtrauische Kommentare wie »Strohfeuer« oder »Diese seine Begeisterung kennen wir . . .« tauchen auf und wirken wie eine kalte Dusche. In Kap. 7.4.2 sind wir bereits ausführlicher auf diese Spannung zwischen dem Abhängigen und seiner Familie eingegangen. Der, der verletzt worden ist, hat seine eigenen Schwierigkeiten mit der Vergebung.

Ich möchte das dort Gesagte nicht noch einmal wiederholen. An dieser Stelle geht es mir mehr um den Umgang der Familienangehörigen mit ihren Gefühlen des Mißtrauens und der Angst vor einem Rückfall. Abhängige sind sehr sensibel und spüren genau die prüfenden Blicke der anderen, wenn sie ihnen nur eine »Rückkehr auf Bewährung« zubilligen. Häufig kommt es dann auch zu einem Rückfall aus einer solchen nicht geklärten gegenseitigen Beeinflussung.

Als Angehöriger werden Sie jetzt vielleicht fragen: »Was mache ich dann mit meinem Mißtrauen? Solche Gedanken kommen eben. Ich kann sie nicht verhindern, nach allem, was geschehen ist!« Ich möchte an einem Beispiel verdeutlichen, was es heißt, in dieser angespannten Situation offen und verantwortlich mit den eigenen Gefühlen und denen des Abhängigen umzugehen[37].

Nehmen wir an, *Johannes* ist seit zwei Wochen aus einer Kur zurück. Als er an einem Abend von der Arbeit nach Hause kommt, hat er einen bestimmten Ausdruck im Gesicht. Seine Frau kennt diesen Gesichtsausdruck sehr gut, sie hat ihn oft gesehen und sie weiß, daß dies immer ein Zeichen dafür war, daß ihr Mann wieder zu trinken anfing. In der Vergangenheit hat sie die durch diesen Gesichtsausdruck hervorgerufene Angst instinktiv unterdrückt. Sie hat sie vor sich selbst verborgen, um nicht davon gelähmt zu werden. Sie konnte ja doch nichts daran ändern. Die Angst war zwar dadurch weg, aber eine allgemeine Gespanntheit breitete sich über sie aus: »Vermutlich wird es nicht heute abend passieren, aber irgendwann demnächst!« Unter diesem Druck hat sie vor der Therapie viele endlose Tage gelebt.

Jetzt nach dem, was sie im Zusammenhang mit der Therapie ihres Mannes bereits gelernt hat, ist es anders. Sie nimmt ihre Gefühle wahr und erkennt die aufsteigende Angst als Angst. Und aus der neu gewonnenen Einsicht kommt ihr der Entschluß, sich *jetzt* mit diesem Gefühl auseinanderzusetzen, indem sie es Johannes mitteilt. Sie kann etwa folgendes zu ihm sagen: »Johannes, als du gerade zur Tür herein kamst, hattest du einen Gesichtsausdruck, wie du ihn immer hattest, bevor du auf eine Tour gegangen bist. Ich fürchte mich davor, daß du wieder anfängst!«

Dieses Vorgehen ist sicher hilfreicher als das frühere Verfahren der Unterdrückung ihrer Gefühle. Das Aussprechen hilft, die Angst zu verringern und besser damit umzugehen. Was ihr in diesem Stadium noch fehlt, ist die nächste Stufe: sich auch auf die Gefühle des anderen einzustellen, um dann in einem dritten Schritt eine Lösung zu finden, die sowohl ihr eigenes Gefühl wie auch das des Mannes berücksichtigt. Im Augenblick weiß sie noch nicht, was dieser Gesichtsausdruck bei Johannes jetzt in seiner Situation nach der Therapie bedeutet. Sie geht allein von ihrem Gefühl aus, wenn sie den Gesichtsausdruck nur aufgrund ihrer Erfahrung in der Vergangenheit deutet. Sie hat zwei wichtige Fragen noch nicht bedacht: »Was bedeutet dieser Gesichtsausdruck in seiner jetzigen Situation?« und »Wie beeinflußt die Art und Weise meiner Mitteilung seine Gefühle?«

Ihre Unterhaltung könnte deshalb folgendermaßen weitergehen: Johannes deutet die Aussage seiner Frau als Ausdruck dafür, daß sie noch immer so mißtrauisch ist wie früher. Er ist dadurch verletzt, aber er verbirgt das Verletztsein unter seinem Ärger. Er nimmt nur den Ärger wahr. In Erinnerung an seinen Lernprozeß geht er auch dazu über, dieses sein Gefühl mitzuteilen: »Wenn du mißtrauisch bist, regt mich das auf. Und im Augenblick bin ich wirklich auf Hundert!«

Sie antwortet: »Dieser Ausbruch macht mir noch mehr Angst, wie das weitergehen wird!«

Johannes schreit: »Jetzt langt's mir!« und stampft die Treppe hinauf, noch mehr verletzt und ärgerlich.

Bei diesem Ablauf hat jeder auf seine Weise versucht, sich mit der Realität auseinanderzusetzen. Sie fühlen, was sie fühlen, und jeder hat es dem anderen offen mitgeteilt. Dies ist ein Fortschritt gegenüber früher, als sie das Spiel spielten, ihre Gefühle zu verbergen und über ihnen zu brüten.

Sie gehen tatsächlich mit der Realität um, aber nur mit der halben Realität, wie sie in ihrer Beziehung vorhanden ist. Die jeweils fehlende Hälfte befindet sich bei der anderen Person.

Wie ist der Verlauf, wenn jeder mit Hilfe seiner Einfühlung (Empathie) versucht, die fehlende Hälfte beim anderen wahrzunehmen? Es verläuft schon anders, wenn wenigstens einer versucht, seine Empathie ins Spiel zu bringen. Wir wollen im weiteren davon ausgehen, daß dies bei beiden der Fall ist.

Johannes kommt nach Hause mit diesem bestimmten Ausdruck in seinem Gesicht. Seine Frau sieht dies und spürt die Angst und weiß, daß sie diese offen zeigen sollte. Aber in dem Bruchteil einer Sekunde, bevor sie anfängt zu sprechen, fängt sie sich und sagt zu sich selber: »Vielleicht ist er in dieser neuen Situation nur schrecklich müde. Bevor ich sage, was ich fühle, stelle ich besser erst einmal fest, ob dem so ist.« Und sie fragt: »Hast du heute einen harten Tag gehabt? Du siehst etwas müde aus.«
Johannes sieht sie an und merkt an ihrem Ton, daß sie etwas besorgt ist, und antwortet: »Ja, es war ziemlich anstrengend, genau so ein Tag, der mich früher zum Trinken gebracht hat.« Als er merkt, daß er sie damit alarmiert hat, fügt er schnell hinzu: »Du brauchst dir aber keine Sorgen zu machen. Das einzig Gute an diesem Tag ist, daß ich gemerkt habe, ich komme ohne Trinken aus, und glaube mir, das ist ein wunderbares Gefühl.« Sie wiederum hat genügend Einfühlung, um zu merken, daß dieses »wundervolle Gefühl« tatsächlich vorhanden ist, wie er gesagt hat. Sie ist erleichtert und sagt: »Johannes, du hast mir gerade die Angst genommen, die ich bekam, als du hereinkamst. Dank dir dafür!« Er spürt, daß dieser Dank aufrichtig gemeint ist, und fühlt sich dadurch unterstützt. Dieser Austausch ist ein weiterer Abschnitt im Wachstum ihrer Beziehung. Anstatt in einem Engpaß hängen zu bleiben, den sie auch durch persönliche Einsicht nicht hätten vermeiden können, haben sie durch ihre gegenseitige Einfühlung ihre Beziehung bereichert und die Bedürfnisse eines jeden befriedigt.

Es ist klar, daß solches Verhalten nicht von heute auf morgen zu lernen ist. Alle Beteiligten brauchen Zeit, solche Fähigkeiten zu entwickeln. Das Einüben in Geduld und Gelassenheit und in die Fähigkeit, um Verzeihung zu bitten, gilt deshalb auch für Sie, die Angehörigen des Abhängigen. Für Sie ist dies wiederum ein Anreiz, auch den Weg der 12 Schritte von Ihrer Problemlage her zu unternehmen. Hilfreich kann auch sein, wenn die Paare bzw. die Familien in »Nach-Therapie-Gruppen« über längere Zeit gemeinsam ihre auftauchenden Probleme miteinander bearbeiten. Die Folge dieser Bemühungen wird für Sie sein, daß Sie als Angehörige selbst in einen Wachstumsprozeß hineinkommen. Sie sind dann nicht länger mehr nur durch den Abhängigen »Geschädigte« und »um ihr Leben Betrogene«, oder Menschen, die »nur immer nachgeben« und sich »für andere opfern«. Diese destruktiven Einstellungen gehören dann der Vergangenheit an. Sie selbst können dann erleben, was viele Angehörige von wiederhergestellten Abhängigen bezeugen, daß sie selbst und vor allem ihre familiären Beziehungen durch die Therapie in eine spürbare Entwicklung hineinkommen. Sie werden viel freier, offener und intensiver und damit für alle Beteiligten befriedigender. Auch Sie als Angehörige gehören damit zu den »Gewinnern« in diesem Therapieprozeß.

13 MÖGLICHKEITEN DER HILFE DURCH ARBEITGEBER UND ARBEITSKOLLEGEN

Wenn Sie als Arbeitgeber oder Arbeitskollege eines Alkoholikers bzw. Drogenabhängigen mit der Lektüre dieses Buches hier beginnen, möchte ich Sie zunächst auf verschiedene Stellen der vorausgehenden Kapitel hinweisen, die für Sie von Bedeutung sind und die ich Sie zu lesen bitte.

Unter dem Thema »Auswirkungen der Drogenabhängigkeit auf die Umgebung des Abhängigen« habe ich mich vor allem in 3.2 mit den Auswirkungen der Abhängigkeit auf den Beruf befaßt. In 4.0 zählten wir die Arbeitgeber und Arbeitskollegen zu den für den Abhängigen »wichtigen Personen«, die für die Durchführung einer gezielten Krisenintervention in Frage kommen.

Wenn Sie diese Kapitel gelesen haben, haben Sie schon erste Eindrücke davon bekommen, daß die heute noch weit verbreitete Meinung, Abhängige seien willensschwache, faule und schlechte Menschen, nicht zutrifft. Die Lektüre der Kapitel 1 bis 12 wird diesen Eindruck noch für Sie verstärken, daß Drogenabhängigkeit (wozu auch der Alkoholismus zählt) eine Krankheit ist, die sich körperlich, seelisch und sozial einschneidend auswirkt.

Im Blick auf Ihre Einwirkungsmöglichkeit auf dieses Krankheitsgeschehen läßt sich sagen, daß sie sehr groß ist, denn die Arbeitswelt, die Beziehungen zum Arbeitgeber und zu den Arbeitskollegen haben in unserer Gesellschaft einen hohen Stellenwert. Entsprechend groß sind die Auswirkungen der Berufswelt sowohl in ihren positiven wie auch in ihren negativen Möglichkeiten!

Ganz negativ wirkt es sich aus, wenn um das Thema »Alkoholismus« bzw. »Drogenabhängigkeit« eine Atmosphäre der Angst, Abwehr bzw. Sensationslust herrscht. Sie entsteht, wenn es z. B. beim Bekanntwerden einer Alkoholismuserkrankung gleich zur Kündigung bzw. Degradierung des Abhängigen zu einer untergeordneten Tätigkeit kommt. Auf diese Weise kann der Arbeitgeber Abhängigkeit fördern! Durch sein Verhalten unterstützt er die Abwehr des Abhängigen, denn er bestätigt dessen Grundhaltung: »Es ist besser, die Abhängigkeit zu leugnen und zu verharmlosen, weil sonst noch alles viel schlimmer wird. Wenn ich zugebe, was mit mir los ist, dann bin ich meine Stelle los!« In einer solchen

Atmosphäre wird sich der Abhängige noch entschiedener weigern, rechtzeitig etwas für sich und für die Erhaltung seiner Arbeitsfähigkeit zu unternehmen.
Negativ wirkt sich auch die Atmosphäre am Arbeitsplatz aus, wenn z. B. unter den Kollegen ein Gruppenzwang zum Trinken besteht. Bestimmte Berufe sind dafür besonders anfällig (s. 3.2). Aber auch in der Verwaltung gibt es z. B. bei Geburtstagsfeiern auf den Abteilungen und bei Betriebsausflügen solche Gruppenzwänge. Der nüchtern gewordene und abstinent lebende Abhängige wird dabei gehänselt, als Spielverderber angegriffen oder gar mit üblen »Scherzen« durch die heimliche Beimischung von Alkohol in Versuchung geführt. Wir haben in 3.2 bereits das Nötige dazu gesagt. Die meisten Abhängigen haben irgend wann einmal solche Erfahrung gemacht. Sie sind ein Alptraum für sie. In der Therapie nimmt dieses Thema deshalb auch einen breiten Raum ein: »Soll ich, kann ich, will ich bei meinem Arbeitgeber und an meinem Arbeitsplatz offen über meine Abhängigkeit reden?« Zum Teil ist die Fixierung an dieses Thema auch Ausdruck des Widerstandes gegen die Therapie, vor allem, wenn man sich schon in der ersten Woche so ausgiebig mit dieser Frage befaßt. Trotzdem bleibt dies ein Problem, wenn der Abhängige nach seiner Therapie wieder in die Arbeitswelt zurückkehrt.
Anzeichen für eine positive Veränderung in unserer Gesellschaft im Blick auf die Einschätzung des Alkoholismus zeigen sich in den Gruppen der ehemaligen Patienten. Sie treffen sich regelmäßig und sie berichten immer wieder davon, daß sie bei Bewerbungen und auch zu ihren Kollegen am Arbeitsplatz offen über ihre Abhängigkeit sprechen können und dies auch ganz sachlich aufgenommen wird. Sie werden nicht weggeschickt, entlassen, degradiert oder mit Mißtrauen beobachtet; sie geraten dadurch auch nicht in die Position eines geheimnisumwitterten Außenseiters. Die Chancen, nüchtern zu bleiben, sind in diesen Fällen natürlich am größten. Die Betreffenden brauchen ihre inneren Kräfte nicht für das Bemühen zu verschwenden, ihre Abhängigkeit zu verbergen. Auch lähmt sie die Angst nicht, daß diese Tatsache durch irgend einen unvorhergesehenen Zufall doch herauskommt. Die Bemühungen um Aufklärung in Sachen Alkoholismus und Drogenabhängigkeit, wie sie in letzter Zeit verstärkt durch Presse und Rundfunk und Fernsehen unternommen wurden, scheinen ihre Früchte zu tragen.
Freilich bleibt noch eine große Aufklärungsarbeit zu leisten. Vor allem die Tatsache der bleibenden Abhängigkeit des Abhängigen, auch wenn er *keine* Drogen mehr gebraucht, wird von vielen noch

mißverstanden. Wenn ein Abhängiger sich nach seiner Therapie bei einem Arbeitgeber bewirbt und ihm mitteilt, daß er »abhängig« sei, kann er nicht sicher sein, daß dieser die Information zutreffend versteht. Viele sehen die bleibende Abhängigkeit als einen unüberwindlichen Zwang, der unweigerlich zum Rückfall führen muß. Mißtrauisch beobachten sie deshalb den Abhängigen, wann dies nun passieren wird. Vielfach lassen sich Arbeitgeber deshalb gar nicht auf die Anstellung eines therapierten Abhängigen ein. Daß diese Situation mißtrauischer Beobachtung für den Abhängigen nicht sehr hilfreich ist, wird wohl jedem einleuchten. Deshalb sei nochmals ausdrücklich festgestellt: die bleibende Abhängigkeit bedeutet, daß der Abhängige sich von jeder stimmungsverändernden Substanz fernzuhalten hat; wenn er dies tut und sein Leben nach den Grundsätzen führt, die er in der Therapie gelernt hat, dann ist er ein qualifizierter Mitarbeiter, der durch seine Lebendigkeit und Offenheit einen wesentlichen Beitrag für den ganzen Betrieb leisten kann. Das Risiko eines Rückfalls ist freilich immer vorhanden, aber einen Mitarbeiter ohne Risiko gibt es wohl nicht, wie man täglich in den Zeitungsnachrichten feststellen kann, wenn z. B. bis dahin unbescholtene Mitarbeiter in Vertrauensstellungen plötzlich Unterschlagungen begehen usw. Je klarer alle Beteiligten um dieses Risiko wissen, desto besser läßt es sich auch handhaben, z. B. wenn eine Krise im Anzug ist, daß man offen darüber sprechen kann.

Bei der zunehmenden Zahl von Abhängigen in unserer Gesellschaft wird jeder Arbeitgeber damit rechnen müssen, früher oder später mit diesem Thema konfrontiert zu werden. Vielleicht ist er selbst davon betroffen, da die Drogenabhängigkeit ja vor den Chefetagen des Managements nicht halt macht. Jeder Personalleiter oder Meister in einem Betrieb sollte sich deshalb gründlich mit diesem Problem vertraut machen. Das gilt auch für die unteren Führungskräfte, denn sie haben ja den nächsten Kontakt mit den Betroffenen. Geeignetes, anschauliches Prospektmaterial können Sie bei den Organisationen anfordern, die im Anhang Nr. 5 aufgeführt sind, ferner bei den Verlagen, die im ersten Teil des Literaturverzeichnisses erscheinen.

Zusammenfassend läßt sich über eine *Strategie der Hilfe für Alkoholiker und andere Drogenabhängige am Arbeitsplatz sagen:*

- Erkennen der Abhängigkeit bereits in einem frühen Stadium, in dem Hilfe noch aussichtsreich ist (s. 4.2).
- Einleitung bzw. Beteiligung an einer Intervention mit dem Ziel, den Abhängigen zu einer Therapie zu bewegen.
- Tut er dies nicht, dann sollte seine Verschleppungstaktik nicht

unterstützt werden. Das Konfrontieren mit den Konsequenzen seines Verhaltens ist oft die bessere Hilfe für ihn.

- Weiterbeschäftigung bzw. Neueinstellung nach abgeschlossener Therapie.
- Herstellen einer positiven und offenen Atmosphäre im Blick auf Abhängigkeit: es kann offen und sachlich darüber gesprochen werden, der Abhängige unterliegt keinen Repressionen.
- Vorbeugende Information über Alkoholismus und andere Formen von Drogenabhängigkeit innerhalb des Betriebes.
- Bildung einer innerbetrieblichen Arbeitsgruppe, die sich mit Fragen der Drogenabhängigkeit befaßt. Sie besteht aus Betriebsangehörigen, Vertretern der Betriebsleitung, des Betriebsrates und, wenn vorhanden, dem Betriebsarzt. Sie diskutieren Möglichkeiten der Vorbeugung und des Verhaltens zu Abhängigen im Betrieb.
- Vertreter der AA oder anderer Selbsthilfegruppen werden zu Vorträgen und Diskussionsgruppen eingeladen. Diese persönliche Begegnung wirkt besser noch als schriftliche Information, da man sichtbar erlebt, daß Abhängige auch »Menschen wie du und ich« sind.

14 MÖGLICHKEITEN DER HILFE DURCH DEN PRAKTIZIERENDEN ARZT

In der Hilfe für Alkoholiker und andere Drogenabhängige nimmt der praktizierende Arzt einen besonderen Platz ein. Unter den zahlreichen Menschen, die in seine Praxis kommen, sind in steigendem Maße auch solche, die direkt oder indirekt (als Angehörige) von dieser Krankheit betroffen sind. Wie ich aus den Klagen zahlreicher Ärzte aus meiner Umgebung weiß, fühlen sie sich von dieser Aufgabe jedoch nicht selten überfordert und frustriert:

- einmal sind sie als Ärzte in ihrer Ausbildung bis heute kaum auf dieses Spezialgebiet vorbereitet;
- zum anderen kommen sie häufig bei den Patienten mit ihren Therapievorschlägen nicht weiter.

Die Folge ist Resignation und daraus resultierend die Weigerung, sich tiefer auf den Patienten und seine Problematik einzulassen. Es liegt wesentlich am persönlichen Interesse und Verantwortungsgefühl des Arztes, an dieser Stelle nicht stehen zu bleiben, sondern sich neue Informationen zu beschaffen und neue Ansätze für seine Hilfe zu entwickeln.

14.1 Information und Fortbildung

(1) Es gibt heute eine Fülle von *Informationen* über Alkoholismus und Drogenabhängigkeit im weitesten Sinne. Ich verweise dazu auf die Kapitel 1 bis 12 in diesem Buch, ferner auf die im Literaturverzeichnis angeführte Literatur. Für den Arzt stehen natürlich die somatischen Folgeerscheinungen des Drogenmißbrauchs, das Entzugssyndrom und Fragen der Therapie im Vordergrund seines Interesses. Wir verweisen hier besonders auf die medizinischen Arbeiten von W. Feuerlein, L. Schmidt u. a. Auch die im Anhang aufgeführten Organisationen bieten Informationsmaterial für Ärzte an, das dort angefordert werden kann.
(2) Wenn sich der Arzt eingehend mit dieser Information befaßt, wird er merken, inwieweit er teilhat an den gesellschaftlich vermittelten Vorurteilen und Mißverständnissen dieser Krankheit und der

emotionalen Ablehnung des Süchtigen. Es geht deshalb um mehr als nur um Aufnahme neuer Information: der Arzt braucht einen neuen *emotionalen Zugang zum Abhängigen und ein tieferes Verständnis der psychosozialen Dynamik dieser Krankheit, in die er mit einbezogen wird.* Die literarische Information wird deshalb am besten ergänzt durch eine direkte und persönliche Begegnung mit Abhängigen z. B. durch Informationskurse in Therapiestätten (s. Anhang Nr. 4), Drogenberatungsstellen und durch Kontakte mit Selbsthilfegruppen (s. Anhang Nr. 5).

(3) Der Arzt lernt daraus, *anders mit der Abwehr des Abhängigen umzugehen,* die bisher seine gut gemeinte Absicht vereitelte. Er merkt jetzt, warum seine vom »gesunden Menschenverstand« herkommenden Ermahnungen und Ratschläge wie z. B. »Sie sollten aufhören mit Trinken« oder »Denken Sie doch an Ihre Familie« nichts fruchteten. Sie haben in ihrer Allgemeinheit und Restriktion den Abhängigen eher verärgert und damit seine Krankheit noch verstärkt. Der Arzt braucht die gleichen Einstellungen und Fähigkeiten zum Umgang mit dem Abhängigen, wie wir sie in Kap. 4 für das Vorgehen der Familie beschrieben haben:

- die offene, nicht verurteilende Annahme des Kranken;
- die beschreibende Konfrontation mit den Folgen und Auswirkungen seiner Krankheit.

(4) Bei diesem Vorgehen merkt der Arzt, wie schmal seine Interventionsbasis ist und wie sehr er *Verbündete* braucht, um sein Ziel, die Therapie des Abhängigen, zu erreichen. Als nächster Verbündeter erscheint ihm die Familie. Zugleich sieht er, daß die Familie selbst von der Krankheit ihres Angehörigen mit betroffen ist. Seine therapeutische Bemühung wird sich deshalb auch auf die Familie zu erstrecken haben (s. Kap. 12 u. a.).

(5) Auf der Suche nach weiteren Helfern stößt der Arzt auf die Organisationen der *Drogenberatung, Drogentherapie* und auf die *Selbsthilfegruppen* (AA, Blaues Kreuz, Guttempler u. a.) in seiner Umgebung. Die Erfahrung der eigenen Machtlosigkeit der Abhängigkeit seines Patienten gegenüber läßt den Arzt hier Schranken übersteigen und zu einer Zusammenarbeit mit Gruppen kommen, die er sonst von seinem Standesbewußtsein her eher meidet.

Der Arzt merkt, daß er in der Arbeit mit Drogenabhängigen selbst etwas von dem Geist der 12 Schritte braucht, wie er in diesen Gruppen wirksam ist, wenn er sich nicht aufreiben will in persönlichem Überengagement und zu starker Übernahme der Verantwortung für den Patienten.

(6) Ein besonderes Problem stellen dabei *Zwangsmaßnahmen* dar, durch die der Patient z. B. gegen seinen Willen einer Therapie

zugeführt wird (vgl. dazu unsere Erwägungen im Zusammenhang mit der suizidalen Tendenz des Abhängigen in 4.4).

(7) Wahrscheinlich wird sich dieser Lernprozeß des Arztes in Sachen Drogenabhängigkeit *auf seine gesamte Praxis auswirken*, z. B. auf seine Einschätzung emotionaler Spannungszustände und Streß-Situationen. Er wird sich fragen, inwieweit er bisher in seiner Verordnungspraxis durch die allzu großzügige Verschreibung stimmungsverändernder Medikamente oder durch die Empfehlung von Alkohol als Spannungslöser mit beigetragen hat

- zu einer destruktiven Kontrolle der Gefühle (s. bes. Kap. 8);
- zur Entstehung von Drogenabhängigkeit;
- zur Verstärkung von Drogenabhängigkeit, da er die polyvalente Suchtstruktur der Abhängigkeit nicht beachtete und neue stimmungsverändernde Medikamente zur Therapie der Abhängigkeit und ihrer Folgen einsetzte; sich von Patienten manipulieren ließ in der fortgesetzten Verordnung solcher Medikamente.

Er wird in jedem Falle sensibler sein für das, was sich heute auf diesem Sektor in unserer Gesellschaft abspielt.

14.2 Strategien der Hilfe durch den praktizierenden Arzt

Im folgenden bringen wir einige Gedanken zur Entwicklung von Strategien der Hilfe für Abhängige durch den praktizierenden Arzt, die keinen Anspruch auf Vollständigkeit erheben. Sie sollen ihm eher für seinen Lernprozeß in Sachen Drogenabhängigkeit Anregung sein, entsprechend seiner Situation und Klientel seine eigene Strategie zu entwickeln.

(1) *Breit gestreut ist die vorbeugende Information der Praxisbesucher im Wartezimmer.* Sie erhalten solches Material von

- der Bundeszentrale für Gesundheitliche Aufklärung Ostmerheimer Straße 200, 5000 Köln 91;
- den Organisationen der Suchtkrankenhilfe (s. Anhang Nr. 5);
- pharmazeutischen Firmen (z. B. den kostenlosen Prospekt über Alkoholismus von L. Schmidt bei Cassella-Riedel Pharma GmbH, Hanauer Landstraße 521, 6000 Frankfurt/M. 61).

(2) Die körperlichen Befunde und direkte Beobachtungen am Patienten können zur *Früherkennung* der Abhängigkeitserkrankung beitragen. Der Arzt, der den in 14.1 dargestellten Lernprozeß durchlaufen hat, wird auch Methoden des Gesprächs entwickeln, diesen Befund mit dem Patienten zu verarbeiten (s. auch 15.3).

(3) Eine Möglichkeit, mit dem Patienten weiter zu kommen, ist der

Kontakt mit der Familie. Dieser Kontakt kommt häufig auch direkt zustande, da primär ein Familienmitglied ärztliche Hilfe sucht, weil es die Spannungen zu Hause nicht mehr erträgt. Der Kontakt zum Abhängigen ist in diesem Fall dann ein sekundärer. An den Arzt werden von den Angehörigen häufiger auch Forderungen nach einem Medikament gestellt, das man heimlich dem Abhängigen zur Aversionserzeugung zuführen kann. Der Arzt sollte sich grundsätzlich auf ein solches Verfahren nicht einlassen, weil er damit die Vertrauensbasis für seine weitere Hilfeleistung verliert. Er könnte dieses Ansinnen viel eher zum Anlaß nehmen, mit den Angehörigen zu prüfen, wo sie selbst in ihrem Krankheitsprozeß stehen (s. 3.1) und welche Möglichkeiten der Veränderung es für sie gibt (s. z. B. 4.0). Er kann sie an Selbsthilfegruppen für Angehörige verweisen (z. B. Al-Anon-Gruppen) oder selbst bei einer gezielten Krisenintervention als Informant über den gesundheitlichen Zustand des Abhängigen und seine Prognose mitmachen.

In der Zusammenarbeit mit der Familie des Abhängigen stellt die *ärztliche Schweigepflicht* ein besonderes Problem dar. Kann der Arzt überhaupt ohne Wissen des Patienten mit dessen Familie über seine Krankheit sprechen? Diese Frage ist nicht generell zu entscheiden. Der Arzt muß jeweils aufgrund seiner Einsicht in die Situation eine Entscheidung treffen. Die Hilfe für den Patienten sollte dabei der leitende Gesichtspunkt sein (vgl. 4.4). In einer Situation, in der z. B. der Ehepartner bereits an Scheidung denkt und die Information durch den Arzt nur als willkommenes Argument sucht, wird man allerdings zurückhaltender sein müssen als in einer Beziehung, die noch von der Sorge füreinander bestimmt ist.

(4) Was kann der Arzt tun, wenn der Patient zu einer *Therapie* bereit ist? Es ist hilfreich, wenn der Arzt mehrere Möglichkeiten der Therapie anzubieten hat und der Patient selbst mitentscheiden kann (s. 4.1–3). Es sind verschiedene Lösungen denkbar:

(a) *Überweisung in eine Therapiestätte*

Ausgehend von den Erfahrungen der erfolgreich mit dem MMTP arbeitenden Hazelden Klinik (s. Einführung) und zahlreichen weiteren Spezialkliniken in den USA und anderen Teilen der Welt hat sich die »mittelfristige Therapie« von durchschnittlich sechs Wochen Dauer als Mittel der Wahl für den größten Teil der Abhängigen erwiesen, die eine klinische Behandlung benötigen. Da diese Behandlungsform in unserem Land noch wenig bekannt ist, haben wir Adressen von Einrichtungen, die eine mittelfristige Therapie anbieten, in Anhang Nr. 4 zusammengestellt.

Die Anschriften der zahlreichen Therapiestätten mit langfristigen Therapien erhalten Sie bei den Gesundheitsämtern, den Drogenberatungsstellen und bei den Organisationen, die in Anhang Nr. 5 angeführt sind.

(b) *Entgiftung in einer kurzfristigen Therapie* von ca. zwei Wochen Dauer in einer psychiatrischen Fachklinik oder in der Fachabteilung eines Allgemeinkrankenhauses.

In jedem Fall muß *danach die Therapie der psychischen Abhängigkeit und die Neuorientierung des Patienten* in einem umfassenderen Therapieangebot erfolgen. In Frage kommen dafür vor allem Formen der mittelfristigen Therapie (s. (a)), aber auch ambulante Gruppen (s. (c)).

(c) Seit der Entwicklung moderner Medikamente ist der Entzug kein Problem mehr. Deshalb *kann auch der praktizierende Arzt,* vor allem wenn er die Unterstützung der Familie findet, *den Entzug ambulant durchführen.* Die dafür notwendige Medikation sollte aber nur auf wenige Tage begrenzt sein. Anschließend erfolgt die Therapie in einer Therapiestätte (s. (a)), bzw. in einer *ambulanten Gruppe.* Diese Gruppen bieten entgegen anderslautenden Erwartungen eine echte Chance der Wiederherstellung. Umfragen bei nüchtern gewordenen AA-Mitgliedern in den USA haben ergeben, daß davon 40% allein durch solche ambulante Selbsthilfegruppen ohne Klinikaufenthalt nüchtern geworden sind. Umfragen von L. Schmidt bei nüchternen Abhängigen in Berlin ergaben ähnliche Zahlen[38]. Aufgabe des Arztes ist es, den Kontakt zu diesen ambulanten Gruppen zu vermitteln (s. Anhang Nr. 5).

(5) Der praktizierende Arzt hat auch eine wichtige Funktion in der *Nachsorge,* d. h. nach dem Klinikaufenthalt bzw. nach der Entgiftung. Es geht dabei besonders um die Therapie der körperlichen Folgeschäden des Drogenmißbrauches. Der Arzt wird in seinen Gesprächen mit den Patienten allerdings ebenso darauf achten, daß der Abhängige nach Abschluß seiner Therapie mindestens zwei Jahre in engem und regelmäßigem Kontakt mit einer Nachsorge- bzw. Selbsthilfegruppe bleibt.

(6) Nachdem das Problem der Drogenabhängigkeit im weitesten Sinne so stark im Ansteigen begriffen ist, stellt sich die Frage an den Arzt, ob er zu einem weitergehenden *gesellschaftlichen Engagement* in dieser Hinsicht bereit ist. Zum Beispiel als

- ärztlicher Berater von Selbsthilfegruppen, wozu auch gehört, kurzfristig Abhängige in ärztliche Therapie und Beratung zu nehmen, die aus diesen Gruppen zu ihm geschickt werden;
- ärztlicher Berater von kirchlichen oder lokalen Initiativgruppen, die sich mit Therapie und Prophylaxe der Drogenabhängigkeit befassen (z. B. in Form einer ehrenamtlichen Tätigkeit, s. 15.3). Dazu gehören auch Öffentlichkeitsarbeit durch Vorträge, Er-

wachsenenbildung, Besuche in Schulen und Jugendgruppen, Fortbildung von anderen Berufsgruppen in diesen Fragen usw. Die Aufgaben sind groß. Der Arzt, der hier mittut, gewinnt dabei auch etwas für sich selbst durch lebendige menschliche Kontakte und durch Reflexion und Neuorientierung seiner Werte und Vorstellungen.

15 MÖGLICHKEITEN DER HILFE DURCH DEN PFARRER UND DIE CHRISTLICHE GEMEINDE

Das in diesem Kapitel Gesagte gilt in abgewandelter Form auch für andere Bezugsfelder, z. B. für die Hilfsmöglichkeiten von Sozialarbeitern, Vereinen und lokalen Organisationen der Drogenhilfe. Die Kirche steht hier beispielhaft für die Handhabung dieses Problems in unserer Gesellschaft.

Bevor wir uns den Hilfsmöglichkeiten der christlichen Gemeinde zuwenden, ist es angezeigt, zunächst einmal das Beziehungsfeld zwischen dem Abhängigen und der Gemeinde näher zu untersuchen und uns mit der Dynamik, die hier abläuft, vertraut zu machen.

15.1 Das Beziehungsfeld zwischen Abhängigen und Gemeinde

Im folgenden stelle ich einige Beobachtungen zusammen, die sich uns in der Arbeit mit Abhängigen, Pfarrern und Gemeinden verdichtet haben.

Abhängige, die vor Ausbruch ihrer Krankheit eine Beziehung zur Kirche hatten, schildern, wie der Fortschritt der Krankheit sie der Gemeinde entfremdet hat. So wurde ihnen z. B. schon der Gottesdienstbesuch von ihren körperlichen Empfindungen her unmöglich: sie bekamen in der Kirche Angstzustände, Schweißausbrüche, Herzjagen usw. Erst in ihrer Therapie waren sie in der Lage, diese Empfindungen genauer anzusehen. Sie erkannten sie als Ausdruck ihrer verborgenen Schuldgefühle und Selbstverurteilung. Die Begegnung mit der Kirche hat diese in so unerträglicher Weise gesteigert, daß sie sich nicht mehr verdrängen ließen, sondern ins Bewußtsein einzudringen drohten. Um unbehelligt weiterleben zu können, mußte deshalb der »Störenfried« Kirche verdrängt werden, d. h. man entfernte sich von ihr.

Dem entspricht auf seiten vieler Gemeindeglieder das Gefühl betretener Beklommenheit, der Scham (die nicht zuläßt, daß man offen darüber spricht) und moralischer Entrüstung (»wenn er sich nur zusammenreißen würde, dann könnte er mit dem Trinken aufhören«), wenn bekannt wird, daß ein Gemeideglied abhängig ist. Der Abhängige hat ein sehr feines Gespür für die meist nonverbal durch

Blicke und Abrücken vorgenommene Distanzierung. Er spürt daraus, daß er von der Gemeinde abgelehnt wird und hat damit wiederum einen Grund, sich seinerseits von der Gemeinde zu distanzieren.

Es gibt jedoch auch andere Gemeinden, vor allem im freikirchlichen Bereich, in denen man sich persönlicher kennt und einander nicht so schnell fallen läßt. Hier kommen mehr fürsorgliche Tendenzen dem Abhängigen gegenüber zum Tragen. Man nimmt ihn immer wieder auf, ermahnt ihn freundlich, indem man ihn diekt auf sein Trinken anspricht, hilft ihm aus, wenn er in eine Notlage geraten ist (z. B. bei Verlust des Arbeitsplatzes). Auf diese Weise kann der Abhängige mit Unterstützung der Gemeinde seine Abhängigkeit sehr viel länger (und damit für ihn gefährlicher) betätigen, als es ihm ohne diese Hilfe möglich wäre.

Die Gemeinde wird damit in dieser oder jener Form, ohne daß sie es will, zu einem Handlanger der Abhängigkeit. Sie gibt keine entscheidenden Impulse zur Veränderung. Betrachtet man diese Vorgänge auf der Ebene psychologischer Dynamik, wiederholt sich hier das Zusammenspiel von Eltern-Ich und Kindheits-Ich, wie wir es bereits in 6.5.1 beschrieben haben. Im ersten Beispiel kommt mehr das kritische, im zweiten mehr das fürsorgliche Eltern-Ich zum Tragen.

Eine dritte Möglichkeit besteht darin, daß beide Haltungen aufgespalten werden:

- die kritische Einstellung richtet sich dann anklagend gegen den Abhängigen, der so uneinsichtig ist; die fürsorgliche Einstellung konzentriert sich mehr auf die Familie, die als Opfer des Abhängigen erlebt wird, dem man beistehen muß.
- Oder man stört sich mehr an den Klagen und Nörgeleien des nichtabhängigen Ehepartners und stellt sich fürsorglich unterstützend auf die Seite des Abhängigen: »Wenn man einen solchen Ehepartner hat, bleibt einem nichts anderes übrig, als zu trinken« usw.

Bei beiden Einstellungen liegt die Gefahr nahe, dadurch in das Spiel Retter–Opfer–Ankläger einzusteigen (s. Kap. 12). Es ist destruktiv wie jedes Spiel, und es verhindert, daß alle daran Beteiligten zu ihrer eigenen Verantwortlichkeit und damit zu ihren eigenen Lösungsmöglichkeiten durchstoßen.

C. R. Woodroff hat in seiner amerikanischen Untersuchung »Alcoholism and Christian experience« auf die Bedeutung soziologischer Faktoren in diesem Zusammenhang hingewiesen[39]. Aufgrund seiner Fallstudien kommt er zu dem Ergebnis, daß dieses unterschiedliche Verhalten der Gemeinden jeweils die Einstellung der sozialen

Schicht zum Alkohol widerspiegelt, die die Basis dieser Gemeinde bildet:

- in der Unterschicht wird heftiges Trinken meist toleriert;
- in der unteren Mittelschicht dagegen herrscht ein strenges Tabu; hier verliert man durch Trinken seinen Anspruch auf gesellschaftliche Anerkennung; der Abhängige wird deshalb ausgeschlossen;
- in der oberen Mittelschicht ist die Einstellung mehr neutral-verständnisvoll; man besitzt hier mehr Informationen über Alkoholismus und ist bereit, ihn als Krankheit zu verstehen.

Beobachtungen in unserem Lande unterstützen die amerikanischen Befunde. So kommt es in Mittelstandsgemeinden nicht selten zu Konflikten zwischen dem Kirchenvorstand und Jugendarbeitern, die sich um Drogenabhängige kümmern. Führende Gemeindeglieder fühlen sich durch die Anwesenheit von Abhängigen in kirchlichen Räumen brüskiert und weisen sie hinaus, um das Ansehen der Gemeinde in der Öffentlichkeit zu retten.
An dieser Beobachtung wird aufs neue deutlich, wie eng in unseren volkskirchlichen Strukturen die Symbiose zwischen der Kirche und dem sie tragenden Bürgertum ist. Beide brauchen einander:

- das Bürgertum braucht die Kirche zur Legitimierung und Abgrenzung seines Besitzstandes und seiner Position;
- die Kirche braucht diese Schicht, weil sie meint, sonst verloren zu sein[40].

Aufgrund dieser tiefen gesellschaftlichen Verflechtung der Kirche muß man auch fragen, inwieweit die Kirche als Mitträgerin des Wertsystems dieser Leistungs- und Konsumgesellschaft mit zur Ausbreitung der Drogenabhängigkeit beiträgt. H. J. Clinebell[41] hat sich eingehend mit dem Zusammenhang befaßt, der sich zwischen den kulturellen Wertvorstellungen und der Entstehung der Drogenabhängigkeit andeutet. Im folgenden bringen wir seine Gegenüberstellung der kulturellen Einstellungen und ihrer Auswirkungen auf die Drogenabhängigen:

A) *Kulturelle Einstellungen, wie man sie häufig bei Eltern von Alkoholikern findet:*	B) *Auswirkungen dieser Einstellung auf die Eltern:*
1. Autoritätsfixierung Orientierung des Verhaltens an Herrschaft und Unterwerfung. Der Wert eines Menschen wird von seiner Macht und seinem Prestige her bestimmt.	1. Unterlegenheitsgefühle, die das Bedürfnis wecken, andere zu beherrschen: direkt durch zurechtweisendes Verhalten – indirekt durch Überfürsorglichkeit.

2. Verherrlichung des Erfolges. Der einzelne beurteilt den Wert seiner selbst und der anderen in Begriffen von Position und Besitz; er reduziert den Menschen damit zu einem Sachwert.	2. Unerreichbare Ziele führen zu unausweichlicher Frustration; diese Ziele werden z. T. auf die Kinder projiziert: ihr Wert für die Eltern ist dann abhängig von dem »Erfolg«, den sie für diese verwirklichen.
3. Moralismus (Puritanismus) Sexualität und alle aggressiven und negativen Gefühle gelten als böse. Das Körperliche steht im Gegensatz zum Geistigen. Gutes und böses Verhalten sind ausschließlich eine Frage der Willensstärke.	3. Schuldgefühle und emotionale Kälte Extreme moralische Forderungen. Unfähigkeit, dem Kind warme körperliche Zuwendung in seinen frühen Phasen zu geben. Starres, moralistisches und pharisäisches Verhalten.
C) *Kindliche Bedürfnisse, die durch diese Einstellung unbefriedigt bleiben*	D) *Merkmale des Alkoholikers, die durch diese Versagung erzeugt werden*
1. Das Bedürfnis nach Selbsterfüllung und Selbstbestimmung und alle anderen Bedürfnisse, die eine Bedrohung für die Ideale der Eltern darstellen.	1. Unterlegenheitsgefühle, Scheu, Gefühl, dem Leben nicht gewachsen zu sein, defensive Allmacht und Isolation. Ambivalenz gegenüber Autorität und Verantwortung. Bedürfnis, Kontrolle auszuüben.
2. Das Bedürfnis nach Selbststeuerung und selbstbestimmtem Wachstum. Das Verlangen nach bedingungsloser Liebe und Annahme, die nicht erst verdient werden müssen.	2. Extremer Ehrgeiz, verbunden mit der Angst sowohl vor dem Erfolg, wie auch vor dem Mißerfolg; Perfektionismus, Zwanghaftigkeit. Bringt sich selbst Niederlagen bei, um das Bild der Eltern in sich zu treffen.
3. Das Bedürfnis nach Selbstannahme der ganzen Person, einschließlich des Körpers und der Emotionen. Das Bedürfnis nach Liebe ohne moralische Vollkommenheit. Das Verlangen nach körperlicher Lust.	3. Schuldgefühle wegen sexueller und aggressiver Gefühle und Verhaltensweisen. Gefühle der eigenen Unzulänglichkeit und des Selbsthasses. Das Gefühl, von anderen isoliert zu sein.

Die hier angeführten Einstellungen und Werte repräsentieren die gängigen Werte unserer modernen Wohlstandsgesellschaft. Die Kirche hat sie bis heute meist ganz bewußt unterstützt bzw. durch bloßes Mitmachen und Sich-gebrauchen-lassen gefördert. In der gegenwärtigen Lage wirtschaftlicher Rezession zeigt sich innerhalb der Kirche eine erneute Verstärkung dieser Positionen.
Andererseits lassen sich diese Erscheinungen jedoch nicht einfach mit dem »Spätkapitalismus und seinen Folgeerscheinungen« identifizieren. Die hier beschriebene Dynamik ist in West und Ost zu

finden. In den sozialistischen Ländern ist sie stärker entpersonalisiert und mehr auf Institutionen, wie z. B. den Staat bezogen; die deformierenden Auswirkungen bleiben jedoch dieselben. Drogenabhängigkeit, vor allem in Form von Alkoholismus, ist deshalb auch in sozialistischen Ländern im Ansteigen begriffen, wobei allgemeine Faktoren wie z. B. die Erhöhung des Lebensstandards, zunehmende Industrialisierung und Zusammenballung von Menschen sowie die traditionelle Einstellung zum Alkohol in diesen Ländern mit dazu beitragen.

Die Kirche hat bis jetzt wenig Alternativen zu diesen Wertsetzungen in unserer Gesellschaft angeboten. Die Weltkirchenkonferenz in Nairobi hat sich sehr eingehend mit der weltweiten Aufgabe der Kirche befaßt, Perspektiven eines neuen, humaneren Lebensstiles zu entwickeln[42]. Diese Neuausrichtung der Kirche wird auch dazu beitragen, sie aus ihrer destruktiven Amalgamierung mit den kulturellen Wertsetzungen zu befreien und sie wieder zu dem zu machen, was sie sein soll: Kirche Jesu Christi, in der die Liebe Gottes als die Kraft der Annahme und Veränderung Menschen befreit und zu einer neuen Gemeinschaft befähigt. Genau dies ist es auch, was Abhängige als die für sie hilfreiche Therapie brauchen (s. Kap. 6–11) und was die Kirche ihnen als Hilfe anbieten kann. Wenn die christliche Gemeinde sich ihrer bisherigen Hilflosigkeit in der Konfrontation mit Abhängigkeit bewußt wird und daran arbeitet, dann tut sie nicht nur etwas für die Abhängigen, sie unternimmt damit auch etwas Entscheidendes für sich selbst im Blick auf die Wiedergewinnung ihrer eigenen Identität[43].

15.2 Die Situation des Pfarrers in der Hilfe für Drogenabhängige

Wenn man davon ausgeht, daß in unserem Land ca. 3% der Bevölkerung drogenabhängig sind und der Hilfe bedürfen[44], dann kann man annehmen, daß in einer Durchschnittsgemeinde von ca. 2000 Mitgliedern etwa 60 Abhängige sind. Rechnet man die Familienangehörigen hinzu, die von dieser Erkrankung mit erfaßt werden (s. 12.0 u. a.), dann ist dies ein Personenkreis von ca. 200 Menschen. Es ist mir deshalb auch noch kein Pfarrer begegnet, der nicht in irgendeiner Form Erfahrungen mit dem Drogenproblem gemacht hat[45]. Vorherrschend ist bei den Pfarrern das Gefühl der Resignation und Enttäuschung, weil sie wenig Erfolg ihrer Bemühungen sehen: Zunächst wenden sie ungeheuer viel Zeit und Einsatz für den einzelnen Fall auf. Sind sie mehr konservativ, stehen sie meist stärker auf seiten der Familie, die sie als Opfer erleben.

Progressivere und damit permissivere Pfarrer ärgern sich eher über anklagende und nörgelnde Familienangehörige; sie identifizieren sich dann mehr mit dem Abhängigen (s. 15.1). Schließlich merken sie, daß sie weder mit dieser noch mit jener Strategie weiterkommen und ziehen sich dann enttäuscht und verärgert zurück. – Wenn sich Pfarrer mit dem Problem der Drogenabhängigkeit befassen, haben sie sich deshalb zunächst mit ihren eigenen negativen Gefühlen im Bereich dieses Themas auseinanderzusetzen.
Eine Ursache für die Mißerfolge seiner Hilfe für Drogenabhängige liegt auch darin, daß der Pfarrer in seiner Ausbildung kaum auf die Seelsorge in diesem Spezialgebiet vorbereitet worden ist. Er teilt deshalb weithin die gesellschaftlich tradierten Vorurteile und Mißverständnisse gegenüber der Drogenabhängigkeit, speziell gegenüber dem Alkoholismus. Zu einem tieferen Verständnis der hier ablaufenden Dynamik kommt er nicht, und er kann dadurch auch nichts verändern.
Der Pfarrer hat wie alle Helfer in diesem Bereich einen eigenen Lernprozeß zu durchlaufen (s. Kap. 12–14) durch Aufnahme neuer Information und Entwicklung einer veränderten emotionalen Einstellung zum Abhängigen. Das dazu in den vorausgehenden Kapiteln Gesagte läßt sich sinngemäß auch auf den Pfarrer übertragen.
Im folgenden möchte ich mich mehr mit den Problemen befassen, die sich bei diesem Neuansatz für den Pfarrer aus seiner theologischen Orientierung und Tradition ergeben.
Wenn ich Pfarrern die in den Kap. 1–11 dargestellten Konzepte vortrage, bekomme ich häufig Reaktionen, die sich in zwei Extrempositionen kristallisieren:

- Ein Teil der Pfarrer ist erfreut, weil hier »endlich einmal eine Methode erscheint, in der die therapeutische Wirkung des Evangeliums nicht nur behauptet, sondern in einzelnen Schritten methodisch dargestellt wird«.
- Ein anderer Teil ärgert sich gerade darüber, weil er dies für eine »Pseudopsychologie, Dilletantismus und Remythisierung« hält.

Ich möchte beide Äußerungen zum Anlaß nehmen, die *Zielrichtung dieses Ansatzes und seine Handhabung durch den Pfarrer* nochmals ausführlicher zu diskutieren.
Die Entwicklung der Pastoralpsychologie in unserem Land in den letzten 15 Jahren war wesentlich durch die Übernahme psychologischer Methoden in die Seelsorge bestimmt. Besondere Beachtung fand dabei die Gesprächstherapie von Carl Rogers[46]. Kennzeichnend für diese »non-direktive« Methode ist, daß sie sich vor allem an den Bedürfnissen des Ratsuchenden orientiert. – Psychoanaly-

tisch ausgebildete Pastoralpsychologen beschäftigen sich mehr mit der analytischen Erhellung von Glaubensvorgängen. Zusammenfassend dargestellt findet sich dies bei H. Müller-Pozzi, »Psychologie des Glaubens«[47], wobei es sich bei ihm wohl mehr um einen genitivus objektivus handelt, das heißt um eine Anwendung der Psychologie auf die Analyse des Glaubens.

Unaufgearbeitet blieb dabei das Verhältnis dieser stärker an der Psychologie orientierten Pastoralpsychologie zur sog. kerygmatischen Seelsorge, wie sie vor allem durch E. Thurneysen vertreten worden ist[48]. Diese bezieht, wie der Name sagt, ihre Ausrichtung mehr vom Verkündigungsauftrag der Kirche her. Die Mehrzahl der heute in unserem Lande tätigen Pfarrer ist in dieser Vorstellung von Seelsorge ausgebildet und erlebt deshalb eine kritische Distanz zu den Angeboten der Pastoralpsychologie. R. Riess hat in seiner »Seelsorge«[49] den notwendigen Versuch unternommen, diesen Graben durch die Inbezugsetzung der beiden einander widerstreitenden Positionen zu überbrücken. H. Tacke geht in seinem Buch »Glaubenshilfe als Lebenshilfe«[50] noch ein Stück weiter in der Frage nach dem Glauben als dem Inhalt der Seelsorge.

Den hier in den Kap. 6 bis 11 dargestellten Therapieansatz verstehe ich im Rahmen dieser Entwicklung als notwendige Ergänzung der bisher vorwiegend in Form theoretischer Reflexion geführten Diskussion[51], als die *Praxis einer »Psychologie des Glaubens«* mehr im Sinne eines genitivus subjectivus, d. h. als eine *Psychologie aus dem Glauben und Wegbereiterin zum Glauben.* Es ist damit nicht gemeint, daß der Glaube selbst durch psychologische Mittel herbeizuführen ist (s. Kap. 8).

Diese Position spiegelt sich in den oben erwähnten beiden Rückmeldungen wider; jede Seite reagiert dabei von einem bestimmten Teilaspekt aus:

- Die erste Gruppe reagiert erfreut auf die Psychologie des *Glaubens.* Sie sieht darin eine Bestätigung ihres kerygmatischen Ansatzes.
- Die zweite Gruppe sieht dabei vom Standpunkt der *Psychologie* aus eher die Gefahr, die notwendige Orientierung am Ratsuchenden zu verlieren.

Dieser Widerspruch ist nicht nur eine Frage der theoretischen Konzeption. Er zielt vielmehr auf eine *Klärung der Haltung, in der dieses Therapiemodell zur Anwendung gebracht wird.*

Bei der *ersten Position* legen sich die Fragen nahe:

- Ist der Pfarrer frei von einem missionarischen Zwang, der das Ziel erreichen will, den anderen zum eigenen Glauben zu bekehren?

- Ist er offen, den anderen da abzuholen, wo er steht, und ihn in dem Prozeß zu begleiten, den er im Rahmen seiner Glaubensentscheidung durchläuft? (Vgl. dazu z. B. 7.6).

Die hohe Wirksamkeit des Therapieprogrammes der 12 Schritte beruht meinem Eindruck nach gerade auf der in ihnen enthaltenen Glaubensfreiheit im Unterschied zu manchen anderen christlichen Therapieangeboten für Drogenabhängige. Es ist deshalb gut, wenn der Pfarrer erst selbst diesen Weg der 12 Schritte für sich durchläuft und zu seinem »geistigen Erwachen« kommt (Schritt 12). Er wird in dieser Offenheit dann auch die Freiheit gewinnen, diese Psychologie des Glaubens nicht als Manipulationsinstrument der Werbung für seinen Glauben zu verwenden.

Bei der *zweiten Position* legen sich die Fragen nahe:

- Wird hier nicht die oben charakterisierte Freiheit umgeformt zu einer Ideologie der Standpunktlosigkeit?
- Welches Lernmodell menschlicher Existenz biete ich damit dem Ratsuchenden, wenn ich meinen eigenen Standort gar nicht zu erkennen gebe? Wird dadurch nicht die Haltung gefördert: »Vermeide, überhaupt eine Position zu beziehen!«?
- Wie wirkt sich dies aus auf die berufliche und persönliche Identität des Pfarrers und auf seine therapeutische Potenz?

Ich habe mich gerade für dieses Therapiemodell entschieden, weil ich den Eindruck gewonnen habe, daß es dem Pfarrer die Möglichkeit bietet, mit dem, was er hat, zu arbeiten und dabei für sich noch neue Entdeckungen zu machen. Ich halte das für eine gute Voraussetzung, um anderen damit zu helfen.

Die Anwendung dieses Therapiemodells durch den Pfarrer setzt seine Fähigkeit voraus, sich zwischen diesen beiden Polen zu bewegen:

- eine Glaubensposition einzunehmen und sich ihrer auch bewußt zu sein;
- anderen gegenüber offen zu sein und ihnen zu helfen, ihre eigene Glaubensentscheidung zu treffen.

Dies ist die praktische Seite des Problems, das hinter der gegenwärtigen theoretischen Diskussion um eine mehr klientenzentrierte bzw. kerygmatische Seelsorge steht.

Was sind nun solche Dinge, die der Pfarrer in der Arbeit mit dieser Therapiemethode *für sich und seine Seelsorge neu entdecken kann?*

Er könnte z. B. entdecken, daß *Rogers* bisher von den Theologen sehr *einseitig rezipiert* worden ist. Offenbar hatte es ihnen bei Rogers besonders seine freundliche und akzeptierende Haltung angetan. Sie entspricht auch 100%ig der Idealvorstellung des Pfarrers als freundlichem, alles und jeden akzeptierendem Menschen. Der Pfarrer erlebt jedoch immer wieder, daß er mit dieser Methode, so wie er sie handhabt, bei Abhängigen, Depressiven u. a. scheitert. Er verlangt dabei von sich den Verzicht auf sein aggressives Potential, das Rogers durchaus sieht (z. B. unter dem Gesichtspunkt der Echtheit des Beraters) und auch einsetzt (z. B. in Form von Konfrontation). An diesem Punkt scheinen aber tieferliegende Probleme des Pfarrers vorhanden zu sein, die er wiederum theologisiert und damit einer Bearbeitung entzieht: So verteilt er z. B. Freundlichkeit und Aggression (die auf den anderen zugeht und ihm auch Grenzen setzt) auf die theologische Formel von Gesetz und Evangelium:

- Akzeptierende, freundliche Therapie = Evangelium;
- Konfrontation (wie z. B. in 4.3 beschrieben) = Gesetz.

Dies ist natürlich ein völliges Mißverständnis dessen, was in einer Konfrontation, wie wir sie hier vertreten, wirklich geschieht. Sie ist nur dann wirksam, wenn sie von Liebe und wahrer Sorge um den anderen getragen ist. Konfrontation ist Ausdruck der Liebe, die bereit ist

- den Streß einer solchen Situation auf sich zu nehmen und auszuhalten;
- und »Wahrheit in Liebe« dem anderen zuzumuten.

Wenn man überhaupt eine solche Unterscheidung vornehmen will, dann ist »Gesetz« eher in den allgemeinen Redensarten und Vorwürfen zu sehen, die auch dem Pfarrer geläufig sind, wie »Sie sollten weniger trinken« oder »Denken Sie doch an Ihre Familie und Ihre Gesundheit« usw., denn sie »richten nur Zorn an« und helfen nicht weiter.

Der Pfarrer könnte aus solchen Erfahrungen die Folgerung ziehen, daß er das Evangelium bisher sehr einseitig verstanden hat: nur als liebevolle Akzeptation ohne Konfrontation. Hier deuten sich neue theologische und persönliche Dimensionen an, die für ihn zu entdecken sind.

Eine andere mögliche Entdeckung betrifft die *Strategie von Gemeindearbeit,* wie sie heute von den meisten Pfarrern betrieben wird. Der Pfarrer verwendet einen großen Teil seiner Zeit darauf, seine Verkündigung so zu formulieren, daß sie doch noch eine Lücke in der Abwehr des Zuhörers findet, um bei ihm einzudringen. Es fragt sich aber, ob das Ergebnis letztlich den hohen Aufwand lohnt. Wird die Verkündigung am Ende durch diesen Prozeß doch der Abwehr unterworfen und damit ihrer Wirksamkeit beraubt?

Die Erfahrungen der Drogentherapie weisen einen anderen Weg:

Man faßt Menschen in Gruppen zusammen mit dem Ziel, sie mit sich selbst, ihrem Leben und den anderen in Kontakt zu bringen. Indem dies geschieht, verstehen sie plötzlich auch die Bibel ganz anders (s. 8.2 und 7.4). Sie bekommen von ihrer Erfahrung her einen unmittelbaren Zugang zu Texten, die ihnen vorher uninteressant bzw. unsinnig erschienen.
Der Pfarrer könnte daraus für sich folgende Strategie seiner Gemeindearbeit ableiten: er konzentriert sich mehr auf die Strukturierung der Gemeinde in kleinen Gruppen, in denen die Menschen eher die Möglichkeit haben, mit ihrer Lebenssituation in Kontakt zu kommen. Dann brauchen biblische Texte nicht mehr »angewandt« zu werden, sie wenden sich selbst an durch Erhellung der Situation in Deutung und Zuspruch. Wenn diese Gruppen im Gottesdienst zusammenkommen und einander aus ihrer Erfahrung mitteilen, wird auch dieses Geschehen ein anderes, vermutlich lebendigeres sein[52].
Pfarrer und Gemeinde sind also nicht Menschen, die als die Gesunden einen karitativen Dienst an den kranken Abhängigen leisten. Indem sie durch ihre Arbeit in Kontakt mit sich selbst und ihren Nöten kommen, gewinnen sie in der Hilfe für Abhängige sehr viel für sich selbst.

15.3 Strategien der Hilfe durch Pfarrer und Gemeinde

Es gibt bisher kaum eine entwickeltere Strategie der Hilfe für Drogenabhängige durch Pfarrer und Gemeinde in unserem Land[53]. Dies könnte ein Zeichen dafür sein, wie wenig diese Aufgabe bisher gesehen worden ist bzw. für wie wenig gering die Hilfsmöglichkeiten dieser Gruppe eingeschätzt wurden. Im folgenden geben wir einige Hinweise, in welcher Richtung dies zu ändern ist, als Anregung für örtliche Arbeitsgruppen, damit sie ihre eigene Strategie entsprechend den lokalen Verhältnissen entwickeln. Der Anfang geschieht am besten mit der Beschaffung und Verarbeitung zutreffender Information über Alkoholismus und andere Formen von Drogenabhängigkeit.

15.3.1 Information für Pfarrer und Gemeinde

Sie kann geschehen durch
- Bücher, Broschüren, Kleinschrifttum, Filme, Tonbildserien usw., die bei den Organisationen zur Suchtbekämpfung (s. Anhang Nr. 5) angefordert werden können;

- Predigt, Vorträge, Veranstaltungen der Erwachsenenbildung mit Ärzten, Drogenberatern u. a.;
- direkten persönlichen Kontakt mit Vertretern von Selbsthilfeorganisationen, die zu Vorträgen bzw. Gruppengesprächen in die Gemeinden kommen; dieser direkte Eindruck hilft am ehesten, moralische Vorurteile zu überwinden und ein Verständnis für die Probleme dieser Krankheit zu erwecken;
- persönliche Fortbildung des Pfarrers in Seelsorgekursen und Praktika in Einrichtungen der Drogentherapie.

Das Einbringen von Information ist in Stadtgemeinden relativ leicht zu bewerkstelligen. Schwieriger ist es in der dörflichen Situation, wo einer den anderen kennt. Wenn der Pfarrer hier eine Aktion startet, entsteht sofort der Verdacht, er könnte jemand Bestimmten damit meinen. Man sollte es deshalb in dieser Situation nicht bei vereinzelten Bemerkungen belassen, sondern der Gemeinde ein Konzept vortragen, aus dem hervorgeht, daß sie damit in ihrer Gesamtheit angesprochen ist.

15.3.2 Bildung eines gemeindlichen bzw. lokalen Arbeitskreises

Die Information führt weiter zur nächsten Phase: Pfarrer und interessierte Gemeindeglieder bilden einen *gemeindlichen Arbeitskreis,* der sich (möglichst mit Billigung des Kirchenvorstandes) an die Entwicklung einer Strategie für die Bearbeitung des Drogenproblems in der Gemeinde macht.

Eine Funktion dieses Arbeitskreises ist es, die am Ort vorhandenen Möglichkeiten der Hilfe zu erheben. Falls es nicht schon längst geschieht, kann dieser Arbeitskreis alle auf der örtlichen Ebene damit Befaßten an einen Tisch bringen. Es entsteht dann daraus ein *örtlicher Arbeitskreis,* dem Vertreter des gemeindlichen Arbeitskreises, der Selbsthilfegruppen, Ärzte, Sozialarbeiter und Vertreter der kommunalen Behörden angehören. Dieser Kreis stellt fest, was an notwendigen Einrichtungen auf örtlicher Ebene noch fehlt, und sorgt dafür, diese Lücken zu schließen, z. B. durch Einrichtung einer örtlichen Drogenberatungsstelle, einer Entgiftungsabteilung im Kreiskrankenhaus usw.

15.3.3 Der Abhängige als vollwertiges und integriertes Mitglied der christlichen Gemeinde

Aufgabe des gemeindlichen Arbeitskreises ist es auch, dazu beizutragen, Vorurteile gegenüber Abhängigen abzubauen und eine Atmosphäre zu schaffen, in der

– der Abhängige sich angenommen fühlt und
– Impulse zu einem Leben der Nüchternheit empfängt.

In 15.1 ist dargestellt, wie die Gemeinde zum ungewollten Unterstützer der Abhängigkeit wird. Dies sollte nicht fortgesetzt werden.

Am besten wird diese Integration des Abhängigen in die Gemeinde erzielt, indem man gemeinsam etwas tut. Wir haben bereits an anderer Stelle darauf hingewiesen, daß Abhängigkeit eine bleibende Erkrankung ist, die auch dann weiterbesteht, wenn der Abhängige nüchtern lebt. Er muß sich deshalb zeitlebens von stimmungsverändernden Substanzen fernhalten. So können z. B. beim Alkoholiker schon geringe Mengen Alkohol seine Nüchternheit durchbrechen und eine neue Trinkphase einleiten. Das bedeutet, daß Abhängige nicht am Abendmahl teilnehmen können, wie es üblicherweise mit Wein gefeiert wird. Die Gemeinde sollte deshalb in regelmäßigen Abständen (mindestens zweimal im Jahr) ein *alkoholfreies Abendmahl* feiern, an dem die ganze Gemeinde teilnimmt und durch das sie ihre Solidarität mit den Abhängigen zum Ausdruck bringt. Diese Feier kann auch Anlaß sein, im nachfolgenden Gespräch sich mit den besonderen Problemen der Abhängigen zu befassen (vor allem der noch nicht nüchtern Gewordenen) und nach Wegen der Hilfe zu suchen.

Dieses neue Bewußtsein strahlt auf andere Gelegenheiten des gemeinsamen Feierns in der Gemeinde und den Familien aus. Es weckt z. B. die Bereitschaft, auch andere als nur alkoholische Getränke bereitzustellen. Der Abhängige wird dadurch von dem Gefühl befreit, schon durch sein Verlangen nach anderen als den angebotenen Getränken in eine Außenseiterrolle hineinzugeraten.

15.3.4 Früherkennung der Abhängigkeit

Pfarrer und gemeindliche Besuchsdienste haben durch das Vertrauen, das die Kirche in unserer Gesellschaft immer noch genießt, Zugang zu Familien, die so schnell kaum von einer anderen Hilfsagentur erreicht werden. Sie sehen sich bei Hausbesuchen oder Kasualgesprächen plötzlich mit Situationen konfrontiert, die den Gedanken an eine beginnende Abhängigkeitserkrankung eines Familienmitglieds nahelegen. Nicht selten ist es der Tränenausbruch einer Frau, die die Spannungen zu Hause nicht mehr aushält.

Die Chance der Früherkennung ist, daß der körperliche, seelische und soziale Verfall noch nicht so weit fortgeschritten ist und die Therapie noch gute Aussichten hat. Die Schwierigkeit dieser Phase ist, daß die Fakten noch nicht so gravierend sind. Das Gespräch mit den Angehörigen und dem Betroffenen selbst stellt daher hohe Anforderungen an die Sensibilität des Helfers.

Für dieses *Gespräch* ist es wichtig, keine Vorweg-Diagnose zu treffen. Es kann zunächst nur darum gehen, Fakten zu sammeln. Dazu gehören:

- Verhaltensweisen des Abhängigen: Trinkgewohnheiten, Art der Drogeneinnahme, Reaktionen darauf, Veränderungen des Verhaltens gegenüber früher (s. Kap. 2 und Fragebogen im Anhang Nr. 7, als Anregung, nicht zum Vorlegen).
- Erlebnisweisen des Abhängigen (s. Kap. 2). Es geht hier vor allem um den inneren Dialog, der sich im Abhängigen abspielt. Man kann ihm dazu Formulierungen anbieten als Hilfe, seine eigenen Gefühle in Worte zu fassen. Wir haben deshalb in Kap. 2 viele direkte Aussagen von Drogenabhängigen aufgenommen, die typisch sind dafür, wie er seine Krankheit erlebt.
- Die Selbstauswertung der Situation durch den Abhängigen und seine Familie. (Als Hilfen kommen dafür in Frage Anhang Nr. 6 und Kap. 3.1.1)

Die Erweckung der Krankheitseinsicht bei der Familie und den Abhängigen ist ein Prozeß, der sich oft über einen längeren Zeitraum erstreckt. Mit der Erfahrung steigt auch die Fähigkeit des Helfers, Offenheit zu erreichen und Abwehr durch Verstehen zu reduzieren. Schriftliche Information und Kontakte zu Selbsthilfegruppen und Beratungsstellen sind wichtige Ergänzungen.

15.3.5 Hilfe für und durch die Familie des Abhängigen

In diesem Bereich liegt die größte Chance der Gemeinde, in der Hilfe für Drogenabhängige direkt tätig werden zu können. Ansatzpunkte bilden meist konkrete äußere Schwierigkeiten wie finanzielle Probleme, Wohnungssorgen, Verlust des Arbeitsplatzes usw. Die Gefahr dabei ist, daß die Hilfe der Gemeinde

- sich in karitativen Maßnahmen erschöpft;
- zu einem Retter–Opfer–Ankläger-Spiel führt (s. Kap. 12);
- die Familie selbst in ihrem Krankheitsprozeß dadurch fixiert bleibt.

Ziel einer Hilfe für die Familie müßte in erster Linie sein, ihr in ihrem eigenen Krankheitsgeschehen weiterzuhelfen, vor allem in der Verarbeitung ihrer eigenen destruktiven Gefühle (s. Kap. 12 und die dort angegebenen weiteren Stellen).

Der Hinweis auf Al-Anon, Al-Ateen und andere Selbsthilfegruppen für Familienangehörige ist angezeigt. Sind keine vorhanden,

sollte der gemeindliche Arbeitskreis daran gehen, solche einzurichten.
Sind beim Helfer und der Familie die Voraussetzungen gegeben, kommt im Falle der Uneinsichtigkeit des Abhängigen auch das Verfahren einer gezielten Krisenintervention in Frage (s. Kap. 4).
Befindet sich der Kranke in einer Therapie, ist es hilfreich, wenn die Familie einen Beistand hat, um sich auf die Rückkehr des Abhängigen und die damit verbundene Neueinstellung der Beziehungen vorzubereiten (s. bes. 7.4.2 und 12). Es hilft dem Kranken in seiner Kur, wenn er weiß, daß sich jemand um seine Familie kümmert. Dies entlastet ihn von seiner Sorge und macht ihn frei, sich seiner vordringlichsten Aufgabe, der Therapie, zu widmen. Die Bedeutung der Arbeit mit der Familie darf deshalb für den Gesamtprozeß der Wiederherstellung nicht gering veranschlagt werden. Ähnliches gilt natürlich auch für die Zeit nach einer Kur.

15.3.6 Die Zusammenarbeit der Gemeinde mit Selbsthilfegruppen

Wir erwähnen diesen Punkt besonders, weil einerseits durch diese Zusammenarbeit für beide Seiten viel zu gewinnen ist, sie andererseits aber noch keine Selbstverständlichkeit und nicht ohne Probleme ist. Kooperationsmöglichkeiten sehen wir in folgenden Punkten:

- Die Gemeinde hat Räume und Einrichtungen, die sie den Selbsthilfegruppen, die sonst keine öffentliche Förderung bekommen bzw. annehmen, zur Verfügung stellt.
- Sie überweist Abhängige bzw. deren Familien in die Selbsthilfegruppen und stellt die Verbindung zu ihnen her. Manchmal begleitet der Pfarrer oder ein anderes Gemeindeglied den ängstlichen Neuankömmling sogar zur ersten Gruppensitzung.
- Der Pfarrer arbeitet, wenn ihn die Gruppe akzeptiert, mit und leistet seinen Beitrag vor allem an den Schritten 2 und 3 und im Hören von Schritt 5. Er unterstützt damit diese Gruppen, die Potenz ihres Therapieprogrammes voll zur Anwendung zu bringen, was bisher in unserem Land noch wenig geschieht.

Durch diese Zusammenarbeit ist auch das Konkurrenzverhältnis aufzulösen, das manche kirchliche Kreise gerade den Anonymen Alkoholikern gegenüber empfunden haben. Es gehört zur Wirkungsweise dieser Gruppen, daß sie einen starken Innenkontakt brauchen und von ihren Mitgliedern umfangreiches zeitliches Engagement erwarten. Dies schränkt deren Möglichkeiten zu anderen Aktivitäten z. B. im Bereich der Gemeinde ein. Der Pfarrer empfindet dann u. U. die Mitgliedschaft bei AA als Abfall von der Gemeinde. Andere Pfarrer sehen die Gefahr der Mitgliedschaft bei AA mehr in einem Abfall von Christus, weil das Bekenntnis zu ihm dort nicht so eindeutig im Mittelpunkt stünde. Solche Vorbehalte bringen den, der bei AA Hilfe für seine Abhängigkeit gefunden hat, in einen starken Konflikt. Meist löst er ihn so, daß er sich für AA entscheidet, weil sie für ihn lebensnotwendig sind. C. R. Woodruff hat anhand seiner Fallstudien nachgewiesen, daß die Nüchternheit der abhängigen Gemeindeglieder am stabilsten blieb, wo AA-Gruppe und Gemeinde (d. h. vor allem der Pfarrer) miteinander kooperierten[54]. Zusammenarbeit heißt jedoch, daß jeder Partner seine Selbständigkeit behält. Diese Selbsthilfegruppen werden daher nicht zu »Gemeindegruppen« umzufunktionieren sein.

15.3.7 Ausbildung zum Suchtkrankenhelfer

Jede Gemeinde sollte für dieses Spezialgebiet der Seelsorge freiwillige Helfer ausbilden, die von Fachleuten eingehend auf ihre Aufgabe vorbereitet werden. Natürlich können sich auch Pfarrer daran beteiligen und sich die notwendigen Fähigkeiten aneignen. Informationen über dieses Ausbildungsprogramm erhalten Sie beim Evangelischen Gesamtverband für Suchtkrankenhilfe in Kassel (bzw. bei Ihrem zuständigen Landesverband des Diakonischen Werkes) und bei der Zentralstelle der Caritas in Freiburg i. Br. (s. Anhang Nr. 5).

15.3.8 Durchführung eigener Gruppen zur Therapie und Nachsorge

Beim Umfang des Drogenproblems in unserer Gesellschaft wird die Gemeinde und der Pfarrer nicht selten vor der Aufgabe stehen, selbst mit den Abhängigen zu arbeiten. Nach entsprechender Vorbereitung (s. Kap. 14) können sie dazu das in den Kap. 6 bis 11 entwickelte Therapieprogramm verwenden

- zu Einzelgesprächen mit Abhängigen;
- für Gruppensitzungen über einen längeren Zeitraum, bis die Abhängigen bereit sind, sich in eine Intensivtherapie in einer Klinik zu begeben;
- als ein Therapieprogramm für Gruppen, das auch in seiner ambulanten Form Chancen hat, zu einer bleibenden Nüchternheit zu verhelfen;
- als Strukturierungshilfe für Nachsorgegruppen nach der klinischen Therapie.

Der Pfarrer bzw. die anderen Gruppenleiter werden sich bei dieser Arbeit der notwendigen fachlichen Kontrolle bei Drogenfachleuten, Ärzten, Psychologen usw. unterziehen.
Stadtgemeinden und größere Verbände wie Dekanate und Kirchenkreise haben die Möglichkeit, als Träger dringend benötigte Übergangseinrichtungen zu schaffen und mit entsprechenden Therapiemöglichkeiten auszustatten (s. das in 5.7 über Halbweghäuser Gesagte).

15.3.9 Vorbeugende Drogenberatung

»Die wichtigste Aufgabe der Kirche im Blick auf das Problem des Alkoholismus (wie überhaupt der Drogenabhängigkeit, d. Vf.) liegt in der Vorbeugung.«[55] Besondere Aufmerksamkeit verdienen dabei die Personengruppen, unter denen der Alkoholismus stark im Ansteigen begriffen ist. Dazu zählen vor allem die Jugendlichen und die Frauen von Männern in Führungspositionen im mittleren Alter, die in ihren Vorortvillen allein an ihrer leeren Zeit leiden (»grüne Witwen«).
Eine Form der Vorbeugung ist die *Information über die Folgen des regelmäßigen und starken Alkoholgenusses bzw. Medikamentengebrauchs,* der zu einer Abhängigkeit führen kann.
Diese Form der Abschreckung reicht aber nicht aus. Einen Ansatzpunkt für weitere Schritte der Vorbeugung bietet E. M. Jellineks Untersuchung über den Zusammenhang von Trinksitten und Entstehung von Alkoholismus in 25 Ländern. H. J. Clinebell stellt den Befund in folgender Skizze dar[56]:

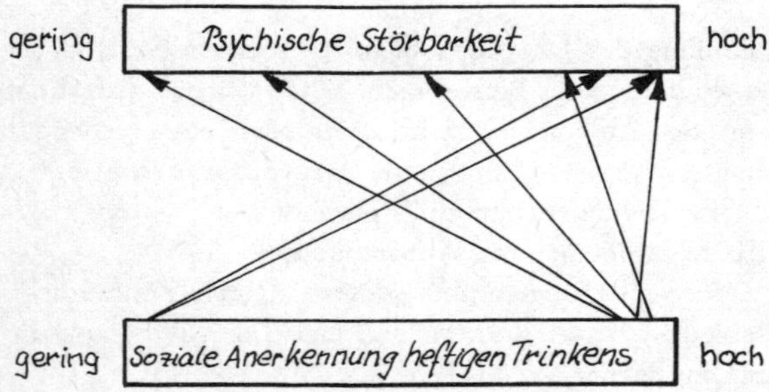

Sie besagt: in Ländern, in denen heftiges Trinken sozial abgelehnt wird, geraten nur Menschen mit hoher psychischer Störbarkeit in Abhängigkeit. Wird dagegen in einer Kultur heftiges Trinken akzeptiert oder sogar verherrlicht, dann werden auch Menschen mit geringer oder kaum vorhandener psychischer Belastung abhängig. Das bedeutet:

- Es gibt so etwas wie einen kollektiven Schutz gegen Abhängigkeit durch die soziale Diskriminierung der Droge.
- Eine weitere Vorbeugung liegt in der Verringerung der psychischen Störbarkeit des einzelnen.

Beide Zielsetzungen lassen sich in dem positiven Ansatz zusammenfassen: »Die beste Vorbeugung ist, zu lernen, in einer neuen und offenen Weise zu leben.« Das Therapieprogramm der 12 Schritte, das wir in den Kap. 6 bis 11 dargestellt haben, hat genau diese Ausrichtung. Vorbeugung bedeutet deshalb für alle, nach den Prinzipien der 12 Schritte zu leben. Sie sind nicht nur etwas für die Kranken, um gesund zu werden, sie sind auch hilfreich für die Nichtabhängigen, um gesund zu bleiben. Was bedeutet dies in der Anwendung auf das Leben der christlichen Gemeinde in unserer Gesellschaft?

(a) Wenn wir auf die Darstellung in 15.1 zurückgreifen, bedeutet es vor allem die *Kritik und Veränderung der leitenden Werte* in unserer Gesellschaft in Richtung auf ihre Humanisierung.

(b) Ein konkreter Schritt in dieser Richtung ist die stärkere *Befriedigung kindlicher Bedürfnisse* nach Nähe und emotionaler Wärme in den ersten sechs, besonders jedoch in den ersten drei Lebensjahren. Voraussetzung dafür wäre u. a. eine soziale Freistellung der Mutter für diese Aufgabe; deren soziale Anerkennung; Entwicklung neuer Formen von Kooperation zwischen Kleinfamilien; Durchbrechung ihrer Isolation; Hilfen für die Eltern–Kind-Beziehung in der Gemeinde und durch Erziehungsberatungsstellen.

(c) In der *Jugendarbeit* ist dem Erlernen eines *maßvollen Umgangs mit der Droge* Alkohol besondere Aufmerksamkeit zu widmen in besonderen Veranstaltungen und im konkreten Vollzug, wie Trinken in der Gruppe gehandhabt wird.

(d) Ein Lernziel für die gesamte Gemeindearbeit müßte sein: *Offener und bewußter mit den eigenen Gefühlen und Konflikten umzugehen.* Das setzt voraus, daß die Gemeinde selbst bereiter wird, die in ihr vorhandenen Konflikte aufzugreifen und zu bearbeiten, wie z. B. die Spannungen zwischen den Generationen, zwischen Progressiven und Konservativen usw. und nicht die »Liebe Christi« allzu schnell dazu zu benützen, sie unter Kontrolle zu bringen.

(e) Für den Bereich des *Religions- und Konfirmandenunterrichts* gibt es bereits Entwürfe, die diese Zielsetzung als theologische Aufgabe ernst nehmen und in die Praxis umzusetzen suchen[57].

(f) Für *Erwachsene* sind zur Erreichung dieses Lernzieles besonders *seelsorgerliche Gruppen* geeignet, wie sie von Knowles und Stollberg vorgestellt wurden (s. auch 15.2)[58]. Diese Gruppen können sich auch mit dem Programm der 12 Schritte beschäftigen.

(g) Optimal scheint mir die Wirksamkeit von Gruppen zu sein, die eine *individuelle* mit einer *sozialen Zielsetzung* verbinden. So ist z. B. die Mitarbeitergruppe einer Telefonseelsorgestelle miteinander verbunden durch die Ausrichtung auf den gemeinsamen Dienst an ratbedürftigen Mitmenschen. In dieser Tätigkeit stoßen sie aber auch auf ihre eigenen Probleme, die sie miteinander bearbeiten, um die Aufgabe an anderen besser erfüllen zu können. Es besteht damit ein ausgewogenes Verhältnis zwischen Geben und Nehmen, zwischen Gewinn für die anderen und Gewinn für mich selbst[59]. Es ist denkbar, daß die Gruppen der Suchtkrankenhelfer ähnliche Erfahrungen machen werden.

15.3.10 Mitarbeit von Pfarrern in den therapeutischen Teams der Kliniken

Das in den Kap. 6–11 dargestellte Programm des MMTP (s. Einleitung und Kap. 5) bietet die Chance einer vollintegrierten Mitarbeit des entsprechend ausgebildeten Pfarrers im therapeutischen Prozeß. Dies kann hauptamtlich geschehen, bei zusätzlichen Kräften auch nebenamtlich. Diese Form der Mitarbeit hätte auch zur Folge, daß eine engere Beziehung zwischen der Kirchengemeinde und der in ihrem Bereich gelegenen Therapiestätte entsteht.

NACHWORT ZUR 2. AUFLAGE

Daß nach einem Jahr die 2. Auflage erfolgen kann, ist erfreulich und zeigt, daß das in diesem Buch vertretene Konzept einer Hilfe für Drogenabhängige auch in unserem Land ein positives Echo findet. Das bestätigen auch die bisher eingegangenen Rückmeldungen über seine Verwendung im klinischen und außerklinischen Zusammenhang. Eine Selbsthilfegruppe berichtet z. B., daß sie das Informationsmaterial aus Teil 1 in ihre regelmäßigen Aufklärungsveranstaltungen aufgenommen hat, während sie mit Teil 2 ihre fortlaufende Gruppenarbeit zur Nachbetreuung aus der Therapie kommender Alkoholiker strukturiert. Da an jedem Schritt einen Monat lang gearbeitet wird, benötigt eine Gruppe ein Jahr, um dieses Programm einmal durchzuziehen. Daneben läuft auch der interessante Versuch, Abhängige und Nichtabhängige in der Arbeit an den 12 Schritten in einer gemischten Gruppe zusammenzufassen. Durch die Mitteilung dieser Erfahrungen möchte ich Sie ermutigen, ähnliche oder andere Versuche in der Anwendung dieses Materials zu machen. Rückmeldungen über Erfahrungen, die Sie dabei machen, nehme ich gerne auf, da sie Korrektur und Anregung für die Weiterarbeit bringen.

Einschränkende, warnende und z. T. verärgerte Reaktionen kamen bisher allein aus dem kirchlich-diakonischen Bereich.[1] Die Ursache dafür scheint mir in der Tatsache zu liegen, daß in unserem Land die Last der Therapie von Alkoholikern bisher wesentlich von Verbänden aus diesem Bereich getragen worden ist. Sie haben dazu Modelle von Langzeittherapien entwickelt, für die sie auch die Anerkennung durch die Kassen gefunden haben. Daß in dem hier vorgestellten Konzept einer mittelfristigen Therapie mit so viel kürzeren Zeiten gearbeitet wird, ist offenbar für sie schwer zu verarbeiten. Das macht nur deutlich, wie notwendig es ist, zu einem auf Fakten gründenden Gespräch zu kommen, wozu ich gerne auch hier beitrage.

In Reaktion auf eine Anfrage[2] möchte ich ausdrücklich feststellen,

1. Kennzeichnend dafür ist z. B. die Buchbesprechung durch K. Lask im Deutschen Pfarrerblatt (77/1977, 315 f). Lask ist Leiter einer ev. Heilstätte mit einem Programm der Langzeittherapie im Odenwald.
2. Buchbesprechung in »Gewerkschaft Erziehung und Wissenschaft«, Dortmund, Mai 1977.

daß ich an keiner Stelle meines Buches die Arbeit der katholischen und evangelischen Verbände und der Guttempler gering eingeschätzt oder ihnen unterstellt habe, daß sie mit veralteten Methoden arbeiteten. Wenn von »Selbsthilfegruppen« die Rede ist, dann sind sie ausdrücklich mit gemeint (s. S. 176). Die Initiative des Diakonischen Werkes zur Ausbildung von Suchtkrankenhelfern wird von mir unterstützt (S. 195). Auf das Literatur- und Therapieangebot dieser Verbände wird an verschiedenen Stellen hingewiesen (S. 178 f; 190; 211 f; 231).

Ich bin auch der Meinung, daß sich der Erfahrungsschatz dieser Verbände in der Therapie von Drogenabhängigen durchaus zu dem Weg der 12 Schritte in Beziehung setzen läßt, die ich nicht als ein Spezialeigentum der Anonymen Alkoholiker betrachte. Ihr Vorteil scheint mir jedoch zu sein, daß sie dem Therapieprozeß eine klare Strukturierung und Abfolge geben, was eine nicht zu unterschätzende Hilfe ist.

Ein wesentlicher Punkt des Gespräches müßte die Frage nach der Indikation und Leistungsfähigkeit der verschiedenen Methoden sein. Bisher bewegen wir uns dabei noch weitgehend im Bereich der gegenseitigen Vermutungen, wenn ein Rezensent z. B. davon ausgeht, daß das hier vorgestellte Modell nur in Amerika und bei Angehörigen der gebildeten Mittel- und Oberschicht Anwendung finde[3]. Es wird dabei nicht zur Kenntnis genommen, daß wesentliche Teile dieses Programms bereits seit 1974 in der Therapie mit deutschen Patienten aus allen Bevölkerungsschichten in der Fachklinik Bad Tönisstein praktiziert werden. So schickt z. B. ein Männerwohnheim in einer westdeutschen Großstadt seine drogenabhängigen Insassen bevorzugt nach Bad Tönisstein, weil sie gute Erfahrungen mit dieser Therapieform gemacht haben, und diese Männer gehören sicher nicht der sog. gebildeten Mittel- und Oberschicht an! Man kann sogar eher sagen, daß sog. Intellektuelle die größeren Schwierigkeiten mit diesem Programm haben als sog. einfache Menschen, da es mehr um emotionale als um kognitive Prozesse geht (vgl. dazu die beiden Fallbeispiele Dorothea und Heinrich S. 88 f und 112).

Am meisten betroffen hat mich, daß einer der Rezensenten[4] durch die Art seiner Darstellung den Eindruck erweckt, als ob es nur bei der mittelfristigen Therapie zu Rückfällen kommen würde.

Rückfälle kommen natürlich auch bei der Langzeittherapie vor! Es gibt zu diesem Thema jedoch m. W. noch keine vergleichende

3. S. Lask, aaO.
4. S. Lask, aaO.

Langzeitstudie. Wenn eine solche Untersuchung durchgeführt würde, genügte es auch nicht, nur einen *quantitativen* Vergleich anzustellen. Selbst wenn es bei beiden Therapieformen gleichermaßen zu 30% Rückfällen käme, würde dies *qualitativ* nicht dasselbe bedeuten, denn ein Rückfall nach einer einjährigen Kur ist emotional, im Blick auf die sozialen Beziehungen und finanziell etwas anderes als ein Rückfall nach einer 6-Wochen-Kur mit der Möglichkeit einer raschen Wiederaufnahme und Fortsetzung der Therapie.

Bemerkenswert ist in diesem Zusammenhang, daß sich keine der erwähnten Rezensionen auf eine Diskussion der von mir angeführten Gründe für eine mittelfristige Therapie (S. 14) eingelassen hat. Wenn den diakonischen Einrichtungen an einem Gespräch gelegen ist, dann wäre dies wohl ein geeigneter Punkt, damit zu beginnen. Da es nicht geschieht, entsteht eher der Eindruck, daß es ihnen momentan noch mehr um die Erhaltung ihres derzeitigen konzeptionellen und finanziellen Standes geht als um ein sachbezogenes Gespräch.

Von ganz anderer Seite den Bestand gefährdet sieht ein hannoverscher Pastor aus der »Kirchlichen Sammlung um Bibel und Bekenntnis«[5] in dem auch von mir geförderten Trend mancher Gemeinden, das Abendmahl in Solidarität mit den Abhängigen einige Male im Jahr mit Traubensaft anstelle von Wein zu feiern (S. 192). Für ihn ist dieses Vorgehen ein Verrat an dem Herrn, der dieses Mahl eingesetzt hat, und an den Märtyrern, die ihr Leben dafür hingegeben haben. Wenn man dies liest, merkt man, wie Abhängigkeit in der Kirche selbst sichtbar wird, die nahelegt, das Wort von C. G. Jung an die Abhängigen (S. 210) auch der Kirche zu sagen: spiritus contra spiritum! Der Geist der Freiheit und der Liebe steht gegen den Geist des Gesetzes und der Knechtschaft!

Da keine Veränderungen vorzunehmen waren, stellt die 2. Auflage einen unveränderten Nachdruck der 1. Auflage dar. Das Literaturverzeichnis wurde in einem Nachtrag um einige Neuerscheinungen erweitert.

Friedberg im Oktober 1977 *Helmut Harsch*

5. S. Bericht im Deutschen Pfarrerblatt 77/1977, 344 f.

ANHANG

1 *Anmerkungen*

1. Vgl. dazu die Darstellung von Therapiemodellen bei D. Casriel / G. Amen, R. J. Catanzaro, G. Endore, J. H. Frykman, K. Geck, E. Modersohn, H. Petzold, J. Scheidt, C. M. Steiner, L. Yablonsky u. a.
2. S. Ärzte-Symposion der Düsseldorfer Aktion Suchthilfe e. V. am 15. 1. 1975; L. Schmidt, Klinisches Behandlungsmodell für Alkoholkranke; ders., Modell einer mittelfristigen klinischen Behandlung für Alkoholkranke (vervielfältigtes Manuskript).
3. Die Fachklinik Bad Tönisstein ist eine Einrichtung der »Gesellschaft für Psychosomatische Therapie« in Düsseldorf (GPT). Die Klinik wurde am 1. 4. 1974 eröffnet. Sie arbeitet mit wesentlichen Elementen des MMTP. Frau Dr. med. Lange-Treschaus war selbst zuvor einige Wochen in Hazelden, um die dortige Therapie aus eigener Anschauung kennenzulernen.
4. Zitiert nach W. Feuerlein, Sucht und Abhängigkeit, 7.
5. Vgl. dazu auch das in 15.2.6 über den Zusammenhang von gesellschaftlicher Einschätzung der Droge und der individuellen psychischen Störbarkeit des Abhängigen Gesagte.
6. In der Darstellung der Entwicklungsphasen des Alkoholismus beziehe ich mich auf die Forschungsergebnisse von V. Johnson, die ich schon 1972 in Minneapolis in seinem Institut kennenlernte und die er in seinem Buch »I'll quit tomorrow« publiziert hat.
7. AaO. 23.
8. AaO. 33–35.
9. Sie findet sich bei Johnson, aaO. 27.
10. AaO. 49.
11. AaO. 50.
12. AaO. 44–49.
13. Der Entzug der Droge kann natürlich auch schon vorher in einem psychiatrischen Krankenhaus bzw. in der Fachabteilung eines Allgemein-Krankenhauses durchgeführt werden. Hat der praktizierende Arzt Erfahrung im Drogenentzug, kann dies auch ambulant geschehen (s. Kap. 14). Wichtig ist, daß der Patient möglichst nahtlos nach dem körperlichen Entzug in eine spezielle Therapie zur Bearbeitung seiner psychischen Abhängigkeit kommt.
14. Das Beispiel eines Aufnahmeinterviews, wie es in Hazelden und im Johnson Institute verwendet wird, s. im Anhang Nr. 8.
15. M. L. Kammeier / R. J. Lucero / D. J. Anderson, Events of crucial importance during treatment as seen by the patients (vervielfältigtes Manuskript), Hazelden o. J.
16. Beispiele dafür finden sich im Anhang: Nr. 7 Fragebogen für den Patienten am Anfang der Therapie; Nr. 8 Aufnahmeinterview durch den Berater; Nr. 9 Fragebogen für Bezugspersonen des Drogenabhängigen (Familie).

17. In Deutschland verwendet als MMPI-Saarbrücken. Es ist ein Fragebogentest mit 500 Items.
18. Rückfälle kommen bei jeder Therapieform vor. Vgl. was zum Thema Rückfall bereits in der Einführung gesagt wurde.
19. In diesem Buch verwenden wir die deutsche Übersetzung der 12 Schritte in ihrer Originalfassung. In den letzten Jahren hat es nicht an Versuchen gefehlt, sie zu verändern und den heutigen Bedürfnissen anzupassen. Dabei geht meist etwas von ihrer Substanz verloren. Vgl. dazu AA-Informationen 2, Febr. 1973.
20. Wer sich eingehender mit Transaktionsanalyse befassen möchte, findet Anleitung in den Büchern von E. Berne, Th. A. Harris, M. James / D. Jongeward, G. Kottwitz, R. Rogoll und C. M. Steiner (s. Literaturverzeichnis).
21. Der Begriff *»Verfügung«* stammt aus der Rechtssprache. Er bezeichnet eine einseitige Festsetzung, die getroffen und deren Übertretung mit einer Strafandrohung geahndet wird. Diese Merkmale finden sich auch bei den Phänomenen, die mit dem psychologischen Begriff »Verfügung« bezeichnet werden: Wenn der Patient in der Therapie anfängt, sich gegen seine alten Verfügungen zu verhalten, indem er neue Verhaltensweisen entwickelt, löst das u. U. heftige Ängste aus, wie vor einer realen Bedrohung. Im Aushalten dieser Angst und durch die Neuentscheidung für ein reicheres Leben auf der Ebene des freien K und des ER wird die Verfügung nach und nach überwunden.
22. Hier sind die psychoanalytischen Forschungen bedeutsam, wie sie vor allem durch R. A. Spitz und E. H. Erikson weiterentwickelt wurden (s. Literaturverzeichnis).
23. Vgl. dazu auch die Meditationsanleitung von W. Massa, Schweigen und Wort. Vorträge zur Meditation im Stil des Zen, Kevelaer 1974.
24. G. Hartmann, Durch die Gruppe frei von der Gruppe, 179.
25. C. R. Woodruff, Alcoholism and Christian Experience, 23–48, unterscheidet vier verschiedene Formen der Neuorientierung, die er im Sinne von W. James als »Bekehrung« bezeichnet.
1. *Die psychologische Bekehrung:* Es werden tiefgehende Erfahrungen der Neuorientierung und innerer Vergewisserung gemacht. Die spirituellen Fragen der Werte, der Ethik, von Schuld und Vergebung bleiben aber offen. »Es bleibt hier eine Leere, nach deren Füllung der einzelne verlangt.«
2. *Die einschränkende oder regressive christliche Bekehrung:* Kennzeichnend dafür sind: ein übertriebener, irrationaler Eifer, stärkeres Interesse an Formen und Lehrsätzen als am Wesentlichen des Glaubens, Sichtbarwerden von Bedürfnissen nach Selbstbestrafung und Märtyrertum. Hier hat keine Wandlung an der Basis stattgefunden, das alte süchtige Wesen ist in die neue Form übergegangen. Das Individuum bleibt eingeschränkt.
3. *Die begrenzte christliche Bekehrung:* Diese Erfahrung ist für den Betreffenden hilfreich und wertvoll, auch wenn sie nicht die volle Befreiung bringt. Es können hierbei auch Grenzen in der Persönlichkeit des einzelnen eine Rolle spielen, die aber nichts aussagen über die Vollständigkeit seiner Erlösung im theologischen Sinn.
4. *Die volle christliche Bekehrung:* Ihre Merkmale sind der Trend in Richtung Autonomie, Identität, Echtheit, Offenheit und Zugehörigkeit zu anderen. Dieser Bekehrte ist ein Mensch, der demütig am Lernen bleibt, bei dem Wachstum stattfindet usw.
Siegfried im folgenden Fallbeispiel scheint eine Veränderung im Sinne der

zweiten Kategorie (einschränkend und regressiv) vollzogen zu haben. Die Wandlung an der Basis steht noch aus.

26. Vgl. dazu besonders den instruktiven Briefwechsel zwischen Bill, einem der Begründer der AA, und C. G. Jung aus dem Jahr 1961, den wir im Anhang Nr. 3 abgedruckt haben.

27. S. Anm. 26.

28. Westliche Theologen mit ihrer wissenschaftlichen Ausbildung haben Schwierigkeiten, dieses Phänomen zutreffend aufzunehmen. Mit klischeehaften Vorurteilen z. B. wie »biblizistisch«, »pietistisch«, »mythologisch« oder »unwissenschaftlich« versperren sie sich selbst den Zugang dazu. Der Umgang der Abhängigen mit der Bibel erinnert mich stark daran, wie Theologen in Afrika und Südamerika z. B. heute ihre Situation zu biblischen Aussagen in Beziehung setzen (vgl. dazu z. B. die mündlichen und schriftlichen Berichte von der Ökumenischen Vollversammlung in Nairobi, 1975, s. H. Krüger / W. Müller-Römheld (Hg.), Bericht aus Nairobi 75).

29. Dieses Verständnis von Sünde zeigt sich z. B. in der Geschichte vom Sündenfall (1. Mose 3), in dem bereits erwähnten Gleichnis vom verlorenen Sohn (Luk. 15,11–32) und in Röm 1,18–32.

30. Beispiele dafür: Jes. 5,8; Jer. 2,5 ff; Matth. 15,1–20; 23,23 ff; Luk. 12,16–21; Röm. 16,18; 1. Kor. 6,9–20; 7,23; Gal. 3,10 f; 6,8; Phil. 3,19.

31. S. Anm. 26.

32. In Hazelden wurde im Jahre 1972 eine ältere Anleitung für den 4. Schritt verwendet, die viele Doppelungen enthielt, z. B. die zehn Gebote und die sieben Todsünden. Es waren damals schon Gespräche im Gange, einen neuen Leitfaden zu formulieren. Der folgende Leitfaden nimmt Anregungen aus diesen Gesprächen auf; er wird heute in Bad Tönisstein für den 4. Schritt verwendet.

33. Hierzu sollen noch einige weitere Bücher empfehlend genannt werden: R. Bochinger, Die Gnade des Gebets, Gütersloh 1964; J. Lorch, Gott im eiligen Leben, Bad Salzuflen 1960^2; M. Quoist, Herr da bin ich. Gebete, Graz 1967^{50}; M. Seitz / Fr. Thiele, Wir beten. Gebete für Menschen von heute, Gladbeck 1971^6; J. Zink, Wie wir beten können, Stuttgart 1970; AG missionarische Dienste Stuttgart, Für jeden neuen Tag.

34. E. Berne, Spiele der Erwachsenen, 91 ff; C. M. Steiner, Games Alcoholics play.

35. S. Anm. 34.

36. Die Fachkliniken (s. Anhang Nr. 4) führen eigene Seminare für Angehörige durch. Wir empfehlen Ihnen, daran teilzunehmen.

37. Das Beispiel stammt aus C. Johnson, aaO. 87–90.

38. Siehe L. Schmidt, Klinisches Behandlungsmodell für Alkoholkranke, 63 f.

39. C. R. Woodruff, Alcoholism and Christian Experience, 108–113.

40. Vgl. dazu z. B. den Weihnachtsbrief von D. Helmut Hild, Kirchenpräsident der Evangelischen Kirche in Hessen und Nassau und stellvertretendem Ratsvorsitzenden der Evangelischen Kirche in Deutschland, vom 11. Dezember 1974 an alle Pfarrerinnen und Pfarrer der Evangelischen Kirche in Hessen und Nassau (Darmstadt).

41. H. J. Clinebell, Understanding and Counseling the Alcoholic, 297.

42. H. Krüger / W. Müller-Römheld, Bericht aus Nairobi, bes. Bericht der Sektion VI: Menschliche Entwicklung: Die Zwiespältigkeit von Macht und Technologie und die Qualität des Lebens, 96–121.

43. Vgl. dazu J. Moltmann, Kirche in der Kraft des Geistes.

44. Vgl. St. Wieser, Das Trinkverhalten der Deutschen.
45. Nicht selten ist der Pfarrer selbst von dieser Krankheit betroffen, da er zu einer Gruppe von Menschen gehört, die zu Selbstherabsetzung, Schuldgefühlen neigt und um eine starke Kontrolle ihrer Gefühle bemüht ist. Das Problem wird verstärkt durch den moralischen Druck (»als Pfarrer darf er sich solchen Ausschweifungen und Exzessen nicht hingeben«) und die Angst vor der Gemeinde und für die Gemeinde, das Ansehen zu verlieren. Das macht es allen Beteiligten (einschließlich den Kirchenleitungen) schwer, sachlich mit dieser Erkrankung umzugehen.
46. Carl Rogers wurde in unserem Land vor allem aufgenommen durch R. Tausch und seine Schüler (s. R. Tausch, Gesprächspsythotherapie, Göttingen 1973[5]). Für die Seelsorge einflußreich wurde diese Richtung vor allem durch H. Faber / E. van der Schoot, Praktikum des seelsorgerlichen Gesprächs, Göttingen 1970[2]. Die »Klinische Seelsorgeausbildung für Pfarrer« (CPE bzw. KSA) identifizierte sich so stark mit dieser Methode, daß für das Bewußtsein vieler Pfarrer beides miteinander identisch wurde.
47. H. Müller-Pozzi, Psychologie des Glaubens, München/Mainz 1975.
48. E. Thurneysen, Die Lehre von der Seelsorge, München 1948.
49. R. Riess, Seelsorge. Orientierung, Analysen, Alternativen.
50. H. Tacke, Glaubenshilfe als Lebenshilfe. Probleme und Chancen heutiger Seelsorge, Neukirchen 1975.
51. Dieser Vorwurf der Beschränkung auf den theoretischen Bereich trifft vor allem die kerygmatische Seelsorge. Man kann von ihr sagen: sie ist stark in der Theorie, aber schwach in der Praxis (zumindest was ihre literarische Darstellung angeht). Von der Pastoralpsychologie gilt, was die theologische Theorie anbetrifft, das Umgekehrte.
52. Wir kämen damit auch wieder näher an die Art und Weise heran, mit der in anderen Teilen der Ökumene christliche Gemeinden mit biblischen Texten umgehen (s. Anm. 42, Bericht aus Nairobi).
53. Ansätze zu einer solchen Strategie finden sich in dem Heft »Alkoholkranke«, das im September 1975 vom Diakonischen Werk in Stuttgart und vom Evangelischen Gesamtverband für Suchtkrankenhilfe in Kassel herausgegeben wurde. Es kann dort angefordert werden.
54. C. R. Woodruff, Alcoholism and Christian Experience, 118.
55. H. J. Clinebell, Understanding and Counseling, 294.
56. AaO. 305.
57. Vgl. dazu bes. den Entwurf von D. Stoodt, Die Praxis der Interaktion im Religionsunterricht, in: Der evangelische Erzieher 23 (1971), H. 1.
58. H. J. Knowles, Gruppenberatung als Seelsorge und Lebenshilfe, München/Mainz 1971; D. Stollberg, Seelsorge durch die Gruppe.
59. Vgl. dazu das Ausbildungskonzept der Evangelischen Telefonseelsorge München: H. Harsch, Theorie und Praxis des beratenden Gesprächs.

2 *Die 12 Schritte der Anonymen Alkoholiker*

1. Wir gaben zu, daß wir dem Alkohol gegenüber machtlos sind – und unser Leben nicht mehr meistern konnten.
2. Wir kamen zu dem Glauben, daß eine Macht, größer als wir selbst, uns unsere geistige Gesundheit wiedergeben kann.

3. Wir faßten den Entschluß, unseren Willen und unser Leben der Sorge Gottes – wie wir ihn verstanden – anzuvertrauen.
4. Wir machten eine gründliche und furchtlose Inventur in unserem Inneren.
5. Wir gaben Gott, uns selbst und einem anderen Menschen gegenüber unverhüllt unsere Fehler zu.
6. Wir waren völlig bereit, all diese Charakterfehler von Gott beseitigen zu lassen.
7. Demütig baten wir Ihn, unsere Mängel von uns zu nehmen.
8. Wir machten eine Liste aller Personen, denen wir Schaden zugefügt hatten, und wurden willig, sie um Verzeihung zu bitten.
9. Wir machten bei diesen Menschen alles wieder gut – wo immer es möglich war –, es sei denn, wir hätten dadurch sie oder andere verletzt.
10. Wir setzten die Inventur bei uns fort, und wenn wir unrecht hatten, gaben wir es sofort zu.
11. Wir suchten durch Gebet und Besinnung die bewußte Verbindung zu Gott – wie wir ihn verstanden – zu vertiefen. Wir baten Ihn, seinen Willen für uns erkennen zu lassen und um die Kraft, ihn auszuführen.
12. Nachdem wir durch diese Schritte ein geistiges Erwachen erlebt hatten, versuchten wir, diese Botschaft an Alkoholiker weiterzugeben und unser tägliches Leben nach diesen Grundsätzen auszurichten.

3 *Briefwechsel*
zwischen dem Mitbegründer der Gemeinschaft ›Anonyme Alkoholiker‹ – Bill W. († 1971) und dem Schweizer Psychologen Carl Gustav Jung († 1961)*

W. G. W. - Box 459 — 23. Januar 1961
Grand Central Station
New York 17, N. Y.

Mein lieber Herr Dr. Jung:
Dieser Brief aus einer hohen Verehrung für Sie ist schon lange überfällig.
Darf ich mich zuerst Ihnen als Bill W. vorstellen, ein Mitbegründer der Gemeinschaft der Anonymen Alkoholiker. Obwohl Sie sicherlich schon von uns gehört haben, so zweifle ich doch daran, ob Sie wissen, daß ein gewisses Gespräch, welches Sie einst mit einem Ihrer Patienten hatten, – mit einem gewissen Mr. R. H., schon Anfang der Dreißiger Jahre zurückliegend, – eine entscheidende Rolle bei der Begründung unserer Gemeinschaft gespielt hat.
Obwohl R. H. seitdem schon lange dahingeschieden ist, sind doch die Erinnerungen an seine bedeutsame Erfahrung, während er bei Ihnen in Behandlung war, in entscheidender Weise zu einem Teil der Geschichte von AA geworden. Unsere Erinnerung an das, was R. H. über seine Erfahrung mit Ihnen mitgeteilt hat, ist folgendermaßen:

* Zitiert nach AA-Informationen 2, Febr. 1973, 3-5.

Er wurde etwa im Jahr 1931 Ihr Patient, nachdem er andere Mittel zur Genesung von seinem Alkoholismus vergeblich angewandt hatte. Ich vermute, daß er etwa ein Jahr lang unter Ihrer Behandlung blieb. Seine Bewunderung für Sie war grenzenlos, und er verließ Sie mit einem Gefühl von tiefem Vertrauen.

Zu seiner großen Bestürzung fiel er bald wieder in die Sucht zurück. Dessen gewiß, daß Sie seine einzige Zuflucht sind, kehrte er wieder unter Ihre Betreuung zurück. Dann folgte das Gespräch mit Ihnen, welches das erste Glied in der Kette der Ereignisse werden sollte, welche zur Gründung der ›Anonymen Alkoholiker‹ führten.

Meine Erinnerung an seinen Bericht von jenem Gespräch ist folgende: Zu allererst erklärten Sie ihm frei und offen, daß er ein hoffnungsloser Fall war, insofern irgendeine weitere medizinische oder psychiatrische Behandlung in Frage kam. Diese freimütige und demütige Feststellung Ihrerseits war zweifellos der erste Grundstein, auf welchem sich seitdem unsere Gemeinschaft aufgebaut hat.

Die Auswirkung dieser Feststellung, die ja von Ihnen kam, welchem er so tief vertraute, und den er so hoch verehrte, war auf ihn eine ungeheure.

Als er Sie dann frug, ob es noch irgendeine andere Hoffnung gebe, sagten Sie ihm: das könne nur dann möglich sein, wenn er unter die Einwirkung einer spirituellen oder religiösen Erfahrung gerate, – kurz einer echten Bekehrung. Sie wiesen darauf hin, wie eine solche Erfahrung, sobald sie einmal zustande kam, ihn mit völlig neuen Motivkräften erfüllen könne, wenn sonst nichts dies mehr fertig brächte. Sie warnten ihn aber und sagten: wenn solche Erfahrungen auch manchmal den Alkoholikern eine Genesung verschafft hätten, so seien sie doch immerhin verhältnismäßig selten. Sie empfahlen ihm, er solle sich unter den Einfluß einer religiösen Atmosphäre stellen und Zuversicht haben. – Hierin bestand, wie ich glaube, der Kern Ihres Rates.

Kurz darnach schloß Mr. H. sich den *›Oxford Gruppen‹* an, einer evangelischen Bewegung, welche damals in Europa auf der Höhe ihres Erfolges stand, und mit der Sie sicherlich vertraut sind. Sie werden sich an den starken Nachdruck erinnern, welche diese auf die Prinzipien der Inventur über sich selbst, des Bekennens, der Wiedergutmachung und darauf legt, daß man sich in den Dienst an den Anderen stellt. Sie legten einen besonders starken Nachdruck auf die Meditation und auf das Gebet. In dieser Umgebung fand R. H. die Erfahrung von einer Bekehrung, welche ihn eine Zeitlang von seinem Zwang zum Trinken befreite.

Nachdem er nach New York zurückgekehrt war, wurde er hier in der ›Oxford Gruppe‹ sehr aktiv, welche damals von einem Geistlichen der Episkopalischen Kirche geführt wurde, von *Dr. Samuel Shoemaker. Dr. Shoemaker* war einer der Gründer jener Bewegung gewesen; er besaß eine machtvolle Persönlichkeit, welche eine unendliche Aufrichtigkeit und Überzeugungskraft ausstrahlte.

Um diese Zeit (1932–34) hatte die ›Oxford Gruppe‹ schon eine Anzahl von Alkoholikern zur Nüchternheit gebracht, und da R. fühlte, daß er sich in besonderer Weise mit diesen Leidenden identifizieren konnte, setzte er sich ein, um noch anderen zu helfen. Einer von diesen war zufällig ein alter Schulkamerad von mir, namens Edwin. Man hatte ihm angedroht, daß er in einer psychiatrischen Anstalt untergebracht würde, aber Mr. H. und ein anderer Ex-Alkoholiker, »O. G.«-Mitglied, sorgten dafür, daß er unter Bewährung gestellt wurde, und daß seine Nüchternheit eintrat.

Um jene Zeit war ich selbst den Weg des Alkoholismus gegangen und war auch von der Zwangsunterbringung bedroht. Glücklicherweise war ich aber unter die Betreuung eines Arztes geraten, – eines *Dr. William D. Silkworth,* – welcher in einer wunderbaren Weise fähig war, Alkoholiker zu verstehen. Aber genau so, wie Sie R. H. aufgegeben hatten, so hatte er auch mich aufgegeben. Seine Theorie war: Der Alkoholismus hat zwei Komponenten, – eine Besessenheit, welche den Leidenden zum Trinken zwingt, gegen seinen eigenen Willen und gegen sein eigenes Interesse, – und irgendeine Art von Schwierigkeit in seinem Stoffwechsel, welche er damals eine Allergie nannte. Der Zwang, unter welchem der Alkoholiker steht, sorgt dafür, daß das Trinken des Alkoholikers mit Sicherheit immer weiter geht, – und die Allergie macht es gewiß, daß der Leidende schließlich zugrundegeht, daß er geisteskrank oder sterben würde. Obwohl ich einer von den wenigen gewesen war, bei welchen er eine Hilfe für möglich gehalten hatte, war er doch schließlich gezwungen gewesen, mir die Hoffnungslosigkeit meiner Genesung mitzuteilen. Auch ich müßte nun eingesperrt werden. Für mich war dies ein Schlag, der mich völlig zerschmetterte. Genau so, wie R. H. durch Sie für die Erfahrung seiner Bekehrung vorbereitet worden war, so hatte mein wunderbarer Freund, *Dr. Silkworth,* mich daraufhin zubereitet.

Als mein Freund Edwin von meinem Elend hörte, kam er in mein Heim und besuchte mich in dem Augenblick, wo ich wieder am Trinken war. Es war damals November 1934. Ich selbst hatte schon lange meinen Freund Edwin als einen hoffnungslosen Fall bezeichnet. Aber nun war er doch in einem ganz offensichtlichen Zustand von »Befreiung«, welche man keinesfalls seiner so kurzfristigen Zugehörigkeit zur ›Oxford Gruppe‹ zuschreiben konnte. Und gerade dieser offensichtliche Zustand von einer inneren Befreiung – im Unterschied zu der gewöhnlichen Depression –, war überaus überzeugend. Da er ein Verwandter im Leiden war, konnte er fraglos mit mir in einer großen Tiefe in innere Verbindung kommen. Ich wußte sofort, daß ich eine Erfahrung wie die seinige finden oder zugrunde gehen müsse.

Wieder mußte ich mich der Behandlung durch *Dr. Silkworth* unterziehen, wo ich noch einmal ernüchtert werden und so ein klareres Verständnis für das Erlebnis der Befreiung bei meinem Freund, und für R. H. Zugang zu ihm finden konnte.

Nachdem ich wieder einmal frei vom Alkohol war, fand ich mich schrecklich deprimiert. Es schien mir, daß die Ursache dafür in der Tatsache lag, daß ich völlig unfähig war, auch nur den geringsten Glauben zu erlangen. Edwin besuchte mich wieder und wiederholte die einfachen Formeln der ›Oxford Gruppe‹. Bald nachdem er mich verlassen hatte, vergrößerte sich meine Depression noch mehr. In der äußersten Verzweiflung rief ich aus: »Wenn es einen GOTT gibt, – will ER selbst sich mir dann zeigen?!?« . . . Sofort trat bei mir eine Erleuchtung ein, die eine enorme Wirkung auslöste und eine riesige Dimension annahm. Ich habe seitdem versucht, dies in dem Buch *»Anonyme Alkoholiker«* zu beschreiben, und ebenso auch in dem Buch *»AA wird volljährig«*, . . . unsere grundlegenden Textbücher, welche ich Ihnen zusende.

Meine Befreiung vom Zwang zum Trinken trat unmittelbar ein. Und gleichzeitig wußte ich auch, daß ich ein freier Mensch bin.

Bald nach meinem Erlebnis kam mein Freund Edwin in das Krankenhaus und brachte mir ein Exemplar von *William James'* »Varieties of Religious

Experience« mit (Unterschiedlichkeiten in der Religiösen Erfahrung). Dies Buch führte mich zu der Erkenntnis, daß die meisten Erfahrungen einer Bekehrung, welche unterschiedliche Form sie auch an sich tragen, doch einen gemeinsamen Nenner besitzen: das Ego ist in großer Tiefe zusammengebrochen. Der Mensch steht einem unmöglichen Dilemma gegenüber. In meinem Falle war das Dilemma durch mein Zwangstrinken verursacht worden, und das starke Gefühl dafür, wie hoffnungslos meine Lage war, war durch meinen Arzt noch vertieft worden. Und noch mehr war es durch meinen Freund vertieft worden, als er mich mit Ihrem Verdikt des hoffnungslosen Falles bei R. H. bekannt machte.

Als Auswirkung meiner spirituellen Erfahrung kam dann die Idee über eine Gesellschaft von Alkoholikern, wobei sich jeder mit dem nächsten identifizierte und auf ihn nach der Art der Ketten-Reaktion seine Erfahrung übertrug. Wenn jeder am Alkoholismus Leidende die Kunde zu dem nächsten neu zu Gewinnenden von der wissenschaftlich gesehenen Hoffnungslosigkeit überträgt, dann könnte er wohl dazu fähig sein, daß er jeden Neuen weit öffnet für die umwandelnde spirituelle Erfahrung. Diese Konzeption erwies sich als die Grundlage für einen solchen Erfolg, wie ihn die Anonymen Alkoholiker seitdem erlangt haben. Sie hat Bekehrungs-Erfahrungen – fast jegliche von den verschiedenen Arten, wovon *James* berichtet – auf einer beinahe all-umfassenden Basis verfügbar gemacht. Unsere Dauer-Genesungen umfassen über das letzte Vierteljahrhundert eine Zahl von etwa 300 000. In Amerika und in der ganzen Welt gibt es heute 8000 AA-Gruppen.

Wir verdanken also diese ungeheure Wohltat *Ihnen, Dr. Shoemaker* von den ›Oxford Gruppen‹, *Dr. William James* und meinem eigenen Arzt, *Dr. Silkworth.* Wie Sie jetzt deutlicher erkennen, hat diese erstaunliche Kette von Ereignissen tatsächlich vor langer Zeit in Ihrem Sprechzimmer angefangen, und sie bekam ihre Grundlage ganz direkt in Ihrer eigenen Bescheidenheit und tiefen Auffassung.

Sehr viele nachdenkliche AA studieren Ihre Schriften. Wegen Ihrer Überzeugung, daß der Mensch etwas mehr ist als nur Intellekt, Empfindung und Chemikalien im Wert von zwei Dollars, haben Sie sich bei uns besonders beliebt gemacht.

Wie unsere Gesellschaft gewachsen ist, wie sie ihre Traditionen für ihre Einheit entwickelte und wie ihre Struktur funktioniert, das wird in den Texten und dem Broschürenmaterial ersichtlich, das ich Ihnen übersende.

Es wird Sie auch interessieren zu erfahren, daß viele AA über die »Spirituelle Erfahrung« hinaus von einer großen Verschiedenartigkeit von psychischen Phänomenen berichten, deren zusammengefaßtes Gewicht sehr beträchtlich ist. Zahlreiche andere haben – im Verlauf ihrer Genesung bei den AA – eine große Hilfe bei den Psychiatern Ihrer Schule gefunden. Einige sind auch besonders durch das Buch *»I Ging«* und durch Ihre bedeutende Einführung in jenes Werk zutiefst angesprochen worden.

Seien Sie also dessen versichert, daß Ihr Platz in der dankbaren Anhänglichkeit und in der Geschichte unserer Gemeinschaft so ist, wie der von niemand anderem.

In Dankbarkeit Ihr
(gez.) William G. W.
Mitbegründer der Anonymen Alkoholiker.

Prof. Dr. C. G. Jung

Küsnacht–Zürich
Seestraße 228
30. Januar 1961

Lieber Herr W.
Ihr Brief kam mir wirklich sehr willkommen.
Ich bekam von Roland H. keine weitere Nachricht mehr, und ich legte mir oft die Frage vor, was wohl sein Schicksal gewesen ist. Unser Gespräch, welches er Ihnen richtig berichtet hat, stand unter einem Aspekt, welchen er nicht wußte. Der Grund dafür, daß ich ihm nicht alles sagen konnte, war, daß ich in jenen Tagen ganz besonders vorsichtig mit dem sein mußte, was ich sagte. Ich hatte festgestellt, daß ich auf jede mögliche Weise mißverstanden worden war. Darum war ich sehr vorsichtig, als ich mit Roland H. sprach. Was ich aber tatsächlich dachte, war das Ergebnis von vielen Erfahrungen mit Menschen seiner Art. Sein Drang zum Alkohol war – auf einer niedrigen Stufe –, das Äquivalent für den spirituellen Durst unseres Wesens nach Ganzheit – in der mittelalterlichen Sprache ausgedrückt: nach der Einigung mit GOTT. (Bemerkung: »Wie der Hirsch schreit nach frischem Wasser, so schreit meine Seele, GOTT, nach Dir.«) (Psalm 42,1).
Wie konnte man eine solche Einsicht in einer Sprache formulieren, welche in unseren Tagen nicht mißverstanden wird?
Der einzig richtige und legitime Weg für eine solche Erfahrung ist der, daß er Ihnen in Wirklichkeit gangbar wird – und das kann sich bei Ihnen nur dann ereignen, wenn Sie auf einem Weg gehen, welcher Sie zu einem höheren Verstehen führt. Zu jenem Ziel können Sie auf verschiedene Weise geführt werden: durch einen Akt der Gnade – oder durch einen persönlichen und aufrichtigen Kontakt mit Freunden – oder durch eine höhere Erziehung des *›mind‹* über die Grenzen eines reinen Rationalismus hinaus. Aus Ihrem Brief ersehe ich, daß Roland H. den zweiten Weg gewählt hat, welcher unter den gegebenen Umständen offensichtlich der beste war.
Ich bin ganz fest davon überzeugt, daß das böse Prinzip, welches in dieser Welt herrscht, das nicht erkannte spirituelle Bedürfnis in den Untergang treibt, wenn man ihm nicht entgegenarbeitet: durch eine wirkliche religiöse Innenschau – oder durch den Schutzwall der menschlichen Gemeinschaft. Wenn ein gewöhnlicher Mensch nicht durch ein Eingreifen von oben her geschützt ist, und wenn er in der Gesellschaft isoliert dasteht, dann kann er der Macht des Bösen nicht widerstehen, welches man sehr zutreffend ›den BÖSEN‹ nennt (Wortspiel: evil-Devil). Wenn man aber solche Worte verwendet, dann rufen sie so viele Mißverständnisse und Irrtümer hervor, daß man sich nur so weit als möglich von ihnen fernhalten muß.
Dieses sind die Gründe, weshalb ich dem Roland H. keine volle und ausreichende Erklärung geben konnte. Ihnen gegenüber wage ich dies aber, da ich aus Ihrem sehr bescheidenen und ehrlichen Brief schließe, daß Sie eine Auffassung erworben haben, welche über den irreführenden Plattheiten steht, welche man gewöhnlich über den Alkoholismus hört.
Sie wissen ja: ›alcohol‹ entspricht dem lateinischen Wort ›spiritus‹, und man gebraucht dasselbe Wort für die höchste religiöse Erfahrung ebenso wie für das erniedrigendste Gift. Die hilfreiche Formel ist darum:

Spiritus contra spiritum.

Indem ich Ihnen nochmals für Ihren freundlichen Brief danke,
verbleibe ich Ihr aufrichtig ergebener (gez.) C. G. Jung

4 *Verzeichnis von Therapiestätten mit einem Programm »mittelfristiger Therapie«*

Psychosomatische Klinik Bad Herrenalb
Bernbacher Straße 33
7506 Bad Herrenalb
Leitender Arzt: Dr. Walther Lechler
Tel.: 0 70 83/20 71–72

Fachklinik Bad Tönisstein KG
5470 Andernach 14
Leitender Arzt: Dr. Rolf Sachau
Tel.: 0 26 36/28 03–5
Therapiedauer: 6–8 Wochen

Fachklinik Daun/Eifel KG
Thommener Höhe
5569 Darscheid
Leitender Arzt: Dr. Magda Pichler
Tel.: 0 65 92/621–3
Therapiedauer: 4–6 Monate

Jüdisches Krankenhaus Berlin
Psychosomatische Abteilung
Iranische Straße 2
1000 Berlin 65
Leitender Arzt: Dr. Lothar Schmidt
Tel.: 0 30/49 10 41

Kliniken der Freien und Hansestadt Bremen
Krankenhaus Bremen-Ost
Osterholzer Landstraße 51
2800 Bremen 44
Leitender Arzt: Dr. Baumann
Tel.: 04 21/4 28 82 86

Fachklinik Fredeburg
Zu den drei Buchen 1
5948 Schmallenberg 2
Leitender Arzt: Dr. Michael Soeder
Tel.: 0 29 74/64 64–68
Therapiedauer: 4–6 Monate

Therapiezentrum »Streithof«
Freundhofweg in Uhlenhorst
4330 Mülheim/Ruhr
Leitender Arzt: Dr. Dominicus
Tel.: 02 08/48 50 42

Haus Niedersachsen
Therapiezentrum für Alkoholkranke
3121 Oerrel b. Hankensbüttel
Leitender Arzt: Dr. Lothar Schmidt
Tel.: 0 58 32/7 73 und 7 77

Psychosomatische Fachklinik Münchwies
Turmstraße 50–58
6680 Neunkirchen/Saar
Leitender Arzt: Dr. Henryk Wyznikiewicz
Tel.: 0 68 58/88 81–5
Therapiedauer: 4–6 Monate

Fachklinik Furth im Wald
Eichertweg 37
8492 Furth im Wald
Leitender Arzt: Dr. Volker Peikert
Tel.: 0 99 73/90 51–55
Therapiedauer: 3½ Monate

4a *Verzeichnis von Übergangseinrichtungen*

TPR – Therapiezentrum für Psychosoziale Rehabilitation der GPT – Gesellschaft für Psychosomatische Therapie mbH, Gemeinnützige Gesellschaft
Mathias-Brüggen-Straße 17
5000 Köln 30
Leitung: Dipl.-Psych. Ulrike Hensgen
Tel.: 02 21/58 20 74–75

TPR –Therapiezentrum für Psychosoziale Rehabilitation der GPT – Gesellschaft für Psychosomatische Therapie mbH, Gemeinnützige Gesellschaft
Fuldastr. 4
4100 Duisburg 1
Leitung: Dipl.-Psych. Elfi Gorges
Tel.: 02 03/33 90 81

Haus Eller – Soziotherapeutisches Heim der GPT – Gesellschaft für Psychosomatische Therapie mbH, Gemeinnützige Gesellschaft
Ellerkirchstraße 65
4000 Düsseldorf 1
Leitung: Monika Albs, Sozialarbeiter grad.
Tel.: 02 11/21 40 71

5 *Verzeichnis von Verbänden und Selbsthilfegruppen*

Über hier aufgeführte Adressen von Verbänden und Selbsthilfeorganisationen erhalten sie Auskunft (auch über Kliniken mit Langzeittherapie) und weiteres Informationsmaterial. Auskünfte erteilen auch die Gesundheitsämter und örtliche Beratungsstellen für Suchtgefahren.

Anonyme Alkoholiker

Deutschland

Zentrale Kontaktstelle der AA
Postfach 127
Wildenbruchstraße 31 (Büro)
4650 Gelsenkirchen
Tel.: 02 09/20 67 36

Deutsche Kontaktstelle der AA
Postfach 422
8000 München 1
Tel.: 0 89/36 65 55

Intergruppe BERLIN
Postfach 100 160
1000 Berlin 10

Intergruppe MITTE
Postfach 33
8752 Mainaschaff

Intergruppe NORD
Postfach 30 23
3000 Hannover 1

Landesgruppe Bremen
Postfach 41 92 69
2800 Bremen

Landesgruppe Hamburg
Postfach 11 13 44
2000 Hamburg 11

Landesgruppe Niedersachsen-Nord
Siddelweg 1
4500 Osnabrück

Landesgruppe Niedersachsen-Süd
Postfach 202
3180 Wolfsburg

Landesgruppe Schleswig-Holstein
Im Strange 8
2053 Schwarzenbek

Intergruppe SÜD
Landesgruppe Bayern
Postfach 120 122
8000 München 12

Landesgruppe Baden-Württemberg
Postfach 210 144
7500 Karlsruhe 21

Intergruppe WEST
Postfach 127
4650 Gelsenkirchen

Zentrale Kontaktstelle der AL-ANON-Familiengruppen
Postfach 14 31 41
4300 Essen-Steele

Schweiz

Kontaktstelle der deutsch/schweiz. AA
Box 32
CH 9428 Walzenhausen
Tel.: 0 71/44 22 44
00 41 71/44 22 44*

Österreich

Postfach 91
A 5400 Hallein
Tel.: 062 45/3 74 03
00 43 62 45/3 74 03*

---

* von der Bundesrepublik aus

Blaues Kreuz in Deutschland e. V.
Freiligrathstraße 27
5600 Wuppertal 2
Tel.: 02 02/62 10 90–99

Blaues Kreuz
in der evangelischen Kirche e. V.
Mathiasstraße 1
4630 Bochum-Linden
Tel.: 0 23 4/49 04 27

Deutsche Akademie für Suchttherapie e. V.
Stettiner Straße 120
4000 Düsseldorf 13 (Garath)
Tel.: 02 11/70 06–1

Deutsche Hauptstelle gegen die Suchtgefahren
Bahnhofstraße 2
4700 Hamm (Westf.)
Tel.: 0 23 81/2 58 55

Deutscher Caritas-Verband e. V.
Referat Gefährdetenhilfe
Postfach 420
Lorenz-Werthmann-Haus
7800 Freiburg i. Br.
Tel.: 07 61/20 01

Deutscher Guttempler-Orden e. V.
Adenauerallee 48
2000 Hamburg 1
Tel.: 0 40/24 58 80

Gesamtverband für Suchtkrankenhilfe im Diakonischen Werk der Evang. Kirche in Deutschland e. V.
Brüder-Grimm-Platz 4
3500 Kassel
Tel.: 05 61/1 70 27

GPT-Gesellschaft für psychosomatische Therapie mbH
Gemeinnützige Gesellschaft
Mitglied im Deutschen Paritätischen Wohlfahrtsverband
Stettiner Straße 120
4000 Düsseldorf 13 (Garath)
Tel.: 02 11/70 06–1

Katholische Sozialethische Arbeitsstelle e. V.
Abt. Suchtgefahren
Haus Hoheneck
Jäger-Allee 25
4700 Hamm (Westf.)
Tel.: 0 23 81/2 22 41

Verband der Fachkliniken für Abhängigkeitskranke e. V.
Stettiner Straße 120
4000 Düsseldorf 13 (Garath)
Tel.: 02 11/70 06–1

Verband deutscher Heilstätten für Suchtkranke e. V.
Brüder-Grimm-Platz 4
3500 Kassel
Tel.: 05 61/1 70 27

6 *Selbsteinschätzungsbogen*
*Bin ich Alkoholiker? Darstellung der Verlaufsform des Gamma-Alkoholismus**

Trinken alkoholischer Getränke *kann krankhaft* sein!
Es ist dabei *unwichtig*, wie *viel* und wie *oft* getrunken wird!
Krankhaft trinkt der, der den *Alkohol* braucht, um mit ganz bestimmten *Situationen fertig zu werden!*
Verbleibt er in dieser *Haltung*, dann *erwarten ihn alle Phasen* der Alkohol-Krankheit!
Die nachfolgende Darstellung soll die *körperlichen, geistigen* und *seelischen* Veränderungen aufzeigen, damit der einzelne die Alkoholkrankheit besser *erkennen* kann!

I. Phase (Voralkoholische)
Man trinkt *gelegentlich*, später *regelmäßig*, um sich zu entspannen und zu *lösen.*

> *Bei Freude, Ärger, Schmerzen, Einsamkeit sowie Konfliktsituationen jeder Art.*

Mit der Zeit kann man mehr Alkohol vertragen als früher, jedoch die Fähigkeit, mit *Schwierigkeiten fertig zu werden, nimmt ständig ab!*

II. Phase (Prodromal oder Warnung)
Gedächtnislücken treten auf!

> »Es fehlen einige Meter Film«; man weiß nicht, wie man nach Hause gekommen ist; man hat ein »schlechtes Gewissen«.

Heimliches Trinken!

> Keiner soll wissen, wie viel und wie oft man trinkt; man gibt weniger an, als man in Wirklichkeit getrunken hat; man belügt sich und andere.

Zunehmende Abhängigkeit vom Alkohol!

> Es werden Trinkgelegenheiten gesucht, provoziert und diese ausgedehnt; es werden Anlässe gesucht, um sich »mal richtig vollaufen zu lassen«; man denkt jetzt oft an Alkohol.

Erleichterungstrinken wird zum Reflex!

> Jede Spannung wird durch Alkohol gelöst; die ersten Gläser werden hastig und gierig getrunken, der leichte und rosige Zustand soll schnell herbeigeführt werden.

Schuldgefühle!

> Man hat sich »daneben benommen«; aus Besäufnissen erwachsen Unannehmlichkeiten; man erkennt, daß man anders trinkt als die anderen; man spürt, »ich tue nicht recht«; ein Gefühl des Versagens macht sich breit; durch neue Lügen neue Schuld.

Gespräche über Alkohol werden gemieden!

> Anspielungen auf Alkohol sind peinlich und reizen; ein Gespräch über den »besoffenen Herrn X« wird als Angriff auf die eigene Person empfunden.

* Zum Gamma-Alkoholismus s. 6.1; dieser Selbsteinschätzungsbogen ist von B. Kilian ausgearbeitet nach den Phasen von Prof. Jellinek. Abgedruckt mit freundlicher Erlaubnis des Verfassers.

Häufige Gedächtnislücken!
Es fehlen ganze Zeiträume auch ohne starke Trunkenheit.

III. Phase (Kritische)
Die Fähigkeit, mit dem Trinken aufzuhören wie andere, nimmt ab! Kontrollverlust!
Man will nur »ein Glas« trinken; bestellt sich jedoch noch eins und noch eins und kommt zu keinem Ende; man glaubt ganz ehrlich, nur noch dies eine Glas trinken zu wollen, aber es werden jedes Mal viele Gläser; es geschieht nun häufig und zu den unmöglichsten Zeiten, daß aus *einem Glas* ein großes »Besäufnis« wird.
Eine Erklärung des Trinkverhaltens wird nötig!
Man versucht sich selbst und anderen sein Trinkverhalten durch Ausreden und Lügen zu erklären.
Renommistisches, aggressives Imponiergehabe!
Durch großspuriges Benehmen versucht man seine eigene Unsicherheit zu überspielen; man überschätzt sich und seine Möglichkeiten; Überempfindlichkeit und wachsendes Mißtrauen schaffen ständig neue Konflikte mit der Umwelt; abwerten der Umwelt, um sich selbst aufzuwerten.
Laufende Gewissensbisse!
»Wie konnte ich nur?«, diesen Ausspruch hört man jetzt häufig; die Selbstachtung sinkt rapide, man ist oft verzweifelt; Schuldgefühle und Unsicherheit nehmen zu.
Zeiträume völliger Abstinenz!
Durch Nackenschläge, meist sind sie wirtschaftlicher Natur, kommt es zu mehr oder weniger langen »trockenen Zeiten«; glaubt man selbst und auch die Umwelt, »das Problem« ist gelöst, entschließt man sich zum *normalen Trinken.*
Rückfälle!
Das normale Trinken funktioniert nicht und wird zur Qual; man genehmigt sich, meist heimlich, »einen außer der Reihe«; nach kurzer Zeit kommt es jedoch zu einem »großen Besäufnis«; aus *einem Glas* sind wieder *viele Gläser* geworden.
Gute Vorsätze, Versprechen und Entschlüsse!
Man verspricht seiner Umwelt »hoch und heilig«, »sich zu ändern«; diese Versprechen sind *ehrlich* gemeint; es wird beschlossen, »ich kaufe mir ein Auto, denn dann darf ich nicht trinken!«; aber alle Bemühungen schlagen fehl.
Änderung des Trinksystems!
Man wechselt die Art der Getränke; »ich darf keinen Schnaps trinken, der bekommt mir nicht. Ich trinke nur noch Bier!«; man legt »Trinkzeiten« fest; z. B. nur nach Feierabend oder nur an den Wochenenden; ich kaufe mir keinen Alkohol mehr und trinke nur, wenn mir einer angeboten wird.
Gedankliche und geographische Flucht!
Man will weg, will ganz »neu anfangen«; glaubt bei einem Ortswechsel, »jetzt bin ich meine alten Sorgen los, hier mache ich alles ganz anders!«; jedoch wohin man auch flieht, man nimmt sich selbst und seine Krankheit mit.
Interessenverlust auf allen Lebensbereichen!
Kein Interesse an anständiger Kleidung, es fehlen Knöpfe, die Hose ist

ausgefranst; man wird unsauber; kein Interesse an gutem und ausreichendem Essen, wozu essen, kein Appetit; Liebhabereien werden unwichtig, haben keinen Sinn mehr, man wird stumpf.

Arbeitsplätze werden gewechselt!

Um einer Entlassung zuvorzukommen, kündigt man selbst; man wird entlassen, weil man sich durch das Trinken unmöglich gemacht hat; die eigene Arbeitsmoral wird immer schlechter.

Verhältnis zur Umwelt! Familie, Freunde usw.

Man isoliert sich; alle üben Kritik und machen Vorwürfe; Liebe, Achtung, Verständnis sind nicht mehr wichtig; Trennungsabsichten; Alkohol ist wichtiger als alle Bindungen.

Auffälliges Selbstmitleid!

»Ich habe keinen Menschen, mich versteht keiner«; »alle haben mich verraten und verkauft«; »alle tun mir unrecht«; »es hat alles keinen Sinn, ich bin verloren«; Gründe zum Trinken hat man jetzt genug.

Geldsorgen!

Seit längerer Zeit können Verpflichtungen nicht eingehalten werden; es werden neue Schulden gemacht; man verliert die Übersicht über seine finanzielle Lage; aus anfänglichen Schwierigkeiten wird echte wirtschaftliche Not.

Selbstbeherrschung!

Man ist ständig gereizt; grundloser Unwille macht sich breit; man ist ungerecht und extrem egoistisch«; man »fährt aus der Haut«; es kommt zu Tätlichkeiten.

Angst um den Vorrat an Alkohol!

Man versteckt Alkohol oder Geld an den unmöglichsten Orten; es ist wichtig, immer etwas zum Trinken zu haben; man hat echte Sorgen um diese Dinge.

Verlust der eigenen Willensstärke!

Man zerbricht sich selbst; kein Selbstvertrauen mehr; man tut anders, als man will; »ich bin ein großer Versager, ich will nicht trinken und kann es nicht lassen«. Man ist oft verzweifelt.

Geistige und körperliche Abhängigkeit!

Das Trinken hat einen festen Platz im Denken und Fühlen; bei allen Plänen hat das Trinken den ersten Platz, nach ihm richtet sich der weitere Lebenslauf; Hoffnungslosigkeit lassen Selbstmordgedanken und -absichten aufkommen; Selbstmordabsichten können in die Tat umgesetzt werden, sind echt, also keine Show oder um Mitleid zu erwecken.

Trinken ist zur körperlichen Notwendigkeit geworden; es wird kaum noch etwas gegessen; Beschwerden jeder Art werden durch Trinken behoben; oft wird Krankenhausaufenthalt notwendig; als Gründe werden immer körperliche Beschwerden angegeben, nicht die Abhängigkeit vom Alkohol.

Der sexuelle Trieb läßt nach!

Es kann zu einer befristeten alkoholbedingten Impotenz kommen, daher kein Interesse an der Frau (dem Mann); jedoch grundlos eifersüchtig auf jeden anderen Mann (andere Frau).

Morgendliches Trinken!

Es wird zur zwingenden Notwendigkeit nach dem Erwachen Alkohol zu trinken; man zittert und schwitzt stark, außerdem hat man ein schreckliches Würgen im Hals (trockenes Kotzen); es gibt nur ein

Mittel, um all diese Beschwerden zu beseitigen: erneutes Trinken von Alkohol; Alkohol ist nun die Universal-Medizin; Beschwerden – Trinken, Trinken – Beschwerden, Unruhe – Angstgefühle.

Abnahme der Alkoholtoleranz!

Man verträgt nichts mehr; nach wenig Alkohol ist man schon betrunken.

IV. Phase (Chronische)

Verlängerte Rauschzustände!

Manchmal tagelanges Trinken (Dauerrausch); an manchen Tagen bleibt man einfach im Bett liegen und trinkt bis man einschläft; Trinken erzeugt keine Hochstimmung mehr, man wartet vergeblich darauf und schläft ein; diese Zustände können sich über einige Tage erstrecken.

Ethischer Abbau!

Alle moralischen Werte werden gleichgültig; Ehrlichkeit, Treue, Verantwortung, Zuverlässigkeit, man kann mit diesen Begriffen nichts mehr anfangen.

Beeinträchtigung der geistigen Fähigkeiten!

Man kann nur noch wenig behalten; man kann sich schwer konzentrieren; man liest einen Satz mehrere Male und kann ihn nicht in seinem Sinn erfassen; einfache Denkvorgänge fallen schwer; oft weiß man nicht, ob man gewisse Dinge erlebt oder geträumt hat, dadurch ungerechte und falsche Urteile und Handlungen.

Trinken mit Personen unter dem eigenen Niveau!

Man verkehrt in üblen Kneipen der Halb- und Unterwelt; Kriminelle, Asoziale sind die Trinkgenossen; hier braucht man sich nicht zusammenzureißen, hier gibt es keine Tabus; als Säufer unter Säufern wird man verstanden und noch ein wenig geachtet.

Undefinierbare Ängste!

Man hat immer Angst, Angst vor morgen, Angst vor der Polizei, Angst vor den Gläubigern und eine grundlose Angst; man spürt, »es nimmt kein gutes Ende!«; um diese Angst los zu werden, *muß man saufen!*

Arbeitsunfähigkeit!

Man ist nicht mehr in der Lage, eine Tätigkeit zu beginnen; viele Alkohol-Kranke verlassen ihre Wohnung nicht mehr und lassen sich durch andere Alkohol beschaffen; Waschen, Rasieren, Essen, alles ist unwichtig geworden; andere treiben sich nur noch herum, sie betteln oder machen Gelegenheitsarbeiten, soweit sie dazu noch körperlich in der Lage sind.

Das Trinken wird zur Besessenheit!

Man trinkt jetzt alles, selbst technische Produkte (Haarwasser, Spiritus, Rasierwasser usw.) werden getrunken, wenn kein Alkohol zur Verfügung steht; Diebstahl und Zechprellerei sind möglich; bei Absinken des Alkoholspiegels setzen fürchterliche Abstinenzerscheinungen ein, die nur durch sofortiges Trinken zu beheben sind.

Der Säuferwahn mit seinen Sinnestäuschungen kann einsetzen: man hört Stimmen, sieht Tiere und Fabelwesen und erlebt die unangenehmsten Zustände der Alkohol-Krankheit.

Man bricht zusammen!

Nun gibt es nur noch wenige Wege:

Sofortige Behandlung der Alkohol-Krankheit,

den Weg ins Irrenhaus
oder den Tod.

Diese Darstellung wurde aus dem Querschnitt von 2000 Krankengeschichten zusammengestellt. Die hier gegebene Reihenfolge muß nicht unbedingt bindend für den einzelnen sein; es können also verschiedene Punkte früher oder später auftreten!

7 *Fragebogen für den Patienten im Therapieprogramm für Drogenabhängige (MMTP)**

Biographische Angaben

(Die Informationen, die Sie hier geben, dienen als Grundlage für unsere Hilfe an Ihnen, um Sie besser kennenzulernen. Sie werden mit striktester Vertraulichkeit behandelt).
Herr/Frau:
Beruf:
Datum der Ausfüllung des Fragebogens:
Adresse:

Telefon-Nr.:
Geburtstag:
Alter:
Geburtsort:
Religiöses Bekenntnis:

Was erwarten Sie von Ihrem Aufenthalt hier?
Wann und wie begannen Ihre Schwierigkeiten?
Worauf führen Sie Ihre Probleme zurück?
Haben Ihre Schwierigkeiten Sie körperlich und seelisch in Mitleidenschaft gezogen?
Wie haben sich Ihre Schwierigkeiten auf andere Menschen ausgewirkt?
Hatten Sie schon frühere psychiatrische Behandlungen?
Welcher Art waren sie?
Welche früheren Probleme sind immer noch bei Ihnen vorhanden?
Welche Probleme haben Sie gelöst, und wie haben Sie sie gelöst?
Wie hätte Ihr Leben anders verlaufen können?

Gesundheit und Finanzen

Größe:
Gewicht:
Geben Sie alle körperlichen Behinderungen an:
Benennen Sie körperliche Auffälligkeiten:
Kinderkrankheiten, Operationen oder Unfälle:
Erkrankungen als Erwachsener mit Angabe des Zeitpunktes:
Notieren Sie alle Medikamente, die Sie gegenwärtig nehmen.

* Die folgenden drei Fragebogen werden im Rahmen des MMTP verwendet. Zitiert nach V. Johnson, I'll quit tomorrow, New York 1973, 124–141.

Wie sind Ihre finanziellen Verhältnisse?
Wie wohnen Sie?
Seit wann wohnen Sie dort?
Miete beträgt monatlich:
Welchen Wagen fahren Sie?
Wie hoch ist Ihre Lebensversicherung?
Haben Sie neben Ihren beruflichen Einnahmen noch andere finanziellen Quellen?
Das totale Familieneinkommen im letzten Jahr betrug:
Alle Schulden betragen:
Jährliche Ausgaben für Lebenshaltungskosten:

Interessen

Hobbys und Freizeitbeschäftigungen:
Bücher und Zeitschriften, die Sie in den letzten sechs Monaten gelesen haben:
Soziale, berufliche Organisationen und Klubs, denen Sie angehören. Benennen Sie die vergangenen und augenblicklichen Zugehörigkeiten und kreuzen Sie die an, in denen Sie im Augenblick aktiv sind:
Was ist Ihre Vorstellung von »Spaß haben«?
Welche Getränke haben Sie bevorzugt?
Was sind Ihre Pläne für die Zukunft?
Welche zusätzlichen Aktivitäten würden Sie jetzt gerne ergreifen?

Berufliche Entwicklung

Berufsausbildung:
Beschreibung der Berufstätigkeit:
Beginn:
Beendigung:
Anlaß für die Beendigung:
Verdienst:
Wurde Ihnen jemals gekündigt oder wurden Sie fristlos entlassen?
Notieren Sie alle anderen Arbeitsverhältnisse, die Sie jemals gehabt haben einschließlich Teilzeitbeschäftigungen:
Wo liegen Ihre größten beruflichen Fähigkeiten?

Militärische Laufbahn

Truppenteil:
Militärische Aufgaben:
Dienstrang bei der Entlassung:
Art der Entlassung:

Schulbildung

Mit welchem Abschluß haben Sie Ihre schulische Ausbildung beendet?
Alter:
Welche höheren Schulen wurden besucht?
Wann?
Sonderausbildungen:

Familienhintergrund

Alter des Vaters:
der Mutter:

Wenn einer der Eltern krank ist, beschreiben Sie diese Krankheit, wenn gestorben, notieren Sie Datum und Ursache:
Von wem wurden Sie erzogen?
Beschreiben Sie Ihre Kindheit:
Beschreiben Sie Ihre Mutter, wie Sie sich an sie erinnern:
In welcher Weise sind Sie ihr ähnlich?
Beschreiben Sie Ihren Vater, wie Sie sich an ihn erinnern:
Wem haben Sie sich am nächsten gefühlt und warum?
An wem wandten Sie sich um Hilfe in persönlichen Problemen und warum?
Alter und Beruf Ihrer Brüder:
Alter und Beruf der Schwestern:

Partnerbeziehung: Sind Sie
Ledig:
Verlobt:
Verheiratet: (Datum)
Getrennt: (Datum)
Geschieden: (Datum)
Wiederverheiratet: (Datum)
Verwitwet: (Datum)

Namen und Alter der Kinder:
Beschreiben Sie Ihre Kinder:
Alter des Ehepartners:
Beschreiben Sie Ihren Ehepartner:
(Verwenden Sie Eigenschaftswörter dazu)
Beruf des Ehepartners:
Beschreiben Sie sich selbst:
Was sind Ihre Hauptstärken?
Was halten Sie selbst oder andere für Ihre Schwächen?

Trinkverhalten

Wann waren Sie zum ersten Mal besorgt über Ihr Trinken?
Warum?
In welchem Alter tranken Sie zum ersten Mal Alkohol?
In welchem Alter verloren Sie zum ersten Mal die Kontrolle über Ihr Trinken?
In welchem Alter hatten Sie Ihren ersten Gedächtnisverlust?
In welchem Alter nahm der Gedächtnisverlust immer mehr zu?
Waren Sie jemals eingesperrt?
Was war oder was waren die Ursachen?
Haben Sie allein getrunken?
Wurden Sie jemals in einer psychiatrischen Klinik behandelt?
Wurden Sie jemals schon wegen Ihres Trinkens behandelt?
In welchem Alter haben Sie das morgendliche Trinken begonnen?
In welchem Alter haben Sie zum ersten Mal versucht, Ihr Trinkverhalten zu ändern, d. h. sich Regeln auferlegt etc.?
Welche Auswirkungen hat Ihr Trinken auf Ihren Beruf und/oder Ihr soziales Leben?
Ändern sich Ihre Einstellungen, wenn Sie trinken?
Haben sich Ihre familiären Aktivitäten verändert durch Ihr Trinken?
Hat sich Ihr Sexualleben verändert infolge Ihres Trinkens?
Sind Sie jemals auf eine mehrere Tage dauernde Trinktour gegangen?

Haben Sie jemals technische Alkoholprodukte getrunken wie Mundwasser, Haartonikum, etc.?
Haben Sie jemals Barbiturate, Schlafmittel, Beruhigungsmittel, Psychopharmaka genommen?
Haben Sie jemals Krämpfe, Halluzinationen, Delirien gehabt?
Benötigen Sie jetzt mehr Alkohol, um Erleichterung zu spüren, als vor 5 Jahren?
Mußten Sie mit Trinken fortfahren, um nicht Zittern oder andere unangenehmen Erscheinungen zu bekommen?
Wann haben Sie zum letzten Mal getrunken?
Wie oft haben Sie in den letzten zwei Jahren mit dem Trinken ausgesetzt?
Wie lange dauerte Ihre letzte Periode von Nüchternheit in
a) den letzten zwei Jahren
b) den letzten fünf Jahren?
Hatten Sie jemals vorher eine Therapie wegen Problemtrinkens oder anderer Drogenprobleme?
Geben Sie die Daten an:
Waren Sie jemals Mitglied von AA oder einer anderen Selbsthilfegruppe?
Wieviel Zusammenkünfte haben Sie bisher besucht?

Ihre Gefühle über das Trinken
(Zutreffende Spalte bitte ankreuzen)

ja	nein	
		1. Haben Sie in den letzten Jahren den Ort Ihres Trinkens oder Ihre Freunde geändert? Trinken Sie jetzt mehr?
		2. Trinken Sie, weil Sie Probleme haben?
		3. Werden Sie ärgerlich, wenn Ihr Ehepartner oder ein Freund Ihnen sagt, daß Sie zuviel trinken?
		4. Vergessen Sie etwas, was Sie während des Trinkens getan haben?
		5. Haben Sie jemals etwas getan, wenn Sie getrunken haben, dessen Sie sich schämten?
		6. Haben Sie jemals nicht getrunken oder sich nur an Bier gehalten, um nicht betrunken zu werden?
		7. Haben Sie den Eindruck, daß Sie Ihre Flasche besser festhalten können als Ihre Freunde?
		8. Leben Sie in Erwartung des nächsten Drinks?
		9. Halten Sie sich von Leuten fern, die nicht trinken?
		10. Vermeiden Sie in Gesprächen das Thema Alkohol?
		11. Sagen Sie sich selbst, daß andere mehr trinken als Sie und daß das Trinken Ihnen niemals Schwierigkeiten bereitet habe?
		12. Trinken Sie jemals mehr als Sie vorhatten oder werden Sie betrunken, wenn Sie es gar nicht wollten?

Name:
Datum des Interviews:
Anschrift:
Tel. Nr.:
Fall-Nr.:
Alter:
Familienstand:
Zahl der Kinder:
Deren Alter:
Kirchenzugehörigkeit:
Beruf:
Schulabschluß:

I. Gegenwärtige Erkrankung:
a) Motivation
1. Was hat Sie hierher geführt?
2. Warum sind Sie hier?
(Wenn Sie schon früher in einer Therapie waren, was glauben Sie, daß wir dieses Mal für Sie tun können?)
3. Was fühlen Sie in Bezug auf Ihr Trinken?

II. Einsicht:
a) Im Blick auf die eigene Person
1. Glauben Sie, daß Ihr Trinken sich von dem anderer Leute, die gesellschaftlich trinken, unterscheidet? Wenn ja, in welcher Weise?
2. Wann haben Sie zum ersten Mal festgestellt, daß Sie anders trinken, als Sie es gerne tun würden?
3. Verändert sich Ihr Verhalten für gewöhnlich, wenn Sie trinken (in Beziehung zu Ihrer Familie, zu Ihren Arbeitskollegen und Vorgesetzten)? Wenn ja, in welcher Weise?
b) Im Blick auf die Familie
1. Als Sie ein Kind waren, welche Einstellung hatte Ihr Vater gegenüber dem Trinken?
2. Als Sie ein Kind waren, welche Einstellung hatte Ihre Mutter gegenüber dem Trinken?
3. Welche Einstellung hat Ihr Ehepartner gegenüber dem Trinken?
4. Wem standen Sie näher, Ihrem Vater oder Ihrer Mutter oder keinem von beiden?
5. Gibt es jemand, der wirklich weiß, was Sie innerlich fühlen?
6. Sind Sie zufrieden, wie Ihre Familie Sie behandelt? Wenn nicht, warum?
7. Glauben Sie, daß Ihr Ehepartner sich an der Therapie beteiligen wird? Sollte er es?

III. Bisherige Zeiten der Nüchternheit:
a) Frühere Behandlungen des Trinkproblems? Wann war das?
b) Wie lange dauerte die längste Periode außerhalb einer Therapiestätte, in der Sie nüchtern waren? Wann war das?
c) Warum haben Sie mit dem Trinken für diese Zeitspanne aufgehört?
d) Wie waren Sie fähig dazu?

IV. Einstellung zu anderen Drogen:

a) Nehmen Sie irgendwelche Tabletten oder Medikamente wegen Ihrer Nerven oder zum Einschlafen? Sind diese verordnet oder nehmen Sie sie so? Nennen Sie die Namen der Medikamente und die Zeitdauer ihres Gebrauches.

b) Haben Sie das Gefühl, daß Ihnen diese Medikamente helfen?

c) Haben Sie sie stets so genommen, wie Ihr Arzt sie verordnet hatte?

V. Welche Anstrengungen haben Sie gemacht, sich selbst zu helfen?

a) Waren Sie jemals Mitglied von AA?

Wann?

Wo?

Mit welcher Regelmäßigkeit haben Sie daran teilgenommen?

b) Welcher Teil des AA-Programmes hat Ihnen am meisten geholfen?

c) Welcher Teil des AA-Programmes hat Ihnen die meisten Schwierigkeiten bereitet?

d) Haben Sie jemals einen AA-Begleiter (Sponsor) gehabt?

Name und Adresse:

e) Auf welche Weise und mit welchen Mitteln pflegten Sie sich vom Trinken abzuhalten?

VI. Militärdienst:

a) Haben Sie Militärdienst getan?

Art der Entlassung:

b) Hatten Sie jemals ein Dienststrafverfahren? Warum?

VII. Selbsteinschätzung:

a) Wie ernstlich ist Ihr Trinkproblem in Wirklichkeit Ihrer Meinung nach?

b) Welche Begründung würden Sie sich geben, um nicht zu trinken?

c) Haben Sie eine Frage, die Sie mir gerne stellen möchten?

d) (Für den Fall, daß der Patient auf die Dauer des Aufenthaltes zu sprechen kommt:) Können Sie Schwierigkeiten vorhersehen, die verhindern, daß Sie Ihre Therapie hier zu Ende führen?

VIII. Eindruck des Beraters:

9 *Fragebogen für Bezugspersonen aus der Umgebung des Drogenabhängigen*

(Dieser Fragebogen wird durch den Ehepartner oder sonst ein Familienmitglied ausgefüllt. Er unterliegt der strengsten Vertraulichkeit und kommt in die Akte des Patienten.)

Fall-Nr. des Patienten:

Datum der Ausfüllung des Fragebogens:

Namen des Ausfüllenden:

Adresse:

Telefon-Nr.:

Alter:

Was ist Ihr Beruf?

(Streichen Sie den zutreffenden an)

Hausfrau

Arbeiter
Facharbeiter
Vorarbeiter
Selbständiger
Kleiner Geschäftsmann
Kaufmann
Leitender Angestellter
Akademiker (Lehrer, Rechtsanwalt, Ingenieur, Arzt etc.)
Arbeitslos
Anderes:

Kennzeichnen Sie im folgenden die Antwort, die Ihrer Vorstellung am nächsten kommt, durch ein Kreuz oder durch eine Notiz in den freien Stellen.

Beziehung zum Patienten:

1. In welcher Beziehung stehen Sie zu ihm?
   Ehepartner:
   Geschwister:
   Eltern:
   andere Verwandte:
   Kind:
   Freund:
   Anderes:
2. Seit wieviel Jahren besteht diese Beziehung?
   Weniger als 1 Jahr?
   1–2 Jahre?
   3–5 Jahre?
   6–10 Jahre?
   Mehr als 10 Jahre?
3. Leben Sie mit dem Patienten im Augenblick zusammen?
   Ja   Nein
4. Beabsichtigen Sie das Zusammenleben mit dem Patienten fortzusetzen?
   Ja   Nein   Noch ungewiß

Die Fragen 5–8 sind nur für Ehepartner

5. Wie oft waren Sie verheiratet?
   Einmal?
   Zweimal?
   Dreimal?
   Mehr als dreimal?
6. Wie oft haben Sie und der Patient sich voneinander getrennt?
   Einmal?
   Zweimal?
   Dreimal?
   Mehr als dreimal?
   Niemals?
7. Wie lange dauerte die längste Zeitspanne Ihrer Trennung?
   Mehr als 1 Woche, aber weniger als 1 Monat;
   mehr als 1 Monat, aber weniger als 3 Monate;
   4–6 Monate;
   7–12 Monate;
   länger als 1 Jahr;
   wir waren niemals getrennt.

8. Halten Sie Ihre Ehe für glücklich, abgesehen vom Trinken?
ja nein unbestimmt
9. Wieviele männliche Kinder hat der Patient (aus allen seinen Ehen)? Notieren Sie deren durchschnittliches Alter und kreuzen Sie die an, die gegenwärtig mit dem Patienten oder seinem Ehepartner zusammenwohnen.
10. Wieviele weibliche Kinder hat der Patient (aus allen seinen Ehen)? Notieren Sie deren durchschnittliches Alter und kreuzen Sie die an, die gegenwärtig mit dem Patienten oder seinem Ehepartner zusammenwohnen.

Die Fragen 11, 12 und 13 sind nur im Blick auf minderjährige Kinder auszufüllen.

11. Zeigen die Kinder, die mit dem Patienten oder seinem Ehepartner leben, Disziplinschwierigkeiten oder andere Verhaltensprobleme?
ja nein unbestimmt
Anmerkungen:
12. Haben diese Kinder Anzeichen dafür, daß sie persönliche bzw. emotionale Probleme haben? ja nein
Anmerkungen:
13. Haben diese Kinder Anzeichen dafür, daß sie Schwierigkeiten in der Schule haben?
ja nein unbestimmt
Anmerkungen:
14. Nimmt irgendein Familienmitglied mit Ausnahme des Patienten im Augenblick fachliche Hilfe für persönliche, emotionale oder Verhaltensprobleme in Anspruch?
ja nein unbestimmt
15. Wenn ja, notieren Sie bitte den Namen des Familienmitgliedes hier:
16. Wer wird für diese Hilfeleistung in Anspruch genommen?
17. Trinken außer dem Patienten noch andere Familienmitglieder exzessiv?
ja nein
18. Wenn ja, notieren Sie bitte den Namen des Familienmitgliedes hier:

Wenn Sie der Ehepartner des Patienten oder eine andere wichtige Person sind, die gegenwärtig mit dem Patienten zusammenlebt, dann ist es wichtig, daß Sie die Fragen 18–34 beantworten. Wenn dies nicht der Fall ist, gehen Sie von hier aus gleich zu Frage 35.

19. Ich leide häufig unter Angstzuständen.
zutreffend falsch
20. Ich fühle mich oft unsicher.
zutreffend falsch
21. Ich habe das Gefühl, daß ich den Patienten sehr liebe.
zutreffend falsch
22. Die Kinder ärgern mich oft und machen mich ungeduldig.
zutreffend falsch
23. Wenn jemand, den ich kenne, krank ist oder sich in Schwierigkeiten befindet, dann habe ich fast immer das Gefühl, daß ich ihm helfen muß, bis es ihm besser geht oder die Schwierigkeit beseitigt ist.
zutreffend falsch
24. Ich habe selten ärgerliche, feindselige oder Rachegefühle gegenüber dem Patienten.
zutreffend falsch

25. Ich bin der Meinung, daß das Trinken von Alkohol auch abstoßend ist bei Nichtalkoholikern
zutreffend falsch
26. Ich habe das Gefühl, daß mich der Patient sehr liebt.
Zutreffend falsch
27. Ich habe in der Vergangenheit ernstliche persönliche und emotionale Probleme gehabt.
zutreffend falsch
28. Ich habe gegenwärtig ernstliche persönliche und emotionale Probleme.
zutreffend falsch
29. Wenn das Vorausgehende zutreffend ist, nehmen Sie dann fachliche Hilfe in Anspruch?
ja nein
30. Von wem erhalten Sie diese Hilfe?
Möchte ich nicht sagen
Arzt
Psychiater
Psychologe
Pfarrer
Sozialarbeiter
Freund
Andere
31. Mein Gebrauch von alkoholischen Getränken ist am besten charakterisiert mit:
niemals;
stellt ein Problem für mich dar;
gebrauche ich manchmal, um mich zu entspannen;
normales geselliges Trinken.
32. Andere haben mir schon gesagt, daß ich zuviel trinke.
zutreffend falsch
33. Im Augenblick nehme ich:
Tranquilizer
Schlankheitstabletten oder Aufputschmittel
keines von beiden
34. Ich habe gelegentlich Marihuana geraucht
zutreffend falsch
35. Ich habe das Gefühl, daß der Patient aus Liebe zu mir mit Trinken aufhören sollte.
zutreffend falsch

Die verbleibenden Fragen sollten alle Personen und der Ehepartner beantworten.

36. Ich habe zeitweise bis zum Exzeß mit dem Patienten getrunken.
zutreffend falsch
37. Ich bin in der Vergangenheit zusammen mit dem Patienten auf Trinkfeste gegangen.
zutreffend falsch
38. Ich fühle mich verantwortlich für das Trinken des Patienten.
überhaupt nicht
etwas
sehr stark
39. Ich habe manchmal Schuldgefühle wegen des Trinkens des Patienten.
zutreffend falsch

40. Ich habe den Eindruck, daß der Patient mit Trinken aufhören könnte, wenn er es nur ernstlich wollte.
zutreffend falsch

41. Dem Patienten fehlt nur die Willensstärke, um mit Trinken aufzuhören.
zutreffend falsch

42. Alkoholismus ist weniger eine Krankheit, sondern mehr eine Sünde und ein moralisches Versagen.
zutreffend falsch

43. Ich habe das Gefühl, daß der Patient kein wirklicher Alkoholiker ist, sondern nur ein Problem mit dem Trinken hat.
zutreffend falsch

44. Ich habe das Gefühl, daß der Patient im Falle einer erfolgreichen Therapie wieder zu normalem geselligen Trinken fähig sein wird.
zutreffend falsch

45. Ich habe in der Vergangenheit versucht, den Patienten zum Aufhören mit dem Trinken zu veranlassen.
zutreffend falsch

Angaben zur Trinkgeschichte des Patienten:

46. Wie lange dauert schon das schwere Trinken des Patienten?
6 Monate oder weniger?
6 Monate bis zu 1 Jahr?
Zwischen 1 und 2 Jahren?
Zwischen 2 und 3 Jahren?
Mindestens 5 Jahre?
Mehr als 10 Jahre?

47. Wieviel Jahre insgesamt trinkt der Patient?
1 Jahr?
2 Jahre?
3 Jahre?
4 Jahre?
5–10 Jahre?
10–15 Jahre?
Mehr als 15 Jahre?

48. Hat das Trinken des Patienten in der Vergangenheit zu Schwierigkeiten in seiner Ehe geführt?
ja nein
nicht zutreffend, da nicht verheiratet

49. Hat das Trinken des Patienten zu Schwierigkeiten in den Beziehungen mit seinen Freunden geführt?
ja nein
In welcher Weise?

50. Hat das Trinken des Patienten eine negative Wirkung auf die finanzielle Situation gehabt?
ja nein
In welcher Weise?

51. Hat das Trinken des Patienten seine Gesundheit geschädigt?
ja nein
Wenn ja, in welcher Weise?

52. Wie oft ist der Patient bisher in der Klinik gewesen aus irgendeinem Anlaß?

niemals;
1, 2, 3; 4, 5; mehr als 5mal

53. Wie oft war der Patient bisher im Krankenhaus oder in einem Therapiezentrum wegen Alkoholismus oder anderer Drogenabhängigkeit?
niemals
1, 2, 3; 4, 5; mehr als 5mal.

54. Ist der Patient schon einmal im Gefängnis gewesen wegen rücksichtslosen Fahrens oder Überschreitens der Höchstgeschwindigkeit?
ja nein
Wann?

55. War der Patient schon eingesperrt wegen Fahrens in betrunkenem Zustand?
ja nein
Wann?

56. War der Patient schon eingesperrt wegen betrunkenem Verhalten und Erregung öffentlichen Ärgernisses?
ja nein
Wann?

57. War der Patient schon eingesperrt wegen aggressiven Verhaltens und Körperverletzung?
ja nein
Wann?

58. Wenn der Patient sich betrinkt, neigt er dann dazu, andere anzugreifen?
ja nein
Wenn ja, in welcher Weise?

59. Hat der Patient jemals Familienmitglieder geschlagen?
ja nein
In welcher Weise?

60. Wurde der Patient jemals bestraft wegen ungedeckter Schecks?
ja nein
Wann?

61. Hat der Patient Schulden anderer Art als Darlehen für das Auto oder sein Haus?
ja nein
Welcher Art?

62. Hat der Patient jemals ein Darlehen aufgenommen und das meiste Geld für Alkohol oder Drogen verwendet?
ja nein

63. Hat der Patient jemals Gegenstände von sich oder seiner Familie ins Pfandhaus gebracht, um Geld zu bekommen zum Kauf von Alkohol oder Drogen?
ja nein

64. Empfindet der Patient im Augenblick gerade Ärger gegen Sie?
ja nein

65. Hat der Patient unmittelbar vor der Behandlung Tranquilizer, Anregungspillen oder Schlankheitspillen gebraucht?
ja nein

66. Hat der Patient Marihuana geraucht?
nein;
ja, er hat es versucht;
ja, er gebraucht es gelegentlich

67. Gebraucht der Patient große Mengen von Hustensaft oder andere flüssige Drogen, die Kodein enthalten?
nein;
ja, aber nur aus gesundheitlichen Gründen;
ja, er gebraucht sie gelegentlich ohne gesundheitlichen Anlaß.
68. Erschleicht sich der Patient Alkoholika auf heimliche Weise?
ja nein
Wenn ja, wie?
69. Geht der Patient auf längere Trinktouren?
ja nein
Wenn ja, wie?
70. Hat der Patient wegen seines Trinkens gelogen?
ja nein
Wenn ja, wie?
71. Ist der Patient manchmal in seinem Denken durch das Trinken völlig in Beschlag genommen?
ja nein
Wenn ja, wie?
72. Hat sich die Persönlichkeit des Patienten plötzlich verändert?
ja nein
Wenn ja, wie?
73. Hat der Patient jemals ein schlechtes Gedächtnis als Folge des Trinkens gehabt?
ja nein
Wenn ja, wie?
74. Hat der Patient jemals einen Krampfanfall gehabt?
ja nein
75. Hat der Patient schon Halluzinationen gehabt?
ja nein
76. Trinkt der Patient gewöhnlich allein oder mit anderen?
allein; mit anderen
77. Trinkt der Patient, um sich von Spannungen zu entlasten?
ja nein
Wenn ja, wie?
78. Wenn der Patient trinkt, stürzt er das Getränk hinunter oder trinkt er ungewöhnlich schnell?
ja nein
Wenn ja, wie?
79. Haben Sie Perioden bemerkt, in denen der Patient die Menge seines Trinkens plötzlich erhöhte oder verringerte?
ja nein
80. Versteckt der Patient Flaschen?
ja nein
Wenn ja, wie?
81. Trinkt der Patient wegen Erschöpfungszuständen?
ja nein
Wenn ja, wie?
82. Hat der Patient jemals morgendliches Zittern gehabt nach dem Aufstehen?
ja nein
83. Hat der Patient Zeiten, in denen er trinken muß und weite Strecken auf sich nimmt, um zu einem Drink zu kommen?

ja nein
Wenn ja, wie?
84. Trinkt der Patient schon am Morgen?
ja nein

Angaben zur beruflichen Beschäftigung des Patienten

85. Wieviele Arbeitsstellen hatte der Patient in den letzten zwei Jahren?
Keine, weil arbeitslos; 1, 2, 3, 4, mehr als 4
86. Wenn der Patient arbeitslos ist, wie lange ist er dies schon?
bis zu 6 Monaten?
6 Monate bis zu 1 Jahr?
1–2 Jahre?
2–5 Jahre?
mehr als 5 Jahre?
87. Wie lange war der Patient auf seiner letzten Arbeitsstelle beschäftigt?
weniger als 1 Monat?
bis zu 6 Monaten?
6 Monate bis zu 1 Jahr?
1–2 Jahre?
2–5 Jahre?
mehr als 5 Jahre?
88. Wie lange war die längste Zeitspanne, in der der Patient an derselben Arbeitsstelle tätig war?
wenige Wochen?
wenige Monate?
1–2 Jahre?
3–5 Jahre?
5–10 Jahre?
mehr als 10 Jahre?
89. Hatte der Patient im letzten Jahr einen Arbeitsunfall?
ja nein
90. Fehlte der Patient häufiger auf seinem letzten Arbeitsplatz oder war er krankgeschrieben?
ja nein
Wenn ja, wie?
91. Kam der Patient an seinem letzten Arbeitsplatz häufig zu spät?
ja nein
92. Hat sich der Patient auf seinem letzten Arbeitsplatz allmählich von seinen Arbeitskollegen zurückgezogen?
ja nein
Wenn ja, wie?
93. Wurde die Arbeitskraft und Produktivität des Patienten in seiner letzten Arbeitsstelle durch sein Trinken beeinflußt?
ja nein
Wenn ja, wie?
94. Wie hoch war das Einkommen, das der Patient in letzter Zeit pro Monat aus seiner Berufstätigkeit bezog?
keines?
weniger als DM 1000,00?
DM 1000,00 bis DM 1800,00?
DM 1800,00 bis DM 3000,00?
mehr als DM 3000,00?

1. *Literatur für die Hand des Abhängigen, seiner Familie und sonstiger Interessierter*

AA-Informationen, Monatsschrift, Redaktion 8950 Kaufbeuren, Postfach 213.

Al-Anon, Familiengruppen der Anonymen Alkoholiker, hg. von den Al-Anon-Zentralen in Deutschland und der Schweiz.

Anonyme Alkoholiker. Ein Bericht über die Genesung alkoholkranker Männer und Frauen, hg. von den Anonymen Alkoholikern deutscher Sprache, 1974[3].

blaues kreuz, Monatszeitschrift, Blau-Kreuz-Verlag Wuppertal-Barmen.

Das Blaue Kreuz, Monatszeitschrift, Nicol-Verlag, Kassel.

Die 12 Schritte, hg. von den Anonymen Alkoholikern in Deutschland, Österreich und der Schweiz. Auszug aus dem Buch »Die zwölf Schritte und die zwölf Traditionen«, o. J.

füreinander, Monatszeitschrift, Blau-Kreuz-Verlag Wuppertal-Barmen.

Informationsdienst der Deutschen Hauptstelle gegen Suchtgefahren, Schriftleitung H. G. Schmidt, Adenauerallee 48, 2000 Hamburg 1.

James, M. / Jongeward, D., Spontan leben. Übungen zur Selbstverwirklichung, Hamburg 1974.

Kellermann, J., Alkoholismus – ein Karussell des Leugnens. Al-Anon Kontaktstelle Zürich, o. J.

Kessel, J., Alkoholiker – Rausch und Heilung. Alcoholics Anonymous, München 1967.

Neuland, Zeitschrift des Deutschen Guttempler-Ordens, Neuland-Verlag, Hamburg.

Partner, Monatszeitschrift des Gesamtverbandes für Suchtkrankenhilfe im Diakonischen Werk der EKD, Nicol-Verlag, Kassel.

Riemann, F., Grundformen der Angst, München 1970[5].

Rieth, E., Alkoholkrank? Alkoholismus – Krankheit oder moralisches Versagen?, Bern/Wuppertal-Barmen 1970.

– , Fragebogen für Alkoholkranke, Bern/Wuppertal-Barmen.

Rogoll, R., Nimm dich, wie du bist. Einführung in Transaktionsanalyse, Freiburg 1976.

Senator für Gesundheit und Umweltschutz, An der Urania 12–14, 1000 Berlin 30: Alkohol, Droge Nr. 1. Information für Konsumenten und Nichtkonsumenten. – Besser verstehen – richtiger handeln. Ihr Partner ist Alkoholiker. – Der Mensch in der Flasche. – Laß den Teufel in der Flasche. Eine Aktion für junge Leute.

Suchtgefahren, Vierteljahrschrift, Neuland Verlagsges., Hamburg.

Vierundzwanzig Stunden am Tag (Gedanken, Meditationen und Gebete für jeden Tag), hg. vom Hauptausschuß der Anonymen Alkoholiker in Deutschland.

Ein großes Angebot von Kleinschriften ist bei folgenden Verlagen zu beziehen:

AA-Information, Postfach 213, 8950 Kaufbeuren.

AA Literatur-Versand, Postfach 112 067, 8900 Augsburg.

Al-Anon Literaturversand, Postfach 43, 8756 Kahl/M.

Blau-Kreuz-Verlag, Freiligrathstraße 27, 5600 Wuppertal 2 (Barmen).
Bundeszentrale für Gesundheitliche Aufklärung beim Bundesministerium für Jugend, Familie und Gesundheit in Köln.
Hoheneck-Verlag, Jägerallee 25, 4700 Hamm.
Neuland-Verlagsgesellschaft m.b.H., Adenauerallee 48, 2000 Hamburg 1.
Nicol-Verlag, Brüder-Grimm-Platz 4, 3500 Kassel.

2. *Sonstige Literatur*

Ärzte-Symposion in Düsseldorf der Aktion Suchthilfe e. V. am 15. 1. 1975 zum Thema der mittelfristigen Therapie von Alkoholismus und Drogenabhängigkeit. Vervielfältigtes Manuskript der Gesellschaft für Psychosomatische Therapie (GPT) Düsseldorf, Aderstr. 21. Mit Beiträgen von Th. Zickgraf, W. Glahn, H. U. Lunkenheimer, I. Lange-Treschhaus, R. Mader, M. M. Glatt, D. Baumann, L. Schmidt.
Al-Anon Faces Alcoholism, hg. von Al-Anon Family Group Headquarters Inc., New York 1971.
Alkoholismus bei Frauen, Heft 15 der Schriftenreihe der Deutschen Hauptstelle gegen die Suchtgefahren, Hamm 1970.
Bateson, G., The Cybernetics of »Self«: A Theory of Alcoholism, in: Psychiatry 34 (1971), 1 ff.
Battegay, R., Der Mensch in der Gruppe, 3 Bde., Bern/Stuttgart 1967/68.
Berne, E., Spiele der Erwachsenen. Psychologie der menschlichen Beziehung, Hamburg 1967.
Berne, E., Was sagen Sie, nachdem Sie »Guten Tag« gesagt haben? Psychologie des menschlichen Verhaltens, München 1975.
Bernstein, D. A. / Borkovec, Th. D., Entspannungs-Training. Handbuch der progressiven Muskelentspannung (Leben lernen 16), München 1975.
Betz, O., Elemente der Transaktionalen Analyse in der seelsorgerlichen Praxis, in: Wege zum Menschen 27 (1975), 193–201.
Biel, W., Jahrbuch zur Frage der Suchtgefahren 1976, Hamburg 1976.
Bundesministerium für Jugend, Familie und Gesundheit, und der Minister für Arbeit, Gesundheit und Soziales des Landes Nordrhein-Westfalen, Materialsammlung zu »Drogengefährdung und Alkoholmißbrauch«, in: Dokumentation Bd. 1, 2 und 3, Oktober/November 1972, 81–232.
Busch, D., Handbuch der Drogenerziehung. Berichte, Analysen, Impulse, Modelle, Tübingen 1972.
Button, A. D., A study of alcoholics with the Minnesota Multiphasic Personality Inventory, in: Quart. J. Std. Alc. 17 (1956), 263–281.
Casriel, D. / Amen, G., Daytop – Three Addicts and their Cure, New York 1971.
Catanzaro, R. J. (Hg.), Alcoholism. The total Treatment Approach, Springfield/Ill. 1972.
A Clergyman asks about Alcoholics Anonymous: Is AA a Religious Society? . . . an Evangelical Movement? AA World Services Inc. New York 1961.
Clinebell, H. J. (Hg.), Community Mental Health. The Role of the Church und Temple, Nashville/New York 1971.
–, Modelle beratender Seelsorge, München 1971.
–, The People Dynamic. Changing Self and Society Through Growth Groups, New York/Evanston/San Francisco/London 1972.

–, Understanding and Counseling the Alcoholic, Nashville/New York 1968.

Degkwitz, R. u. a.: Zum Drogenkonsum Jugendlicher. Konkrete Möglichkeiten der Prophylaxe und Therapie, Freiburg 1972.

Denkschrift der Deutschen Hauptstelle gegen die Suchtgefahren, Die Suchtgefährdung in der Bundesrepublik Deutschland einschl. Berlin (West), Hamm 1969.

Deutsche Gesellschaft zur Erforschung und Behandlung der Alkohol- und Drogenabhängigkeit e. V. (GCAA), Beiträge zum Alkohol- und Drogenproblem, Frankfurt (Neue Schlesinger Gasse 24).

Diakonisches Werk der EKD/Gesamtverband für Suchtkrankenhilfe im Diakonischen Werk der EKD, Alkoholkrank, Stuttgart/Kassel 1975.

Dietrich, H. / Herle, L., Über Alter, Sozialschicht, Mobilität und Wohnort chronischer Alkoholiker, in: Kölner Zeitschrift für Soziologie und Sozialpsychologie 15 (1963), 277–295.

Dittmar, B. / Hollmann, H. u. a., Alkoholismus – Hilfe ist möglich. Ursachen – Auswirkungen – Fragen an die Gesellschaft, Wuppertal-Barmen 1972.

Döffinger, G., Suchtkranke und Gemeinde. Die Verantwortung der christlichen Gemeinde für Suchtkranke, Bern 1973.

Drehsen, V. u. a., Krisenbewältigung durch Wandel zur Frömmigkeit, in: Wege zum Menschen 26 (1974), 49–63.

Drogenfibel, hg. von D. J. Mattke u. a., München 1971.

Ehebald, U., Überlegungen eines Psychoanalytikers zum Drogenproblem, in: Wege zum Menschen 25 (1973), 1–19.

Endore, G., »Synanon«, Garden City/New York 1968.

Erikson, E. H., Kindheit und Gesellschaft, Stuttgart 1965.

–, Jugend und Krise. Die Psychodynamik im sozialen Wandel, Stuttgart 1970.

Feuerlein, W., Sozialpsychiatrische Aspekte und Probleme bei Alkoholikern, in: Münchener Medizinische Wochenschrift 107 (1965), 2482–2488.

–, Neuere Ergebnisse der Alkoholdelirforschung, in: Der Nervenarzt 38 (1967), 492–500.

–, Der Alkoholiker in der ärztlichen Praxis, in: Die Heilkunst 82, Heft 8 (1969), 269–277.

–, Sozialpsychiatrische Aspekte des Alkoholismus, in: Der med. Sachverständige 65 (1969), 58–66.

–, Zur Frage des Alkohol-Entzugs-Syndroms, in: Der Nervenarzt 43 (1972), 247–253.

–, Alkoholschäden des zentralen und peripheren Nervensystems, in: W. Feuerlein u. a., Alkoholismus, Hamm 1973², 28–39.

–, Sucht und Abhängigkeit. Ihre physiologischen, psychologischen und sozialen Grundbedingungen, Hamburg 1974².

–, Alkoholismus – Mißbrauch und Abhängigkeit, Stuttgart 1975.

Feuerlein, W. / Sandmann, D. u. a., Alkoholismus. Bedingungen, Auswirkungen, Behandlung, Hamm 1973².

First special Report to the US Congress on Alcohol and Health, Grassroots (April 1972, Supplement), US Government printing office, Washington D. C.

Franke, M., Jugend und Drogen, Stuttgart 1971.

Frankl, V. E., Der Wille zum Sinn, Bern/Stuttgart/Wien 1972.

–, Der Mensch auf der Suche nach Sinn, Herder-TB 430, Freiburg 1973.

Frykman, J. H., A new connection. An approach to persons involved in compulsive druguse, San Francisco 1971.
Geck, K. (Hg.), free-clinic Heidelberg. Alternative Jugendarbeit in Selbstorganisation. Verlag free-clinic, 6324 Hattersheim (Rita Hau).
Glasser, W., Realitätstherapie, Weinheim/Basel 1972.
Großmann, S. / Walter, K. H., Der chemische Traum. Die Droge – Herausforderung an die Kirchen, Kassel 1971.
Haas, E., Selbstheilung durch Drogen? Fischer – TB, Frankfurt/M. 1974.
Haase, H. J., Der Alkoholkranke in Klinik und Praxis, Stuttgart 1975.
Harris, Th. A., Ich bin ok – Du bist ok, Hamburg 1973.
Harsch, H., Theorie und Praxis des beratenden Gesprächs, München 1975[2].
Hartel, K. D., Rausch-Gift-Lexikon, München 1971.
Hartmann, G., Psychologie und »Spirituality«. Erfahrungen mit der Therapie Alkohol- und Drogensüchtiger in Amerika, in: Wege zum Menschen 25 (1973), 20–33.
Hartmann, G., Durch die Gruppe frei von der Gruppe, in: Wege zum Menschen 27 (1975), 178–193.
Hazelden Foundation, Twenty-first Anniversary Report 1949–1970.
Hoff, E. C., Alcoholism: The hidden addiction, New York 1974.
Hoffmann, J., Zur Therapie Süchtiger, Freiburg 1973.
Hilfe für Suchtkranke. Eine Dokumentation der Caritas, Freiburg 1975.
Huhn, A. (Hg.), Die Behandlung des Alkoholismus und der Arzneimittelabhängigkeit, Hamm 1975.
Huth, W., Religiöse Erfahrung und Drogen, in: Stimmen der Zeit 188 (1971), 291–310.
Jackson, J., The Adjustment of the Family to the Crisis of Alcoholism, in: Quart. J. Std. Alc. 15 (1954), 562–586.
Jellinek, E. M., Phases of alcoholic addiction. Quart. J. Std. Alc. 13 (1952), 673–684.
–, The Disease Concept of Alcoholism, New Haven/Conn. 1972[5].
Jochheim, K. A. / Scholz, F. J., Rehabilitation, Stuttgart 1975 (3 Bd.).
Johnson, V., I'll quit tomorrow, New York/Evanston/San Francisco/London 1973.
Josuttis M. / Leuner, H. C. (Hg.), Religion und die Droge, Stuttgart/Berlin/Köln/Mainz 1972.
Jost, H. E., Die soziale Sicherung Suchtkranker. Rechtliche und praktische Hinweise, Hamburg.
Kammeier, M. L. / Lucero, R. J. / Anderson, D. J., Events of crucial importance during treatment as seen by patients, Hazelden/Minn. o. J. (vervielf. Manuskript)
Kammeier, M. L. / Hoffmann, H. / Loper, R. G., Personality characteristics of alcoholics as College freshmen and at time of treatment (by comparison of administred MMPI profiles), Hazelden/Minn. o. J. (vervielf. Manuskript)
Keller, J. E., Ministering to Alcoholics, Minneapolis 1966.
Kellerhals, O., Verantwortung der christlichen Gemeinde in der Alkoholfrage, Bern.
Kellermann, J. L., Alcoholism. A Guide for the Clergy, Nat. Council on Alcoholism, New York o. J.
Keup W., Pharmakotherapie bei Suchtkranken, Hamm 1975[2].
Kielholz, P. / Ladewig, D., Die Drogenabhängigkeit des modernen Menschen, München 1972.

Kohut, H., Narzißmus. Eine Theorie der psychoanalytischen Behandlung narzißtischer Persönlichkeitsstörungen, Frankfurt 1973.

Kottwitz, G., Transaktionsanalytische Familientherapie, in: Integrative Therapie 2 (1976), Heft 2.

Knowles, J. W., Gruppenberatung als Seelsorge und Lebenshilfe, München/Mainz 1971.

Kreuzer, A., Drogen und Delinquenz, Wiesbaden 1976.

Krüger, H. / Müller-Römheld, W. (Hg.), Bericht aus Nairobi 1975. Offizieller Bericht der 5. Vollversammlung des Ökum. Rates der Kirchen vom 23. Nov. bis 10. Dez. 1975 in Nairobi/Kenia, Frankfurt 1976.

Lange, J., Selbsthilfe von Alkoholkranken, in: Wege zum Menschen 22 (1970), 324–327.

Lange, J., Das themenzentrierte Gruppengespräch. Bericht über Versuche bei Suchtkranken, in: Wege zum Menschen 24 (1972), 67–70.

Lange, K. J., Süchtiges Verhalten. Analyse der Entstehung – Therapie aus lernpsychologischer Sicht, Freiburg 1974.

Laubenthal, F. (Hg.), Sucht und Mißbrauch, Stuttgart, 1964.

Laufenberg, W., Rauschgift, Opladen 1971.

Lechler, W. H., Sucht aus sozio-psycho-somatischer Sicht, Psychosom. Klinik Kinzigtal, 1972 (vervielf. Manuskript).

Lennertz, E., Zur Frage der anti-sozialen Persönlichkeit jugendlicher Haschisch-Raucher, in: Zeitschrift für Sozialpsychologie 1 (1970), 48–56.

Lennertz, E., Verhaltensgewohnheit und Drogenbindung. Ein Lerntheoretischer Beitrag zum Drogenproblem, Freiburg/München 1974.

Loos, P., Lexikon der Drogenszene, Hamm.

Maas, A. / Schmidtobreick, B., Suchterkrankung als individueller und gesellschaftlicher Konflikt, Freiburg 1972.

Matussek, P., Süchtige Fehlhaltungen, in: Handbuch der Neurosenlehre und Psychotherapie, hg. v. V. E. Frankl u. a., München/Berlin 1959/61.

Mentzel, G., Die Rückfallsituation des chronischen Alkoholikers, in: Zeitschrift für Psychomatische Medizin und Psychoanalyse 13 (1967), 276–282.

Modersohn, E., Rechte Blaukreuzarbeit, Wuppertal-Barmen 1960.

Moltmann, J., Kirche in der Kraft des Geistes. Ein Beitrag zur messianischen Ekklesiologie, München 1975.

Neumann, N., Hasch und andere Trips, Hamburg 1970.

Normann, G., Der freiwillige Mitarbeiter in der Suchtkrankenhilfe. Über die Zusammenarbeit von Laien und Fachleuten in der Suchtkrankenhilfe, Hamm.

Oates, W., Religiöse Faktoren der Geisteskrankheiten, in: Wege zum Menschen 25 (1973), 391–402.

Perls, F., Gestalttherapie in Aktion, Stuttgart 1974.

Petzold, H. (Hg.), Angewandtes Psychodrama in Therapie, Pädagogik, Theater und Wirtschaft, Paderborn 1972.

–, Drogentherapie. Modelle, Methoden, Erfahrungen, Paderborn 1974.

–, Psychotherapie und Körperdynamik, Paderborn 1974.

Phillips, J. B., Your God is too small, New York 1971[12].

Plaut, Th. F. A., Alcoholproblems. A Report to the Nation by the Cooperative Commission on the Study of Alcoholism, London/Oxford/New York 1969.

Polster, E. / Polster, M., Gestalttherapie. Theorie und Praxis der integrativen Gestalttherapie, Kindler-TB 02150, München 1975.

Powell, J., Why am I afraid, to tell you who I am?, Chicago 1969.
Prescher, H. G., Suicidgeschehen und Alkoholismus. Alle 43 Minuten ein Selbstmord – warum?, Hamburg.
Preuß, H. G. (Hg.), Analytische Gruppenpsychotherapie. Grundlage und Praxis, Hamburg 1972.
Pruyser, P. W., Die Erhebung von religiösen Einstellungen des Patienten in der psychiatrischen Fallstudie, in: Wege zum Menschen 25 (1973), 403–415.
Randall, Th., Falle Alkohol, Wiesbaden 1960.
Reuband, H. H. (Hg.), Rauschmittelkonsum, Wiesbaden 1976.
Riess, R., Seelsorge. Orientierung, Analysen, Alternativen, Göttingen 1973.
Ringel, E., Der Selbstmord. Abschluß einer krankhaften Entwicklung, Wien/Düsseldorf 1953.
Rotter, H., Die Bedeutung des alkoholischen Milieus für den Alkoholismus, in: Wiener medizinische Wochenschrift 107 (1957), 236–239.
Rotter, H., Die Rehabilitation Alkoholkranker, Neuwied 1967.
Sattes, H., Suchtgefahr bei Distraneurin, in: Med. Klinik 64 (1969), Nr. 10.
Scharfenberg, J., Einige Probleme religiöser Sozialisation im Lichte neuerer Entwicklungen der Psychoanalyse, in: Wege zum Menschen 26 (1974), 343–352.
–, Religiöse Bedürfnisse in der Sicht des Psychoanalytikers, in: Wege zum Menschen 25 (1973), 177–180.
Scheidt, J. vom (Hg.), Drogenabhängigkeit, München 1972.
–, Die Behandlung Drogenabhängiger, München 1974.
Schmidt, L., Therapie und Rehabilitation von Alkoholikern unter Berücksichtigung der modernen Alkoholismusforschung, in: Rehabilitation (Intern. Zeitschrift mit Zentralblatt) 23 (1970), 1–6.
–, Therapie Alkoholkranker in der ärztl. Praxis, in: Rehabilitation 23 (1970), 49–56.
–, Bedeutung des Autogenen Trainings und der Hyponose in der Behandlung Alkoholkranker, in: Alcoholism, Journal on Alcoholism and Related Addictions, Vol. VII (1971), 79–86.
–, Behandlung von Alkoholkranken, in Deutsches Medizinisches Journal 23 (1972), 522–526.
–, Interne Folgekrankheiten durch chronischen Alkoholismus und ihre Behandlung, in: Feuerlein, W. u. a.: Alkoholismus, Hamm 1973[2], 40–48.
–, Klinisches Behandlungsmodell für Alkoholkranke, in: DBÄ 2 (1976), 63–66.
–, Modell einer mittelfristigen klinischen Behandlung für Alkoholkranke, vervielf. Manuskript des Jüdischen Krankenhauses Berlin, o. J.
–, Die Bedeutung kombinierter Anwendung verschiedener Behandlungsmethoden für Alkoholkranke, vervielf. Manuskript des Jüdischen Krankenhauses Berlin, o. J.
Schrappe, O., Der Süchtige im Berufsleben, in: Handbuch der ges. Arbeitsmedizin III, Berlin/München/Wien 1962, 319 ff.
Shipp, Th. J., Helping the Alcoholic and his Family, Philadelphia 1970[2].
Siegmund, G., Rausch und Religion, Hamm.
The Christopher D. Smithers Foundation Inc., Understanding Alcoholism. For the Patient, the Family and the Employer, New York 1968.
–, Experimentation. The Fallacy of »Controlled« Drinking where Alcoholism Exists, New York 1971[4].

Smith, Kline and French Laboratories (Hg.), Drug Abuse: Escape to Nowhere. A Guide for Educators, Philadelphia 1967.
Sobey, F., The Nonprofessional Revolution in Mental Health, Columbia 1970.
Solberg, R. J., The Dry-Drunk Syndrome, Hazelden/Minnesota o. J.
Sollmann, U., Therapie mit Drogenabhängigen. Analyse und Kritik der bundesdeutschen Behandlungseinrichtungen von Oldenburg bis München, Gießen 1974.
Der Spiegel, Report »Jugendalkoholismus«. Die neue Sucht. Körperliche Schäden nach Alkoholmißgebrauch, 28 (1974), Nr. 50, 68–78.
Spitz, R. A., Nein und Ja. Die Ursprünge der menschlichen Kommunikation (Beiheft zur «Psyche«), Stuttgart o. J.
–, Die Entstehung der ersten Objektbeziehungen, Stuttgart 1959².
Stehmans, H., Beiträge zur sozialen Diagnose des Suchtkranken, Freiburg 1968.
Steinbrecher, W. / Solms, H., Sucht und Mißbrauch, Stuttgart 1975.
Steiner, C. M, Games Alcoholics play, New York 1971.
–, Scripts People Live. Transactional Analysis of Life-scripts, New York 1974.
Stenberg, B., Süchtig, Hamburg/Düsseldorf 1970.
Stevens, J. O., Die Kunst der Wahrnehmung. Übungen der Gestalt-Therapie, München 1975.
Stollberg, D., Seelsorge durch die Gruppe, Göttingen 1971.
Swift, R. M., How to help an alcoholic who insists, he doesn't need help, Fairfield Plan Nr. 1. The Fairfield County Council on Alcoholism, 1966.
Switzer, D. K., Krisenberatung in der Seelsorge. Situationen und Methoden, München 1975.
Teßmann, R., Die Süchtigen unter uns, Herford o. J.
Tiebout, H. M., Surrender Versus Compliance in Therapy, in: Quart. J. Stud. Alc. 14 (1953), 58–68.
–, Alcoholics Anonymous – An Experiment of Nature, in: Quart. J. Stud. Alc. 22 (1961), 52–68.
–, The Ego-Factors in Surrender in Alcoholism, in: Quart. J. Stud. Alc. 15 (1954), 610–621.
–, The Act of Surrender in the Therapeutic Process, distr. by the Nat. Council on Alcoholism Inc., New York o. J.
–, Alcoholism – Its Nature and Treatment, Southern Regional Conference on Alcoholism, Birmingham/Alabama 1968.
–, Why Psychiatrists fail with Alcoholics (1965), in: The International Monthley Journal of Alcoholics Anonymous, Vol. 29 (1972), Nr. 6.
–, Conversion as a psychological Phenomenon, distributed by The Nat. Council on Alcoholism, New York o. J.
–, Direct Treatment of a Symptom, distributed by The Nat. Council on Alcoholism, New York 1969.
Tölle, R., Behandlung des Alkoholismus, in: Deutsche Medizinische Wochenschrift 96 (1971).
Twelve Steps and Twelve Traditions, Anom. Alc. World Services, New York 1953.
Vallés, J. How to live with an Alcoholic, New York 1967.
Verband der Fachkrankenhäuser für Suchtkranke (Hg.), Fachkrankenhäuser/Heilstätten für Suchtkranke. Hinweise und Verzeichnis, Kassel.

Verdery, E. A., Pastoral Counseling and the Alcoholic, distr. by The National Council on Alcoholism Inc., New York 1970.
Waldmann, H. / Zander, W. (Hg.), Zur Therapie der Drogenabhängigkeit, Göttingen 1975.
Watzlawick, P. / Beavin, J. H. / Jackson, D. D., Menschliche Kommunikation, Bern/Stuttgart/Wien 1972[3].
Wehowsky, H., Alkoholismus aus neuer Sicht. Modell für die Betreuung und Beratung Alkoholkranker, in: Wege zum Menschen 22 (1970), 321–324.
Weil, A., Das erweiterte Bewußtsein, Stuttgart 1974.
Wieser, St., Das Trinkverhalten der Deutschen. Eine medizin-soziologische Untersuchung, Kassel 1973.
Wilsnak, S. C., Weiblichkeit aus der Flasche, in: psychologie heute 3 (1976), Heft 4, 19–26.
Woodruff, C. R., Alcoholism and Christian Experience, Philadelphia 1968.
Wormser, R., Drogen: Erfahrung und Erkenntnis. Selbstzeugnisse, Dokumente, Analysen, Neuwied 1973.
Yablonsky, L., The Tunnel Back-Synanon, New York/London 1965.
Zeit, H. (Hg.), Sozialarbeit und Suchterkrankung, Freiburg 1973.
Zentralkartei der Suchtkrankenhilfe. Gesamtverzeichnis aller ambulanten Hilfsmöglichkeiten, Kassel.

Nachtrag:

Feuerlein, W./Dittmar, F., Wenn Alkohol zum Problem wird, Stuttgart 1978.
Glatt, M., Der Alkoholiker und die Hilfe, die er braucht, Wien 1981[3].
Harsch, H., Alkoholismus. Schritte zur Hilfe für Abhängige, deren Angehörige und Freunde, München 1982[2].
–, Den Lebensplan neu schreiben, in: Herrenalber Texte 47, Lebenskrise Krankheit, 1983, 50–59.
–, Anonyme Alkoholiker und Seelsorge – zwei Wege zum Suchtkranken, in: Wege zum Menschen 36, Heft 1 (1984), 17–28.
Harsch, H./Strub, F., Alkoholismus bei Pfarrern, in: Deutsches Pfarrerblatt 78, Heft 15/16 (1978), 453–457.
Handbuch der Suchtkrankenhilfe, hg. vom Gesamtverband für Suchtkrankenhilfe im Diakonischen Werk der EKD, Wuppertal/Bern o. J.
Nullmeyer, H., Ich heiße Erika und bin Alkoholikerin. Betroffene und Angehörige erzählen Beispiele für die Überwindung einer Krankheit, Fischer-TB 3808, Frankfurt/M. 1980.
Kupferschmid, A., Das Mahl der Liebe. Alkoholfreies Abendmahl, Wuppertal 1981.
Mein Name ist Adam . . ., Ein Anonymer Alkoholiker berichtet, München 1980.
Prescher, H. G., Suizidgeschehen und Alkoholismus, Hamburg 1974.
Schulz, P., Drogenszene, Ursachen und Folgen, Ffm/New York 1974.
Steiner, C., Healing Alcoholism, New York 1979.
Völger, G./Welck, v. H. (Hg.), Rausch und Realität. Drogen im Kulturvergleich, 3 Bde., Hamburg 1982.
Vogt, I., Drogenpolitik. Zum Konsum von Alkohol, Beruhigungsmitteln und Haschisch, Ffm/New York 1975.
Weber, M., Die dunkle Seite meines Lebens, Fischer-TB 3285, Frankfurt/M. 1983.

HELMUT HARSCH
Theorie und Praxis des beratenden Gesprächs

Ausbildungskurs der Evangelischen Telefonseelsorge München.
5. Auflage. 352 Seiten. (Din A 4-Format) Kt.
(ISBN 3-459-00868-7)

Wer dieses Buch in die Hand nimmt, gewinnt nicht nur Hochachtung vor der Arbeit der Telefonseelsorge, er bekommt auch Lust, sich selbst an die Arbeit zu machen und neu zu lernen. Daß dies auch Arbeit an sich selbst bedeutet, darf denjenigen, dessen Beruf auch Seelsorge umschließt, nicht schrecken. Die Telefonseelsorge München mutet ihr Ausbildungsprogramm mit Selbstverständlichkeit allen ehrenamtlichen Mitarbeitern zu. Seelsorger von Berufs und Amts wegen sollten hier nicht nachstehen können.
Kirchl. Amtsblatt d. Ev. Kirche Westfalen

ARTUR REINER / CHRISTOPH KULESSA
Ich sehe keinen Ausweg mehr

Suizid und Suizidverhütung-Konsequenzen für die Seelsorge. 3. veränderte und erweiterte Auflage. (Gesellschaft und Theologie / Praxis der Kirche 17) 280 Seiten. Kt.
(ISBN 3-459-01387-7)

JACQUI LEE SCHIFF UND BETH DAY
Alle meine Kinder

Heilung der Schizophrenie durch Wiederholen der Kindheit.
Aus dem Amerikanischen von Paul Abele. Redaktion und Vorwort von Helmut Harsch. 196 S. Kt.
(ISBN 3-459-01311-7)

Dieses Buch läßt den Leser teilnehmen am aufregenden Entwicklungsprozeß einer Therapieform für Schizophrene. Das amerikanische Ehepaar Jacqui und Moe Schiff erweiterte seine eigene Familie zu einer therapeutischen: gefährdete und gefährliche jugendliche Schizophrene wurden aufgenommen. Als Schülerin Eric Bernes verfügt Jacqui Schiff über das therapeutische Instrumentarium der Transaktionsanalyse, das in seiner Einfachheit und Differenziertheit Therapeuten und Patienten gleicherweise benützen können, um ihre Erfahrungen zu systematisieren und zu reflektieren. Es gelang dabei, aus oft schon jahrelang in Kliniken internierten Schwerkranken lebensfrohe Menschen zu machen.

CHR. KAISER VERLAG. Pf. 509 · 8000 München 43

HOWARD CLINEBELL

Wachsen und Hoffen 1

Theorie und Praxis der wachstumsorientierten Beratung in Erziehung, Seelsorge und psychischer Lebenshilfe

184 Seiten. Kt. (ISBN 3-459-01453-9)

Der amerikanische Pastoralpsychologe Howard Clinebell beschreibt in diesem Handbuch die Theorie und Praxis der wachstumsorientierten Seelsorge, Beratung und Therapie. Dieser erste Band führt in die Methoden zur Verwirklichung menschlicher Ganzheit ein. Nach einer Darstellung der Ziele und des Verlaufs der wachstumsorientierten Beratung leitet er zu ihrer praktischen Durchführung in Erziehung, Seelsorge und psychischer Lebenshilfe an. Biblische und theologische Ressourcen beschließen den Band.

HOWARD CLINEBELL

Wachsen und Hoffen 2

Beiträge zur wachstumsorientierten Beratung aus traditionellen und zeitgenössischen Therapien

292 Seiten. Kt. (ISBN 3-459-01472-5)

Im zweiten Band von „Wachsen und Hoffen" stellt Howard Clinebell die hauptsächlichen psychologischen Schulen und therapeutischen Richtungen dar und hebt jeweils jene Beiträge hervor, die von der „wachstumsorientierten Beratung" genutzt werden können. Er macht diese Ressourcen in so greifbarer Weise zugänglich, daß Berater und Therapeuten sie in ihren eigenen Arbeitsstil gut integrieren können.

DOROTHY E. BABCOCK / TERRY D. KEEPERS

Miteinander wachsen

Transaktionsanalyse für Eltern und Erzieher. Deutsche Bearbeitung von Helmut Harsch. Mit 39 Skizzen. 320 Seiten. Kt. (ISBN 3-459-01257-9)

„Miteinander wachsen" ist die erste Gesamtdarstellung einer Pädagogik, die das System der Transaktionsanalyse für die Lösung vieler pädagogischer Probleme sehr lebens- und praxisnah zur Geltung bringt. Durch die Vermittlung von Wissensstoff und der Hilfe zur Selbsterfahrung werden Eltern – und auch ihre Kinder – fähig, konstruktiv mit ihren Gefühlen umzugehen, einander besser zu verstehen, Krisen zu meistern und miteinander an eigenständiger Reife zu gewinnen. Eine Besonderheit der „Transaktionsanalyse" ist es, daß sie die komplexen und vielschichtigen Prozesse zwischenmenschlicher Kommunikation in einfache Sprache und Anschauung aufschlüsseln kann. Viele praktische Beispiele helfen, die hier angebotenen Konzepte zur Lösung der eigenen Erziehungsprobleme einzusetzen.
Das Buch eignet sich zum Einzelstudium, zum gemeinsamen Lesen für Elternpaare und für die Arbeit mit Elterngruppen.

CHR. KAISER VERLAG · Postfach 509 · 8000 München 43